宋金元医家《内经》散论辑

董尚朴／编著

人民卫生出版社
·北京·

图书在版编目（CIP）数据

宋金元医家《内经》散论辑 / 董尚朴编著. — 北京：人民卫生出版社，2021.12
ISBN 978-7-117-32486-1

Ⅰ.①宋…　Ⅱ.①董…　Ⅲ.①《内经》-研究　Ⅳ.①R221

中国版本图书馆 CIP 数据核字（2021）第 242104 号

| 人卫智网 | www.ipmph.com | 医学教育、学术、考试、健康，购书智慧智能综合服务平台 |
| 人卫官网 | www.pmph.com | 人卫官方资讯发布平台 |

宋金元医家《内经》散论辑
Song Jin Yuan Yijia Neijing Sanlun Ji

编　　著：董尚朴
出版发行：人民卫生出版社（中继线 010-59780011）
地　　址：北京市朝阳区潘家园南里 19 号
邮　　编：100021
E - mail：pmph @ pmph.com
购书热线：010-59787592　010-59787584　010-65264830
印　　刷：河北新华第一印刷有限责任公司
经　　销：新华书店
开　　本：710×1000　1/16　印张：22　插页：8
字　　数：383 千字
版　　次：2021 年 12 月第 1 版
印　　次：2021 年 12 月第 1 次印刷
标准书号：ISBN 978-7-117-32486-1
定　　价：69.00 元

作者简介

董尚朴，男，1963 年出生于中医世家，河北正定县人。医学博士，教授，主任医师，博士研究生导师。河北中医学院基础医学院院长。

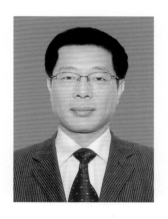

兼任中华医学会医史学分会副主任委员，中华中医药学会内经学分会、医史文献分会、中医药文化分会常务委员，天津中医药大学博士研究生导师，河北省中医药学会中医基础理论专业委员会主任委员，河北省非物质文化遗产保护工作专家委员会传统医药组组长，国家执业医师考试河北省考区首席考官。

曾任河北医科大学中医学院党委书记、院长，河北医科大学中医文献研究所所长，教育部高等学校中医学类专业教学指导委员会委员，河北省中医药学会副会长。

长期从事《黄帝内经》、医史文献、疑难杂病研究和临床诊治工作，主编出版《医学衷中参西录》临证助读系列丛书、《张锡纯医方精要》《中医必读百部名著·妇科卷》等著作以及《中医基础理论》等高校教材。

前 言

《黄帝内经》(简称《内经》)是我国现存医学文献中最早的经典著作。它集中总结了西汉以前的医疗经验,吸取了当时哲学和自然科学的成就,阐释人与自然的关系,论述了人的生命规律、生理现象、疾病表现、病理变化等,讨论了预防、诊治疾病的原则、方法和技术,建立了中医学理论体系,奠定了中医学发展的基础。

两千多年来,历代医家在《内经》基础上,通过探索、实践和创新,丰富、发展了中医学术,维护人民健康,为中华民族的繁衍昌盛做出了卓越贡献。因此,《内经》被奉为"医家之宗"。

《黄帝内经》的书名,约成书于公元前104—前91年的《史记》未见踪影;首见于《汉书·艺文志》,其《方技略》载"《黄帝内经》十八卷"。《汉书·艺文志》是东汉班固依据公元前32年刘向、刘歆父子奉诏校书时编撰的我国第一部图书分类目录《七略》,"删其要,以备篇籍"而编成。因而,可以认为,《黄帝内经》成书于西汉中后期。从文字内容来看,是春秋战国以降医学文献的汇编。

然而,《黄帝内经》未见后世流传。魏晋时皇甫谧在《针灸甲乙经》序中说:"按《七略》《艺文志》,《黄帝内经》十八卷。今有《针经》九卷,《素问》九卷,二九十八卷,即《内经》也。"(《针经》即《灵枢经》)他也没有拿出什么证据,但这个说法一直被沿用到今天,约定俗成了。

现存《黄帝内经》由《素问》《灵枢经》两部分组成,每部分81篇,共162篇。

《黄帝内经》标志着中医学理论体系的形成。医学理论对临床实践起到了不容置否的指导作用,汉末张仲景的诸种传世著作、魏晋王叔和《脉经》、皇甫谧《针灸甲乙经》、唐代孙思邈《备急千金要方》等,显然受到了《内经》的影响。

但是，自汉末至唐代，医学发展的总体特点是临床经验的积累和丰富，出现了《肘后备急方》《小品方》《张文仲方》《外台秘要方》等大量的方书。尽管也先后有南朝齐梁间全元起的《素问训解》（姑且从明代徐春甫说用此名）、唐初杨上善的《黄帝内经太素》、唐中期王冰的《素问》次注等专门研究《内经》的精深著作，但《内经》对临床的指导作用相对淡薄，理论研究相对滞后。

魏晋时期皇甫谧《针灸甲乙经》自序指出，《内经》"亦有所亡失。其论遐远，然称述多而切事少，有不编次"。唐中期王冰编次校注《素问》时，看到的是"世本纰缪，篇目重叠，前后不伦，文义悬隔。施行不易，披会亦难。岁月既淹，袭以成弊"。这些都从侧面反映了《内经》在当时不受重视的状况。

宋金元时期（960—1368）是中国封建社会民族融合进一步加强和封建经济继续发展时期，包含北宋统治、南宋与金代南北分治、元代统治三个大阶段。

960年，赵匡胤建立宋，定都东京，结束了五代十国的分裂局面，史称北宋。宋王朝始终未能完全统一中国，北方有契丹建立的"辽"及党项族建立的"西夏"；西部有吐蕃势力；南方又有"大理"等王朝。1115年，松花江流域女真族建立金。1127年，金军南下，宋朝廷退居淮南，迁都临安，史称南宋，形成了南宋北金对峙百余年的局面。1234年，金在蒙古和南宋南北夹击之下灭亡。1271年，蒙古族建立元，短期内征服了亚欧广大地区，1279年灭南宋，统一了全国，统治近百年之久。

北宋，重视医学，特别是重视对医学理论的梳理。宋徽宗赵佶亲自研读《内经》并指令将其作为太学、辟雍学生必读经典著作之一，且设博士进行教导。政府曾先后四次校正颁行《素问》，特别是北宋嘉祐二年（1057），置校正医书局于编修院，命集贤院掌禹锡、林亿等校正古医书。林亿等校正的《素问》得到广泛的传播。北宋元祐八年（1093）春，高丽献上《黄帝针经》，哲宗诏令校对后颁行。此书经"医书官两三员"略校后少量颁行，影响较小。直至南宋绍兴二十五年（1155），才由史崧献出"家藏旧本《灵枢》九卷"（实为元祐八年本《黄帝针经》），并附以校勘和音释刊行。

北宋《素问》《灵枢》的颁行距王冰次注《素问》约300年，此前《黄帝内经》内容流布不广，汉唐之间《内经》理论被忽视可能也是其原因之一。

北宋颁行《素问》《灵枢》（《黄帝针经》）后，为医家研读《内经》提供了方便。宋金元医家奉《内经》为圭臬，既用《内经》理论研究临床实际问题，也将新的医疗经验、心得体会用《内经》理论加以阐述，使《内经》理论与临床的结合达到了前所未有的境地。南宋陈言在《三因极一病证方论·太医习业》中说："学古之道，虽别而同。为儒必读五经三史，诸子百家，方称学人。医者之经，《素问》《灵枢》是也……医不读《灵》《素》，何以知阴阳运变，德化政令？"

"医之门户分于金元。"金元医家勇于变革，创立新说，形成了百家争鸣的活泼局面，大大加快了医学的发展。这种局面的产生是与医家重视《内经》分不开的。诸如刘完素演绎《素问·至真要大论》的火热病机，倡导"六气皆从火化"；张从正遵循"其在皮者，汗而发之""其高者因而越之""其下者引而竭之"等，力主汗、吐、下三法；李杲根据"劳者温之"创立"甘温除大热"；朱震亨发挥"阳道实、阴道虚"，提出"阳有余阴不足"等等，不胜枚举。

可是，宋代研究《内经》的专著很少。流传下来的，几乎只有上述林亿等校正的《素问》、史崧本《灵枢》和刘温舒专论运气的《素问入式运气论奥》。而《宋史·艺文志》记载的高若讷《素问误文阙义》和《明史·艺文志》记载的孙兆《素问注释考误》，却早亡佚了。

王惟一的《铜人腧穴针灸图经》对经脉的循行、主病、所属经穴予以系统记述，应该视为研究《内经》经脉内容的专门著作。

金元两代研究《内经》的专著明显增多，见于著录的有金代刘完素《内经运气要旨论》（即《素问要旨论》，后马宗素重编为《新刊图解素问要旨论》）和《素问药注》、李浩《素问钩玄》，元代李季安《内经指要》、沈好问《素问集解》、罗天益《内经类编》、王翼《素问注疑难》、朱震亨《素问纠略》、王履《内经或问》《灵枢经脉笺》（《明史稿》所记此二书为吕复作品）、滑寿《读素问钞》。遗憾的是，这些著作除了详尽阐述运气学说的《新刊图解素问要旨论》和元代后期滑寿简明扼要的《读素问钞》外，均已亡佚。

刘完素的《素问玄机原病式》《黄帝素问宣明论方》《素问病机气宜保命集》，书目载录多归置于《内经》研究类著作。但从内容看，此三书虽然对《内经》多有发挥，但都不是《内经》研究专著。据明代刘浴德《增补内经拾遗方论》序，宋人骆龙吉著有《内经拾遗方论》，被刘浴德收编、订补为《增补内经拾遗方论》前二卷。经文字对比，《内经拾遗方论》与金代刘完素《黄帝素问宣明论方》内容相同。

元代滑寿的《十四经发挥》对《灵枢·本输》《素问·骨空论》及《金兰循经》等十四经的内容给予详尽训释，并参考《素问》《难经》《针灸甲乙经》及《圣济总录》等书，对奇经八脉之循行、主病、所属经穴予以系统记述，也应该视为研究《内经》经脉内容的专门著作。

可以看出，宋金元时期的医家研究《内经》的专著存世稀少。那么，搜集、研究宋金元医家的《内经》散论，对我们现在研究《内经》和研究宋金元医学，应该都是有意义的吧。

本书搜集宋金元时期医学家《内经》研究专著以外的，关于《内经》的校勘、注释、发挥、运用等的散在论述，为读者提供一部散论汇集本。其中展示了宋金元医家研究《内经》的成绩、方法及其对中医学术发展的贡献和水平，也提示了《内经》理论对临床实践的指导作用、临床实践对《内经》及中医理论研究的推动作用、中医学术发展的客观规律或其中的要素，为推动当代中医药学术的进步提供借鉴。

需要指出的是，《黄帝内经》是中医学的奠基之作，方方面面对后世都起到了启发、引导和铺垫作用。后世医家的各种学说基本上都可以在《内经》里找到它的萌芽。本书着眼于在语言词语上直接援引《内经》词句的医家论述，对那些原理上与《内经》一脉相承或遥相呼应，然而医家未曾明显引用经文的学术内容，不做采录。

在宋金元医家的著作中，对《内经》引用、阐释、发挥较多的是理论性著作和综合性著作。临床学科的著作以内科为多（即古代所谓的大方脉），其他学科较少，如钱乙的《小儿药证直诀》、董汲的《小儿斑疹备急方论》《脚气治法总要》、施发的《察病指南》等均无明确引用《内经》经文。方剂类著作的内容主要是病证、方药，铺衍解释无多，因而在苏轼、沈括的《苏沈良方》，以及《太平惠民和剂局方》、王硕的《易简方》、董汲的《旅舍备要方》、沙图穆苏的《瑞竹堂经验方》、许国桢的《御药院方》、危亦林的《世医得效方》等方书中均无所检获。该时期本草类著作的特点，一是宋代官修本草成就极为突出，如《开宝本草》《经史证类备急本草》等，可谓集宋及以前本草之大成；二是金元著作简明扼要而实用；三是基本上都遵循、贯穿《内经》的药学理论。但该类著作中直接援引《内经》经文者寥寥可数。针灸书籍，多数写作方法上采用歌诀方式，于经文引证不便，所以也仅在王执中的《针灸资生经》、阎明广的《子午流注针经》和窦默的《针经指南》中寻得吉光片羽。食疗类著作如元代忽思慧的《饮膳正要》，养生类著作陈直的《养老奉亲书》、邹铉的《寿亲养老新书》（增续陈直《养老奉亲书》而成）

等虽观点上不离《内经》旨意，但医学术语较少，与医药著作异趣，更无经文引述。

 本书摘录了36位医学家60部著作的930条论述，涉及《素问》篇目69篇、经文467条和《灵枢经》篇目37篇、经文81条。其中一些医家在不同著作中的同一论述，以及不同医家之间对同一论述的完全相同的抄录（金元医家多有师承关系，这两种情形非常普遍），不做重复收录。所摘录内容按照《黄帝内经》的目次和经文词句，分别归类。医家著作按时间先后排序。

 由于多数医家的经文引述，往往是为了阐述某个问题，不是专门解经，因而摘录起来有时在文字取舍上颇费斟酌，定有不当或欠妥之处。更由于本人的专业修养有限，不足和失误也是在所难免的。敬请指正，以利于学术。

董尚朴

2020年10月6日

目 录

灵枢经

素问

上古天真论篇第一

不知持满，不时御神，务快其心，逆于生乐，起居无节，故半百而衰也。

王好古： 帝御一十女而登天，今人有妻而丧命，以不知阴阳之要故也。人之交会，阳气秘密，神不妄施，生气以强，而能久长。有若空瓶小口，顿溉不入，为无出者气，故不得入也。又如虚管，以水注汤，捻窍悬之，水固不泄，为无入者气，则不得出也。故当志不乱、意不狂、真不泄，是为得要。（《医垒元戎》卷九《东坡四神丸》）

夫上古圣人之教下也，皆谓之虚邪贼风避之有时。

严用和： 《素问》云：夫上古圣人之教下也，虚邪贼风，避之以时。人之有生，摄养为先，将理失宜，百疾由是生焉。故四时迭更，阴阳交变，此二气互相击怒，必成暴气。所谓暴气者，卒然大风、大雾、大寒、大热，若未避而遇之，袭于皮肤，入于四体，传注经脉，遂使腠理壅格，荣卫结滞，阴阳二气，不得宣通，遂成痈疽、疔毒、恶疮、诸肿之患。（《严氏济生方》卷六《疔肿论治》）

王好古： 注云乘虚而入，非也。俗云：贼风者，窗牖之风。亦非也。虚邪者，从前来者为虚邪，不胜己者亦为虚邪也。经云：从风入腠理。注云辟被虚邪，亦天之虚邪也。《移精变气》云：贼风数至，虚邪朝夕，内至五脏、骨髓，外伤空窍、肌肉。无问邪之虚实皆乘虚而入，非乘虚而入便为虚邪也。春甲乙则金风，秋庚辛则炎风，便是贼风也，故胜己者为实邪，从后来者是为实邪贼风也。（《医垒元戎》卷一《风论》）

恬惔虚无，真气从之，精神内守，病安从来。

严用和： 医经所说诸虚百损，《难经》有所谓五损，不过因虚而致损也。《素问》云：恬淡虚无，真气从之，精神内守，病安从来。人能法道清净，精神内持，疴疾不起，乃知固养之道也。不自卫生，或大病未复，便合阴阳，或疲极筋力，饥饱失节，尽神度量，或叫呼走气，荣卫虚损，百疴交作，或吐血、衄血、便血、泻血、遗泄、白浊、冷滑、洞泄、盗汗、自汗、潮热、发热、呕吐、咯痰饮涎沫等证。因斯积微成损，积损成衰者多矣。（《严氏济生方》卷四《虚损论治》）

女子七岁，肾气盛，齿更发长。二七而天癸至，任脉通，太冲脉盛，月事以时下，故有子。三七，肾气平均，故真牙生而长极。四七，筋骨坚，发长极，身体盛壮。五七，阳明脉衰，面始焦，发始堕。六七，三阳脉衰于上，面皆焦，发始白。七七，任脉虚，太冲脉衰少，天癸竭，地道不通，故形坏而无子也。

王怀隐：凡女子七岁肾气盛，更齿发长。二七而天癸至，任脉通，冲脉盛，月事以时下，故有子。三七肾气平均，故真牙生而长极。四七筋骨坚，发长极，身体盛壮。五七阳明脉衰，面始焦，发始堕。六七三阳脉衰于上，面焦发始白。七七任脉虚，冲脉衰，天癸竭，地道不通，故形坏而无子也。（《太平圣惠方》卷第一《论女子盛衰法》）

刘昉：《素问》岐伯曰：女子七岁而天癸至，任脉通，太冲脉盛，月事以时下，故有子。癸，壬癸，北方水。任脉、冲脉皆奇经脉也，肾气全盛，冲任流通，经血渐盈，应时而下，天真之气降与从事，故云天癸。然冲为血海，任主胞胎，二者相资，故能有子。所以谓之月事者，平和之气常以三旬而一见，愆期则有病。（《幼幼新书》卷第一《求子方论》）

成无己：人身之血室者，荣血停止之所，经脉留会之处，即冲脉是也。冲脉者，奇经八脉之一脉也。起于肾下，出于气冲，并足阳明经，夹脐上行，至胸中而散，为十二经脉之海。王冰曰：冲为血海。言诸经之血朝会于此，男子则运行生精，女子则上为乳汁，下为月水。《内经》曰任脉通，太冲脉盛，月事以时下者是也。王冰曰：阴静海满而去血。谓冲脉盛为海满也。即是观之，冲是血室可知矣。（《伤寒明理论》卷三《热入血室》）

陈自明：岐伯曰：女子七岁肾气盛，齿更发长；二七而天癸至，任脉通，太冲脉盛，月事以时下。天，谓天真之气降，癸，谓壬癸，水名，故云天癸也。然冲为血海，任主胞胎，肾气全盛，二脉流通，经血渐盈，应时而下。所谓月事者，平和之气，常以三旬一见，以像月盈则亏也。（《妇人大全良方》卷一《月经绪论》）

丈夫八岁，肾气实，发长齿更。二八，肾气盛，天癸至，精气溢泻，阴阳和，故能有子。三八，肾气平均，筋骨劲强，故真牙生而长极。四八，筋骨隆盛，肌肉满壮。五八，肾气衰，发堕齿槁。六八，阳气衰竭于上，面焦，发鬓颁白。七八，肝气衰，筋不能动，天癸竭，精少，肾脏衰，形体皆极。八八，则齿发去。肾者主水，受五脏六腑之精而藏之，故五脏盛，乃能泻。今五脏皆衰，筋骨解堕，天癸尽矣。故发鬓白，身体重，行步不正，而无子耳。

王怀隐：凡丈夫八岁肾气实，发长齿更。二八肾气盛，天癸至，精气溢泻，阴阳和，故有子。三八肾气平均，筋骨劲强，故真牙生而长极。四八筋骨隆盛，肌肉充满。五八肾气衰，发堕齿槁。六八阳气衰竭于上，面焦，发鬓白。七八肝气衰，筋不能动，天癸竭，精少，肾脏衰，形体皆极。八八则齿发去。肾者主水，受五脏六腑之精而藏之，故五脏盛乃泻。今脏腑皆衰，精髓津液已竭，筋骨解堕，天癸尽矣。故发鬓白，身体重，行步不正，而无子也。（《太平圣惠方》卷第一《论丈夫盛衰法》）

四气调神大论篇第二

冬三月，此谓闭藏，水冰地坼，无扰乎阳，早卧晚起，必待日光。

朱肱：《素问》云：冬三月，是谓闭藏，水冰地坼，无扰乎阳。又云：彼春之暖，为夏之暑；彼秋之忿，为冬之怒。是以严寒冬令，为杀厉之气。

君子善摄生，当严寒之时，行住坐卧，护身周密，故不犯寒毒。彼奔驰荷重，劳房之人，皆辛苦之徒也，当阳闭藏而反扰动之，则郁发腠理，津液强渍，为寒所薄，肤腠致密，寒毒与荣卫相浑。当是之时，壮者气行则已，怯者则着而成病矣。

其即时而病者，头痛身疼，肌肤热而恶寒，名曰伤寒。其不即时而病者，寒毒藏于肌肤之间，至春夏阳气发生，则寒毒与阳气相薄于荣卫之间，其病与冬时即病无异。但因春温气而变，名曰温病；因夏热气而变，名曰热病。温热二名，直以热之多少为义。阳热未盛，为寒所制，病名为温；阳热已盛，寒不能制，病名为热，故大医均谓之伤寒也。（《类证活人书》卷第五《三十一问》）

严用和：《素问》云：冬三月是谓闭藏，水冰地坼，无扰乎阳，早卧晚起，必待日光。此去寒就温之意也。不善调摄，触冒之者，卒然眩晕，口噤失音，四肢强直，或洒洒恶寒，或翕翕发热，面赤多汗。大抵中寒脉必迟紧；挟风则脉浮，眩晕不仁；兼湿则脉濡，中满疼痛。治之之法，切不可妄下妄吐，惟当温散之。（《严氏济生方》卷一《中寒论治》）

天明则日月不明，邪害空窍。阳气者闭塞，地气者冒明，云雾不精，则上应白露不下。

李杲：在人则缘胃虚，以火乘之，脾为劳倦所伤，劳则气耗，而心火炽动，血脉沸腾，则血病而阳气不治，阴火乃独炎上而走于空窍，以至燎于周身，反用热药以燥脾胃，则谬之谬也。（《脾胃论》卷上《脾胃胜衰论》）

夫四时阴阳者，万物之根本也。所以圣人春夏养阳，秋冬养阴，以从其根。

王怀隐：夫脾劳病者，补肺气以益之，肺王则感脾矣。是以圣人春夏养阳，秋冬养阴，以顺其根矣。则太阴阳明为根。逆其根者，则伐其本。阴阳四时者，万物之始终也。（《太平圣惠方》卷第二十六《治脾劳诸方》）

庞安常：庞曰君子春夏养阳，秋冬养阴，顺天地之刚柔也。谓时当温，必将理以凉；时当暑，必将理以冷。凉冷合宜，不可太过，故能扶阴气以养阳气也。时当凉必将理以温；时当寒，必将理以热。温热合宜，不可太过，故能扶阳气以养阴气也。阴阳相养，则人气和平。(《伤寒总病论》卷六《解仲景脉说》)

朱肱：阳根于阴，阴本于阳，无阴则阳无以生，无阳则阴无以化。是故春时气温，当将理以凉，夏月盛热，当食以寒，君子扶阴气以养阳之时也。世人以为阴气在内，反抑以热药，而成疟痢、脱血者多矣。秋时气凉，当将息以温，冬时严寒，当食以热，君子扶阳气以养阴之时也。世人以阳气在内，乃抑以凉药，而成吐痢、腹痛者多矣。伐本逆根，岂知天地之刚柔，阴阳之逆顺，求其不夭横也难矣。(《类证活人书·序》)

是故圣人不治已病治未病。

寇宗奭：夫未闻道者，放逸其心，逆于生乐。以精神徇智巧，以忧畏徇得失，以劳苦徇礼节，以身世徇财利，四徇不置，心为之病矣。极力劳形，噪暴气逆，当风纵酒，食嗜辛咸，肝为之病矣。饮食生冷，温凉失度，久坐久卧，大饱大饥，脾为之病矣。呼叫过常，辨争陪答，冒犯寒暄，恣食咸苦，肺为之病矣。久坐湿地，强力入水，纵欲劳形，三田漏溢，肾为之病矣。五病既作，故未老而羸，未羸而病，病至则重，重则必毙。呜呼，是皆弗思而自取之也。卫生之士，须谨此五者，可致终身无苦。经曰：不治已病治未病，正为此矣。(《本草衍义》卷之一《序例上》)

朱震亨：与其救疗于有疾之后，不若摄养于无疾之先。盖疾成而后药者，徒劳而已。是故已病而不治，所以为医家之法；未病而先治，所以明摄生之理。夫如是则思患而预防之者，何患之有哉？(《丹溪心法·不治已病治未病》)

生气通天论篇第三

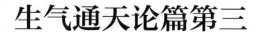

因于寒，欲如运枢，起居如惊，神气乃浮。因于暑，汗，烦则

喘喝，静则多言。体若燔炭，汗出而散。因于湿，首如裹。湿热不攘，大筋緛短，小筋弛长。緛短为拘，弛长为痿。因于气，为肿。四维相代，阳气乃竭。

寇宗奭：薏苡仁，《本经》云：微寒，主筋急拘挛。拘挛有两等，《素问》注中，大筋受热，则缩而短，缩短故挛急不伸。此是因热而拘挛也，故可用薏苡仁。若《素问》言因寒则筋急者，不可更用此也。（《本草衍义》卷之七《薏苡仁》）

赵佶：《内经》谓因于气为肿，四维相代。则肿毒之作，盖有因于气者，以诸气属于肺，肺主皮毛，为风邪所搏，则郁而不通，肿见于皮毛之中，然气虚无形，故状如痈，无头虚肿而色不变，皮上虽急，动之乃痛。（《圣济总录》卷第一百三十六《气肿》）

陈言：经中所谓大筋緛短，小筋弛长，緛短为拘，弛长为痿，皆湿热不攘之所为也。原其所因，多由亡血，筋无所营，故邪得以袭之。所以伤寒汗下过多，与夫病疮人及产后致斯病者，概可见矣。诊其脉皆沉伏弦紧。但阳缓阴急，则几几拘挛；阴缓阳急，则反张强直。二证各异，不可不别。（《三因极一病证方论》卷之七《痓叙论》）

朱震亨：《内经·生气通天论》，病因四章。第一章论因于寒，"欲如运枢"以下三句与上文意不相属，皆衍文也。"体若燔炭，汗出而散"两句当移在此。夫寒邪初客于肌表，邪郁而为热，有似燔炭，得汗则解，此仲景麻黄汤之类是也。

第二章论因于暑。暑者，君火为病。火主动则散，故自汗烦渴而多言也。

第三章论因于湿。湿者，土浊之气。首为诸阳之会，其位高而气清，其体虚，故聪明得而系焉。浊气熏蒸，清道不通，沉重而不爽利，似乎有物以蒙冒之。失而不治，湿郁为热，热留不去，"大筋软短"者，热伤血不能养筋，故为拘挛。"小筋弛长"者，湿伤筋不能束骨，故为痿弱。"因于湿""首如裹"，各三字为句。"湿热不攘"以下，各四字为句，文正而意明。

第四章论因于气为肿。下文不序病证，盖是脱简。"四维相代"两句，与上文意不相属，亦衍文也。

王太仆曰：暑热、湿、气三病，皆以为发于伤寒之毒，次第相仍，辗转生病，五段通为一章，余有疑焉。

暑病不治，伏而生热，热久生湿，湿久气病，盖有之矣。《内经》只有冬伤于寒，不即病，至夏有热病之言。未闻寒毒伏藏至夏发于暑病。至于湿病，亦蒙上文之热，谓反湿其首，望湿物裹之，望除其热。当以"因于湿首"为句，"如裹湿"又为句，则湿首之湿，皆人为也。与上下文列寒、暑之病因，文义舛乖，不容于不辨。

或曰：先贤言温湿、寒湿、风湿矣，未闻有所谓湿热病者，攻（朴按：疑攷字刻误。攷，考之异体）之《内经》，亦无有焉。君子无乃失之迂妄耶？

予曰：六气之中，湿热为病，十居八九。《内经》发明湿热，此为首出。《至真要大论》曰：湿上甚而热。其间或言湿，而热在中者；或曰热，而湿在中者，此圣人爱人论道之极致。使天下后世不知湿热之治法者，太仆启之也。君其归取《原病式》熟读而审思之，幸甚。

太仆章句：因于寒，欲如运枢，起居如惊，神气乃浮。因于暑，汗，烦则喘喝，静则多言，体若燔炭，汗出而散。"因于湿首"句，"如裹湿"句，"热不攘"句，大筋软短，小筋弛长，软短为拘，弛长为痿。因于气为肿云云。

新定章句：因于寒，体若燔炭，汗出而散。因于暑，汗，烦则喘喝，静则多言。"因于湿"句，"首如裹"句，"湿热不攘"句，大筋软短，小筋弛长，软短为拘，弛长为痿。因于气为肿云云。（《格致余论·〈生气通天论〉病因章句辨》）

朱震亨： 盖首为诸阳之会，位高气清，为湿热熏蒸而沉重，似有物蒙之也。失而不治则郁而为热，热伤血不能养筋，故大筋软短而为拘挛，湿伤筋不能束骨，故小筋弛长而为痿弱矣。（《丹溪纂要》卷之一《湿》）

阳气者，烦劳则张，精绝，辟积于夏，使人煎厥。目盲不可以视，耳闭不可以听，溃溃乎若坏都，汩汩乎不可止。

赵佶：《内经》谓阳气者烦劳则张，精绝，辟积于夏，使人煎厥，目盲不可以视，耳闭不可以听，溃溃乎若坏都，汩汩乎不可止。夫阳气者，卫外而为固也，起居有常，喜怒调节，则志气治而阳不扰。若动作烦劳，气乃张大，阳气张大则真气耗而精绝，积至于夏，阳气益盛，则卫外者躁而不静，此其证所以煎迫而厥逆，视听昏塞，溃溃汩汩，莫知所以然也。《内经》又曰少气善怒者，阳气不治，则阳气不得出，肝气当治而未得，故善怒，名曰煎厥。亦以谓阳气抑郁于内，不得其平，故气煎迫而厥逆也。（《圣济总录》卷第四十一《煎厥》）

刘完素：人参散主之，治煎厥气逆，头目昏愦，听不闻，目不明，七气善怒。（人参散：人参、远志、赤茯苓、防风、芍药、麦冬、陈皮、白术）（《黄帝素问宣明论方》卷一《诸证门》）

王履：王氏注曰：张，筋脉膜胀也；精绝，精气竭绝也。既伤肾气，又损膀胱，故当夏时，使人煎厥。斯乃房之患也。既盲目视，又闭耳听，则志意、心神、筋骨、肠胃，溃溃乎若坏，汩汩乎烦闷，而不可止。

愚窃味，夫经，其旨昭然，若无待于解者，何注释之乖远如此乎？请重使释之。

夫阳气者，人身和平之气也。烦劳者，凡过于动作皆是也。张，主（朴按：疑王字刻误。王，旺）也，谓亢极也。精，阴气也。辟积，犹积叠，谓怫郁也。衣褶谓之襞积者，亦取积叠之义也。积水之奔散，曰溃；都，犹堤防也。汩汩，水流而不止也。

夫充于身者，一气而已，本无异类也。即其所用所病而言之，于是乎始有异名耳。故平则为正，亢则为邪。阳气则因其和以养人而名之。及其过动而张，亦即阳气亢极而成火耳。阳盛则阴衰，故精绝。水不制火，故亢火郁积之甚，又当夏月火旺之时，故使人烦热之极，若煎迫然，而气逆上也。火炎气逆，故目盲耳闭，而无所用，此阳极欲绝，故其精败神去，不可复生，若堤防之崩坏，而所储之水奔散滂流，莫能以遏之矣。夫病至于此，是坏之极矣。

王氏乃因不晓"都"字之义，遂略去此字，而谓之若坏，其可乎哉？又以此病纯为房患，以张为筋脉膜胀，以汩汩为烦闷，皆非是。（《医经溯洄集·煎厥论》）

阳气者，大怒则形气绝，而血菀于上，使人薄厥。

赵佶：《内经》谓阳气者，大怒则形气绝，而血菀于上，使人薄厥。夫苍天之气清静则志意治，顺之则阳气固，若乃物或触之，怒而气上，则形气

不属，血与之俱，故其证胸中菀结，与气薄而厥逆也。（《圣济总录》卷第四十一《薄厥》）

刘完素：赤茯苓汤主之，治薄厥。暴怒则伤肝，气逆胸中不和，甚则呕血、衄衊也。（赤茯苓汤：赤茯苓、人参、桔梗、陈皮、芍药、麦门冬、槟榔、生姜）（《黄帝素问宣明论方》卷一《诸证门》）

汗出偏沮，使人偏枯。

刘完素：然汗偏不出者，由怫热郁结，气血壅滞故也。人卒中则气血不通，而偏枯也。（《素问玄机原病式·六气为病·火类》）

陈自明：《内经》云汗出偏沮，使人偏枯。详其义理，如树木，或有一边津液不荫注而先枯槁，然后被风所害。人之身体，或有一边血气不能荣养而先枯槁，然后被风所苦，其理显然。（《妇人大全良方》卷三《妇人贼风偏枯方论》）

汗出见湿，乃生痤疿。

赵佶：经谓汗出见湿，乃生痤疿。盖热盛汗出，阳气发泄而腠理疏，反以寒水洗浴，则热气内郁于皮腠之间，轻则为疿，重则为痤也。世俗通谓之疿子疮，其状皮肉如毫针所刺，遍体细疮如麸片，愈而复发者是也。（《圣济总录》卷第一百三十八《疿疮》）

陈自明：凡人汗出，不可露卧及浴。《素问》云：汗出见湿，乃生痤疿。使人身振寒热，生风疹也。（《妇人大全良方》卷四《妇人血风瘾疹瘙痒方论》）

王好古：疿，为疮瘾也。（《医垒元戎》卷二《酒齇》）

高粱之变，足生大丁。受如持虚，劳汗当风……营气不从，逆于肉理，乃生痈肿。

东轩居士： 荣气者，血也，心能行血，血既滞则脉不行，故逆于肉理而生痈肿。（《卫济宝书》卷上《骑竹马量灸法》）

刘完素： 其原在里，发于表也。受如持虚，言内结而发诸外，未知从何道而出，皆是从虚而出也。假令太阳经虚，从背而出；少阳经虚，从鬓出；阳明经虚，从髭而出；肾脉经虚，从脑而出。

此因失托里及失疏通，又失和荣卫也。治疮之大要，须明托里、疏通、行荣卫三法。托里者，治其外之内；疏通者，治其内之外；行荣卫者，治其中也。

内之外者，其脉沉实，发热烦躁，外无焮赤痛，其邪气深于内也，故先疏通，以绝其原；外之内者，其脉浮数，焮肿在外，形证外显，恐邪气极而内行，故先托里；内外之中者，外无焮恶之气，内亦脏腑宣通，知其在经，当和荣卫也。用此三法之后，虽未差，必无变证，也可使邪气峻减，而易痊愈。（《素问病机气宜保命集》卷下《疮疡论》）

李杲： 膏粱之变，亦是言厚滋味过度，而使营气逆行，凝于经络为疮疡也。此邪不在表，亦不在里，惟在其经，中道病也。

营气不从，逆于肉理，乃生疮痈。且营气者，胃气也。饮食入于胃，先输于脾，而朝于肺，肺朝百脉；次及皮毛，先行阳道，下归五脏六腑，而气口成寸矣。今富贵之人，不知其节，以饮食肥酸之类，杂以厚味，日久太过，其气味俱厚之物，乃阳中之阳，不能走空窍，先行阳道及阴道，逆于肉理，则湿气大胜；则子能令母实，火乃大旺，热湿即盛，必来克肾；若杂以不顺，又损其真水，肾即受邪，积久水乏，水乏则从湿热之化而上行，其疮多出背、出脑，此为大丁之最重者也。若毒气行于肺，或脾胃之部分，毒之次也。若出于他经，又其次也。湿热之毒所止处，无不溃烂。（《东垣先生试效方》卷第三《明疮疡之本末》）

王好古： 膏粱之变，饶生大丁者，以羌活连翘大黄生地黄汤下之。

荣气不从，逆于腠理，乃生痈肿。荣逆血郁，郁则热聚为肿。《正理论》曰：热之为过则为痈肿。

荣气不从亦有不热者乎？答曰：膏粱之变、芳草之美、金石之过、气血太盛，荣卫之气充满而抑遏不能行，故闭塞血气，腐而为痈也。当泄之，以夺盛热之气。若其人饮食疏、精神衰、气血弱、肌肉消薄，荣卫之气促短而涩滞，故寒薄腠理，闭郁而为痛肿也。当补之，以接虚怯之气。亦当以脉之浮沉别之，既得盛衰之异，泄之则连翘、大黄，补之则内托散之类是也。（《医垒元戎》卷二《内托散》）

齐德之：夫丁疮者，以其疮形如丁盖之状者是也。古方论之，凡有十种，华元化载之五色丁，《千金方》说丁疮有十三种，以至《外台秘要》《神巧万全》，其论颇同。然皆不离于气客于经络五脏，内蕴毒热，初生一头凹肿痛，青、黄、赤、黑无复定色，便令烦躁闷乱，或憎寒头痛，或呕吐心逆，以针刺疮，不痛无血，是其候也。其候本因甘肥过度，不慎房、酒，以致邪毒蓄结，遂生丁疮。（《外科精义》卷上《论丁疮肿》）

劳汗当风，寒薄为皶，郁乃痤。

刘完素：劳汗当风，汗出为皶，郁乃痤。劳汗出于玄府，脂液所凝，（防风通圣散）去芒硝倍加芍药、当归，发散玄府之风，当调其荣卫，俗云风刺。（《加减灵秘十八方》）

阳气者，精则养神，柔则养筋。

成无己：阳微不能养筋，则筋脉紧急而成痉也。（《注解伤寒论》卷二《辨痉湿暍脉证》）

成无己：伤寒筋惕肉瞤，何以明之？伤寒头痛身疼，恶寒发热者，必然之证也。其于筋惕肉瞤，非常常有之者，必待发汗过多，亡阳则有之矣。《内经》曰：阳气者，精则养神，柔则养筋。发汗过多，津液枯少，阳气太虚，筋肉失所养，故惕惕然而跳。瞤瞤然而动也。即是观之，筋惕肉瞤，由发汗多亡阳，阳虚可见矣。兹虽逆也，止于发汗亡阳而表虚，治以温经益阳则可矣。（《伤寒明理论》卷三《筋惕肉瞤》）

陷脉为瘘，留连肉腠。

赵佶：久疮脓溃不止，故谓之瘘。《内经》谓陷脉为瘘，留连肉腠，即此病也。得之诸疮不差，毒气流注经络，及针艾妄施，或用力伤折，皆能伤脉，故脉陷而气漏，是以颈颌四肢，及腰脊背胁，脉有所伤，皆致此病。惟肌肉实处，治之易愈；生于虚处，则难平也。若迟留岁月，或为漏骨疽，及偏枯之病。盖荣卫环周不息，脉有所陷，不行必内侵于骨髓而为疽，血气漏于一偏，久而亏涸，亦或成偏枯也。（《圣济总录》卷第一百三十五《漏疮》）

陈言： 经云陷脉为漏，留连肉腠。脉得寒即下陷，凝滞肌肉，故曰留连肉腠。肉冷亦能为脓血，故为冷漏，须用温药。

陷脉散治漏疮。（干姜、琥珀、大黄、附子、丹参、石硫黄、白石英、钟乳粉、乌贼鱼骨）

桂附丸治气漏冷漏诸疮。（桂心、附子、厚朴、甘草、白术、木香、乳香）（《三因极一病证方论》卷之十四《疮漏脉例》）

陈自明： 盖脉得寒则下陷，凝滞肌肉，故曰留连肉腠，是为冷漏，须用陷脉散、桂附丸温补之。（陷脉散：干姜、琥珀、附子、大黄、丹参、石硫黄、白石英、钟乳粉、乌贼鱼骨）（桂附丸：桂心、附子、厚朴、粉草、白术、木香、乳香）（《外科精要》卷下《论痈疽成漏脉例》）

齐德之： 夫瘰疬之病，其名甚多。《巢氏病源》载之三十六种，《千金》《圣惠》所论瘰疬九漏总论，说有风毒、热毒、气毒之异，瘰病、结核、寒热之殊。其本皆由恚怒气逆，忧思过甚，风热邪气内搏于肝。盖怒伤肝，肝主筋，故令筋蓄结而肿，其候多生于颈腋之间，结聚成核。初如豆粒，后若梅李核，累累相连，大小无定。……经久不差，或愈而复发，或别处自穴脓水透出，流津不止，肌体羸瘦者，变成九漏。（《外科精义》卷上《论瘰疬治法》）

故风者，百病之始也，清静则肉腠闭拒，虽有大风苛毒，弗之能害。

倪维德： 《阴阳应象大论》曰：邪风之至，疾如风雨，故善治者治皮毛。夫肉腠固，皮毛密，所以为害者，安从其来也？今为物之所伤，则皮毛肉腠之间，为隙必甚。所伤之际，岂无七情内移，而为卫气衰惫之原？二者俱召，风安不从？（《原机启微》卷之上《为物所伤之病》）

阳者卫外而为固也。

成无己： 自汗者，谓不因发散而自然汗出者是也。《内经》曰，阳气卫外而为固也。卫为阳，言卫护皮肤，肥实腠理，禁固津液，不得妄泄。汗者干之而出，邪气干于卫气，气不能卫固于外，则皮肤为之缓，腠理为之疏，由是而津液妄泄，戢戢然润，漐漐然出，谓之自汗也。（《伤寒明理论》卷一《自汗》）

阴不胜其阳，则脉流薄疾，并乃狂。

成无己： 卫为阳气，卫盛而暴狂者，阴不胜阳也。《针经》曰：卫气者，所以温分肉、充皮毛、肥腠理、司开阖者也。卫气盛，为肥者气盛于外也。（《注解伤寒论》卷一《平脉法》）

成无己： 狂家所起，皆阳盛致然。《内经》曰：阴不盛其阳，脉流薄急，并乃狂。邪入于阳则狂，邪入于阴则暗。伤寒至于发狂，为邪热至极也，非大吐下则不能已。（《伤寒明理论》卷三《发狂》）

戴起宗： 薄急者，极虚而急数。并，谓盛实。亦非紧脉也。（《脉诀刊误》卷上《七表》）

因而饱食，筋脉横解，肠澼为痔。

赵佶： 《内经》谓饮食自倍，肠胃乃伤，因而饱食，筋脉横解，肠澼为痔。盖饱甚则肠胃满，肠胃满则筋脉横解，故澼而为痔。其状肛边生鼠乳，或痒或痛，脓血时下，谓之牡痔。（《圣济总录》卷第一百四十一《牡痔》）

陈言： 经云肠澼为痔。如大泽中有小山突出为痔。人于九窍中，凡有小肉突出者，皆曰痔。不特于肛门旁生。（《三因极一病证方论》卷之十五《五痔证治》）

刘完素： 风热不散，谷气流溢，传于下部，故令肛门肿满，结如梅李核，甚至而变成瘘也。

药证方

香壳丸：治湿热内甚，因而饱食，肠澼成痔，久而成瘘。速服悉愈之。（香壳丸：木香、黄连、枳壳、厚朴、黄柏、刺猬皮、当归、荆芥穗）

樗藤子丸：治肠风泻血，湿热内甚，因为诸痔，久而不治，乃变成瘘。（樗藤子丸：黄芪、枳实、槐花、荆芥穗、凤眼草、樗藤子、皂子）

乌荆丸：治肠风痔疾，大便闭涩。（乌荆丸：川乌头、荆芥穗）

黄芪葛花丸：治肠中久积热，痔瘘下血疼痛。（黄芪葛花丸：黄芪、葛花、黄赤小豆花、大黄、赤芍药、黄芩、当归、刺猬皮、槟榔、白蒺藜、皂角子仁、生地黄、桑白皮）

黄连散：治肠风下血，疼痛不止。（黄连散：鸡冠花、黄连、贯众、大黄、乌梅、甘草）

乳香没药散：治五种肠风痔瘘，无问新久。（乳香没药散：黄连、白矾、谷精草、石榴、麝香）

木香厚朴汤：治痔瘘脱肛，肠胃间冷，腹胁虚胀，不思饮食。（木香厚朴汤：木香、桂心、桃仁、陈皮、厚朴、肉豆蔻、赤石脂、皂角子、大附子）（《黄帝素问宣明论方》卷十三《痔瘘门》）

李杲：《内经》曰：因而饱食，筋脉横解，肠澼为痔。夫大肠者，庚也。主津，本性燥清，肃杀之气；本位主收，其所司行津，以从足阳明，旺则生化万物者也。足阳明为中州之土，若阳衰亦殄杀万物，故曰万物生于土，而归于土者是也，以手阳明大肠司其化焉。既在西方本位为之害蜇，司杀之府，因饱食、行房忍泄，前阴之气归于大肠，木乘火势，而侮燥金，故火干燥也。大便必秘，其疾甚者，当以苦寒泻火，以辛温和血润燥，疏风止痛，是其治也。

以秦艽、当归梢和血润燥；以桃仁润血；以皂角仁除风燥；以地榆破血；以枳实之苦寒补肾，以下泄胃实；以泽泻之淡渗，使气归于前阴，以补清燥受胃之湿邪也；白术之苦甘以苦补燥气之不足，其甘味以泻火而益元气也。故曰甘寒泄火，乃假枳实之寒也。古人用药，为下焦如渎，又曰在下者引而竭之。多为大便秘涩，以大黄推去之，其津血益不足。以当归和血及油润之剂，大便自然软利矣。宜作锉汤以与之，是下焦有热以急治之之法也。以地榆酸苦而坏胃，故宿食消尽空心作丸服之。（《东垣先生试效方》卷第七《痔漏论》）

严用和：痔凡有五，即牡痔、牝痔、肠痔、脉痔、血痔是也。《素问》云：因而饱食，筋脉横解，肠澼为痔。多由饮食不节，醉饱无时，恣食肥腻，久坐湿地，情欲耽著，久忍大便，遂使阴阳不和，关格壅塞，风热下冲，乃成五痔。（《严氏济生方》卷六《五痔论治》）

罗天益：肠风痔漏，总辞也，分之则异。若破者谓之痔漏，大便秘涩，必作大痛。此由风热乘食饱不通气逼大肠而作也。故经曰因而饱食，筋脉横解，肠澼为痔也。受病者，燥气也；为病者，胃热也。胃刑大肠，则化燥火，以乘燥热之实胜，风附热而来，是湿、热、风、燥，四气相合。故大肠头成块者，湿也；作大痛者，风也；大便燥结者，主病兼受火邪热乘也。当去此四者，其西方肺，主诸气，其体收下，亦助病为邪。须当以破气药兼之，治法全矣。不可作丸，以锉汤与之，效如神速。秦艽苍术汤（秦艽、泽泻、当归尾、苍术、防风、大黄、槟榔、桃仁、皂角仁、黄柏）。

乳香丸：治诸痔下血，肛边生肉，或结核肿疼，或生疮痒痛，或大便艰难，肚肠脱出。又治肠风下血，无问新久，及诸瘘根在脏腑，悉能治之。（乳香丸：枳壳、牡蛎、荜澄茄、大黄、鹤虱、芫青、白丁香。诸痔煎薤白汤下，诸瘘煎铁屑汤下）

神应黑玉膏：治治丈夫妇人久新肠风痔漏，大肠头疼不可忍。服此药不过三四次便效。初得此疾，发痒或疼，谷道周回，多生硬核，此是痔。破即成漏，只下血。肠风皆因酒色风气，食五辛过度，即成此疾。人多以外科涂治，不知病在肠自有药。若不去根本，此病不除。此药的有神效。（神应黑玉膏：猪悬蹄、刺猬皮、牛角腮、败梭、乱发、槐角、雷丸、芝麻）

钓肠丸：治久新诸痔，肛边肿痛，或生疮痒，时有脓血。又肠风下血及肛门脱出，并宜服之。（钓肠丸：乱发、刺猬皮、鸡冠花、白矾、绿矾、胡桃仁、枳壳、附子、白附子、诃子、半夏、天南星）

淋渫药：肠风痔漏，经久不瘥，疮口脓汁不绝，及疮内有虫，痒痛不止，宜此淋洗之。（淋渫药：枳壳、威灵仙、荆芥穗、乳香、凤眼草、细辛）

淋渫地榆散：治肛门痒痛或肿。（淋渫地榆散：地榆、蒴藋、荆芥、蛇床子、苦参）

淋渫鸡冠散：治五痔肛边肿痛，或窜乳，或穿穴，或作疮，久而不愈，变成漏疮。（淋渫鸡冠散：鸡冠花、凤眼草）

结阴丹：治肠风脏毒下血，诸大便血疾。（结阴丹：枳壳、黄芪、威灵

仙、陈皮、何首乌、荆芥穗、椿根白皮）

淋渫威灵仙散：治痔漏，大肠头痒痛，或肿满。（枳壳、威灵仙）

蒲黄散：治下部痔漏。（蒲黄散：蒲黄、血竭。为细末，每用少许贴患处）

椿皮散：专治血痢及肠风下血，神验。（椿白皮、槐角子、明白矾、甘草）（《卫生宝鉴》卷十七《肠风痔漏论》）

朱震亨：多因饮食不节，醉饱无时，恣食肥腻，久坐湿地，恣情耽著，久忍大便，遂致阴阳不和，关格壅塞，风热下冲，乃成五痔。肛门生妒，或左或右、或内或外，状如鼠奶，或形如樱桃，或脓、或血、或痛、或疼、或软、或硬、或痒、或肿，久而不治则成漏矣。大治切不可以砒霜毒药，亦不可轻易割耶！多致奄忽，当以稳重汤剂徐徐取效。（《丹溪摘玄》卷五《痔漏门》）

齐德之：三神丸治僧道痔疾。因读《养生必效方》，见乾义传僧觉海少年患痔疾，其行业比冰霜，缘此饱食久坐，知痔疾者，不必酒色过度矣。故《素问》云：因而饱食，筋脉横解，肠癖为痔。治之故不同也。（三神丸：枳壳、皂角、五倍子）（《外科精义》卷下《三神丸》）

因而大饮，则气逆。

李杲：饮者水也，无形之气也，因而大饮则气逆形寒，饮冷则伤肺，病则为喘咳，为肿满，为水泻。轻则当发汗，利小便，使上下分消其湿。解醒汤、五苓散、生姜、半夏、枳实、白术之类是也。如重而蓄积为满者，芫花、大戟、甘遂、牵牛之属利下之。此其治也。（《兰室秘藏》卷上《饮食所伤论》）

凡阴阳之要，阳密乃固，两者不和，若春无秋，若冬无夏。因而和之，是谓圣度。

王好古：大凡阳气发盛，中外相应，先得阴气，女子面赤，然后阳施而不纵，为则无伤也。又云：勇者气强而已，怯者着而为病焉。得阴之气，能养真阳，不可肆行以失其精，所谓阳盛则强也。阳气能强，阳气绝伤。阴平阳秘，精神乃治。苟或力强，肾气乃伤，高骨乃坏。何以久长？帝曰：以人疗人，真得其真，所以长人百祀为神。（《医垒元戎》卷九《东坡四神丸》）

因于露风，乃生寒热。

赵佶：因于露风，乃生寒热。始感于腠理，腠理开则洒然寒，闭则热而闷。其风入于胃经，寒则物不化，故衰食饮；热则气内铄，故消肌肉。寒热相合，交争于中，所以怢栗振动而不能食也。故《内经》曰：病成而变，风成为寒热。（《圣济总录》卷第一十三《风成寒热》）

是以春伤于风，邪气留连，乃为洞泄。夏伤于暑，秋为痎疟。秋伤于湿，上逆而咳，发为痿厥。冬伤于寒，春必温病。

成无己：当春之时，风气大行，春伤于风，风气通于肝，肝以春适旺，风虽入之，不能即发，至夏肝衰，然后始动。风淫末疾，则当发于四肢；夏以阳气外盛，风不能外发，故攻内而为飧泄。

当秋之时，湿气大行，秋伤于湿，湿则干于肺，肺以秋适旺，湿虽入之，不能即发；至冬肺衰，然后湿始动也。雨淫腹疾，则当发为下利。冬以阳气内固，湿气不能下行，故上逆而为咳嗽。

当夏之时，暑气大行，夏伤于暑，夏以阴为主内，暑虽入之，势未能动，及秋阴出，而阳为内主，然后暑动搏阴，而为痎疟。

当冬之时，寒气大行，冬伤于寒，冬以阳为主内，寒虽入之，势未能动，及春阳出，而阴为内主，然后寒动搏阳，而为温病。（《注解伤寒论》卷二《伤寒例》）

严用和：《素问》曰：春伤于风，夏必飧泄，邪气留连，乃为洞泄。此由荣卫不足，腠理空疏，春伤于风，邪气留连于肌肉之内，后因肠胃虚怯，以乘袭之，遂成泄泻。（《严氏济生方》卷五《泄泻论治》）

王履：《阴阳应象论篇》曰：春伤于风，夏生飧泄；夏伤于暑，秋必痎疟；秋伤于湿，冬生咳嗽；冬伤于寒，春必温病。王启玄注云：风中于表，则内应于肝，肝气乘脾，故洞泄，或飧泄。夏暑已甚，秋热复收，两热相攻，则为痎疟。秋湿既胜，冬水复旺，水湿相得，肺气又衰，故乘肺而为咳嗽。其发为痿厥者，盖湿气内攻于脏腑，则咳逆；外散于筋脉，则痿弱也。厥谓逆气也。冬寒且凝，春阳气发，寒不为释，阳怫于中，寒怫相持，故为温病。

《伤寒论》引《素问》后篇八句，成无己注云：当春之时，风气大行，春伤于风，风气通于肝，肝以春适旺，风虽入之，不能即发，至夏肝衰，然后始动。风淫末疾，则当发于四肢；夏以阳气外盛，风不能外发，故攻内而为飧泄。当秋之时，湿气大行，秋伤于湿，湿则干于肺，肺以秋适旺，湿虽入之，不能即发；至冬肺衰，然后湿始动也。雨淫腹疾，则当发为下利。冬以阳气内固，湿气不能下行，故上逆而为咳嗽；当夏之时，暑气大行，夏伤于暑，夏以阴为主内，暑虽入之，势未能动，及秋阴出，而阳为内主，然后暑动搏阴，而为痎疟；当冬之时，寒气大行，冬伤于寒，冬以阳为主内，寒虽入之，势未能动，及春阳出，而阴为内主，然后寒动搏阳，而为温病。

王海藏曰：木在时为春，在人为肝，在天为风。当春之时，发为温令，反为寒折，是三春之月，行三冬之令也。以是知水太过矣。水既太过，金肃愈严，是所胜者乘之，而妄行也。所胜者乘之，则木虚明矣。木气既虚，火令不及，是所生者受病也，故所不胜者侮之，是以土来木之分，变而为飧泄也。所以病发于夏者，以木绝于夏，而土旺于夏，湿本有下行之体故也。不病于春者，以春时风虽有伤，木实当权故也。暑季夏也，季夏者，湿土也。君火持权，不与之子，暑湿之令不行也，湿令不行，则土亏矣。所胜妄行，木气太过，少阳旺也；所生者受病，则肺金不足；所不胜者侮之，故水得以来土之分。土者坤也，坤在申之分，申为相火；水入于土，则水火相干，水火相干，则阴阳交争，故为寒热；兼木气终见三焦，是少阳相火合也，少阳在湿土之分，故为寒热。肺金不足，洒淅寒热，此皆往来未定之气也。故为痎疟；不发于夏，而发于秋者，以湿热在西之分，方得其权故也。秋者，清肃之气，收敛下行之体也。为湿所伤，是长夏之气，不与秋令也，秋令不及，所胜妄行，故火得以炎上而克金，心火既刑于肺，故肺气逆而为咳；所不胜者侮之，木气上行，与火同德，动而不息者也；所生者受病，故肾水亏也；长夏已亢，三焦之气盛也，命门者三焦之合也，故迫肾水上行，与脾土湿热相合为疾；因咳而动于脾之湿，是以咳嗽有声，有涎；不发于秋，而发于冬者，以其六阴之极，肃杀始得其气故也。冬伤于寒者，是冬行春令也，当寒而温，火胜而水亏矣，水既已亏，则所胜妄行，土有余也；所生受病，木不足也；所不胜者侮之，火太过也；火土合德，湿热相助，故为温病；不病于冬，而病于春者，以其寒水居卯之分，方得其权，大寒之令，复行于春，腠理开泄，少阴不藏，房室劳伤，辛苦之人，阳气泄于外，肾水亏于内，当春之月，时强木长，无以滋生化之原，故为温病耳。夫春伤于风，夏伤于暑，冬伤于寒，辞理皆顺，时字伤令字也；独秋伤于湿，说作令字伤时字，读者不可疑也。此四说，皆母所亢，而害其所承之子也；若说秋字伤湿字，其文与上三句相通，其理与法不得相通矣。大抵理与法通，不必拘于文也。或谓春伤于风，是人为风所伤，非也；若是，则止当头痛、恶风、自汗，何以言夏为飧泄哉？今言春伤于风，即是时伤令也明矣。

愚按，此四伤诸家注释，皆不得经旨者，盖由推求太过故也。孟子曰：道在迩，而求诸远；事在易，而求诸难，此之谓欤。但只轻轻平易说去，则经旨自明，而无穿凿之患矣。

何以言之？夫风暑湿寒者，天地之四气也，其伤于人，人岂能于未发病之前，预知其客于何经络，何脏腑，何部分，而成何病乎？及其既发病，然后可以诊候，始知其客于某经络，某脏腑，某部分，成某病耳。注释者，苟误因病始知病原之理，则于此四伤，不劳余力，自迎刃而解矣。

夫洞泄也，痎疟也，咳与痿厥也，温病也，皆是因其发动之时，形诊昭著，乃逆推之，而知其昔日致病之原，为伤风、伤暑、伤湿、伤寒耳。非是初受伤之时，能预定其今日必为此病也。

且夫伤于四气，有当时发病者，有过时发病者，有久而后发病者，有过时之久自消散而不成病者，何哉？盖由邪气之传变聚散不常，及正气之虚实不等故也。且以伤风言之：其当时而发，则为恶风、发热、头疼、自汗、咳嗽、喘促等病。其过时与久而发，则为疠风、热中、寒中、偏枯、五脏之风等病；是则洞泄、飧泄者，乃过时而发之中之一病耳。因洞泄、飧泄之病生，以形诊推之，则知其为春伤风，藏蓄不散，而致此也。苟洞泄、飧泄之病未生，孰能知其已伤风于前，将发病于后耶？假如过时之久自消散，而不成病者，人亦能知乎？世有太素脉法，虽或预知死亡之期，然亦是因诊之昭著，而始能知耳。夏伤暑为痎疟，冬伤寒为温病，意亦类此。

但秋伤湿，上逆为咳嗽，为痿厥，其因病知原，则与三者同，其令行于时，则与三者异。夫春之风，夏之暑，冬之寒，皆是本时之令也，湿乃长夏之令，何于秋言之？盖春夏冬每一时，各有三月，故其令亦各就其本时而行也；若长夏，则寄旺于六月之一月耳，秋虽亦有三月，然长夏之湿令，每侵过于秋而行，故曰秋伤于湿。秋令为燥，然秋之三月前近于长夏，其不及则为湿所胜，其太过则同于火化，其平气则又不伤人，此经所以于伤人止言风暑湿寒，而不言燥也。

或问余曰：五运六气七篇，所叙燥之为病甚多何哉？余曰：运气七篇，与《素问》诸篇，自是两书，作于二人之手，其立意各有所主，不可混言。王冰以为七篇参入《素问》之中，本非《素问》原文也。余今所推之义，乃是《素问》本旨，当自作一意看。请陈四气所伤所病之义。

夫风者，春之令也，春感之，偶不即发，而至夏，邪既不散，则必为疾。其所以为洞泄者，风盖天地浩荡之气，飞扬鼓舞，神速不恒，人身有此，肠胃之职，其能从容传化泌别，而得其常乎？故水谷不及分别，而并趋下，以泄出也。其为飧泄，亦类此义。说者谓：春伤风为内通肝，洞泄飧泄为木乘土。又谓：不发于春为邪避木旺；发于夏为木衰邪动。窃谓风既通肝，则正当木旺之时，木极盛土极衰矣，理宜乘旺而即发于春，不宜反过时而发于夏也。且夏火司权，母能滋子，何故不发于土衰极之时，而反发于土受滋之时乎？其说不通，难以凭据。

暑者，夏之令也。夏感之，偶不即发，而至秋，又伤于风与寒，故为痎疟也。

寒者，冬之令也。冬感之，偶不即发，而至春，其身中之阳，虽始为寒邪所郁，不得顺其渐升之性，然亦必欲应时而出，故发为温病也。

若夫秋伤湿，其令行于时之义，上文已论之矣。

前篇所谓上逆而咳，发为痿厥，不言过时，似是当时即发者。但既与风暑寒三者并言，则此岂得独为即发者乎？然经无明文，终亦不敢比同后篇，便断然以为冬发病也。虽然，湿本长夏之令，侵过于秋耳，纵使即发，亦近于过时而发者矣。此当只以秋发病为论。湿从下受，故干肺为咳，谓之上逆。夫肺为诸气之主，今既有病，则气不外运，又湿滞经络，故四肢痿弱无力，而或厥冷也。后篇所谓冬生咳嗽，既言过时，则与前篇之义颇不同矣。夫湿气久客不散，至冬而寒气大行，肺恶寒，而或受伤，故湿气得以乘虚上侵于肺，发为咳嗽也。观者，以此意求之经旨，其或著乎？

或者见《素问》于病温痎疟等，间以"必"言之，遂视为一定不易之辞，而曰：此必然之道。嗟乎，果可必耶？果不可必耶？《素问》之或言必，或不言必者，盖不可胶为一定故也。往往有泥于必之一字，遂谓冬伤寒，必当得病于春。其冬伤寒而即病者，反置而不论。若此者，可不谓之弃本逐末乎？经中每有似乎一定不易之论，而却不可以为一定不易者，如曰热厥，因醉饱入房，而得热中消中者，皆富贵人也。新沐中风，则为首风。如此之类，岂一一皆然哉？读者当活法，勿拘执也。

夫王启玄之注，虽未免泥于必字，及未得经旨，然却不至太远也。若成无己之说，则推求过极，欲异于人，殊不知反穿凿缀缉乖悖经旨，有不可胜言者，此先儒所谓，如大军游骑，出大远，而无所归矣。姑撼成无己、王海藏之说，辨其甚者一二。

夫无己谓风淫末疾，则当发于四肢；雨淫腹疾，则当发为下利。窃谓则当二字，决然之辞也。春伤风，遇夏之阳气外盛，而不能外发，故攻内为飧泄。此或若可通矣。经曰：木发无时。倘风不伤于春，而伤于他时；不遇夏之阳气外盛，将外发乎？将内攻乎？况风属阳，与夏同气，果欲外出，则当随其散越之势而出，安有不能之理乎？且风善行数变，其为病非一，岂独能为四肢之疾乎？所谓雨淫腹疾之义，其不通亦如此。至若夏伤暑，秋为痎疟者，盖因暑疾藏于皮肤之内，肠胃之外，复秋感风，故疾作耳。观《素问·疟论》可见，其与夏阴主内，秋阳内主，暑动搏阴，何相干哉？冬伤寒，春为温病者，盖因寒毒中人肌肤，阳受所郁，至春天地之阳气外发，其人身受郁之阳，亦不能不出，故病作也。韩祗和谓：冬时感寒郁阳至春时，再有感而后发。余谓此止可论温病之有恶寒者耳。其不恶寒者，则亦不为再感而后发也。故仲景曰：太阳病不发热而渴，不恶寒者，为温病。观《伤寒论》可见，其与冬阳主内，春阴内主，寒动搏阳，何相干哉？

乃若海藏，则又以春伤风，夏伤暑，冬伤寒，为时伤令；秋伤湿，为令伤时。故于春伤风，谓春行冬令，而温为寒折。于夏伤暑，谓暑者，季夏；季夏者，湿土。君火持权不与子，而暑湿令不行，于秋伤湿；秋为湿所伤，是长夏之气不与秋令。于冬伤寒，谓冬行春令，火盛水亏，大寒之令，复行于春，阳气外泄，肾水内亏者病。又谓温病，为湿热相助而成。又谓四时伤，皆母亢而害所承之子。吁，何支离破碎徒费辞如此乎？夫经中所言伤风伤暑之类甚多，皆是以人受风暑等所伤为义。未尝有时伤令、令伤时之意也。若如海藏所言，则《疟论》所谓夏伤于暑，秋伤于风，与先伤于风，后伤于寒等语，其时伤令欤？令伤时欤？吾故知其不能不屈于此也。且暑为夏令，孰不知之。今以暑为季夏，为湿土，得不怪哉？夫冬果行春令，人若感此，则成冬温病矣，安得为春温病乎？其谓大寒之令，复行于春，温病方作。设使大寒之令，不复行于春，其温病当作者，遂不作乎？况今之春为温病者，比比皆是，未尝见其必由大寒，复行于春，而后成也。经曰：亢则害，承乃制。其义谓已亢极，则胜己者来制，如火亢极，则水来制之。经所谓相火之下、水气承之，水位之下、土气承之之类，皆是胜己者为承。今以亢为母，承为子，将求胜于经欤？抑未达欤？又如以制物者为所胜，受制者为所不胜，与经所谓气有余，则制己所胜，而侮所不胜，及传之于其所胜，死于其所不胜之旨全反矣。余如因时伤令、令伤时之说，委曲衍说者，固不暇患辨也。

呜呼，非好斥前人之非，盖为其有害大义，晦蚀经旨，以误后人，故不敢诔顺而嘿嘿耳。然而愆逾之罪，固已自知，其不得辞矣。但未知观者，以为何如？（《医经溯洄集·四气所伤论》）

夏伤于暑，秋为痎疟。

刘完素： 盖伤之浅者，近而爆发；伤之重者，远而痎疟。痎者，久疟也。是知夏伤于暑，湿热闭藏，而不能发泄于外，邪气内行，至秋而发为疟也。初不知何经受之，随其动而取之。有中三阳者，有中三阴者。大抵经中邪气，其证各殊，同伤寒论之也。故《内经》曰五脏皆有疟，其治各别。

在太阳经者，谓之风疟，治多汗之；在阳明经者，谓之热疟，治多下之；在少阳经者，谓风热疟，治多和之；此三阳受病，皆谓之暴疟。发在夏至后、处暑前。此乃伤之浅者，近而暴也。在阴经则不分三经，总谓之湿疟。当从太阴经论之。其病发在处暑后、冬至前。此乃伤之重者，远而为痎。痎者，老也，故谓之久疟。气居西方，宜毒药疗之。

疟之为病，因内积暑热之气，不能宣泄于外，而为疟也。当盛夏之时，能食寒凉之物，而助阴气者，纵使有暑热之气，微者自消矣。更时复以药疏利脏腑，使邪气自下。（《素问病机气宜保命集》卷中《诸疟论》）

冬伤于寒，春必温病。

王好古： 盖因房室劳伤与辛苦之人，腠理开泄，少阴不藏，肾水涸竭而得之。无水则春木无以发生，故为温病。至长夏之时，时强木长，因绝水之源，无以滋化，故为大热病也。伤寒之源如此。

《四气调神论》曰：逆冬气则少阴不藏，肾气独沉。广成子云：无劳汝形，无摇汝精。《金匮真言》曰：夫精者，身之本也。故藏于精者，春不病温。注云：冬不按蹻，精气伏藏，阳不妄升，故春不病温。又经云：不妄作劳。又云：不知持满。又云：水冰地坼，无扰乎阳。又云：无泄皮肤，使气亟夺。启玄子云：肾水王于冬，故行夏令则肾气伤。春木王而水废，故病于春也。逆冬则伤肾，故少气以奉春生之令也。是以春为温病，夏为热，长夏为大热病，其变随乎时而已。

邪之所感浅者，其病轻而易治；深者，其病重而难治；尤深者，其病死而不治。（《此事难知》卷上《伤寒之源》）

王好古：冬伤于寒者，冬行秋令也，当寒而温，火盛而水亏矣。水既已亏，则所胜妄行，土有余也；所生受病，木不足也；所不胜者侮之，火太过也。火、土合德，湿、热相助，故为温病，使民腠理开泄，少阴不藏，惟房室劳伤、辛苦之人得之，若此者皆为温病。

所以不病于冬，而病于春者，以其寒水居卯之分，方得其权，大寒之令复行于春，腠理开泄，少阴不藏，房室劳伤、辛苦之人阳气泄于外，肾水亏于内，当春之月，时强木长，无以滋生化之源，故为温病耳。故君子周密于冬，少阴得藏于内，腠理以闭拒之，虽有大风苛毒，莫之能害矣！何温病之有哉？

人肖天地而生也，冬时阳气俱伏于九泉之下，人之阳气俱藏于一肾之中，人能不扰乎肾，则六阳安静于内。内既得以安，外无自而入矣。此伤寒之源，非天之伤人，乃人自伤也。伤于寒者，皆为热病，为伤寒气乃热病之总称，故曰伤寒。知寒受热邪明矣！六阴用事于冬，阳气在内，周密闭藏可矣。反劳动之，而泄于外，时热已伤于水矣。至春之时，木当发生，阳已外泄，孰为鼓舞？肾水内竭，孰为滋养？此两者同为生化之源，源既已绝，木何赖以生乎？身之所存者，独有热也，时强木长，故为温病矣！（《此事难知》卷上《冬伤于寒春必温病》）

阴之所生，本在五味；阴之五宫，伤在五味。

陈自明：经云：饮食自倍，肠胃乃伤。又云：阴之所生，本在五味；阴之五宫，伤在五味。若妊子饮食不节，生冷毒物恣性食啖，致伤脾胃。故妊娠伤食，最难得药，唯此二方最稳捷。

木香丸：治妇人有孕伤食。（木香丸：木香、三棱、人参、白茯苓）

白术散：治妊娠气不调和，饮食易伤。（白术散：白术、干紫苏、人参、白芷、川芎、诃子皮、青皮、甘草、生姜）（《妇人大全良方》卷十五《妊娠伤食方论》）

李杲：至于五味，口嗜而欲食之，必自裁制，勿使过焉，过则伤其正也。《平人气象论》云：人以水谷为本，故人绝水谷则死，脉无胃气亦死。……历观诸篇而参考之，则元气之充足，皆由脾胃之气无所伤，而后能滋养元气。若胃气之本弱，饮食自倍，则脾胃之气既伤，而元气亦不能充，而诸病之所由生也。（《脾胃论》卷上《脾胃虚实传变论》）

严用和： 人生禀命，以五脏为主，应乎五行，本于五味。《素问》云：阴之所生，本在五味。阴之五宫，伤在五味。以此观之，五味能养乎五脏，亦能伤乎五脏。五味过食尚乃有伤，何况饱食肫脍，复餐乳酪，海陆百品，无所不啖，眠卧冷席，多饮寒浆。胃中诸食结而不消，阴阳二气壅而反戾，挥霍之间，变成吐利，此名霍乱。（《严氏济生方》卷二《霍乱论治》）

朱震亨： 味有出于天赋者，有成于人为者。天之所赋者，若谷、菽、菜、果，自然冲和之味，有食人补阴之功，此《内经》所谓味也。人之所为者，皆烹饪调和偏厚之味，有致疾伐命之毒，此吾子所疑之味也。今盐醯之却，非真茹淡者。大麦与粟之咸，粳米、山药之甘，葱、薤之辛之类，皆味也。子以为淡乎？安于冲和之味者，心之收、火之降也。以偏厚之味为安者，欲之纵、火之胜也。何疑之有？《内经》又曰：阴之所生，本在五味，非天赋之味乎？阴之五宫，伤在五味，非人为之味乎？圣人防民之具，于是为备。

凡人饥则必食，彼粳米甘而淡者，土之德也，物之属阴而最补者也。惟可与菜同进，经以菜为充者，恐于饥时顿食，或虑过多，因致胃损。故以菜助其充足，取其疏通而易化，此天地生物之仁也。《论语》曰：肉虽多不使胜食气。《传》曰：宾主终日百拜，而酒三行，以避酒祸。此圣人施教之意也。盖谷与肥鲜同进，厚味得谷为助，其积之也久，宁不助阴火而致毒乎？故服食家在却谷者则可，不却谷而服食未有不被其毒者。《内经》谓久而增气，物化之常；气增而久，夭之由也。彼安于厚味者，未之思尔。（《格致余论·茹淡论》）

金匮真言论篇第四

长夏善病洞泄寒中。

赵佶：《内经》谓长夏善病洞泄寒中。洞泄谓食已即泄，乃飧泄之甚者。此因春伤于风，邪气留连，至夏发为飧泄，至长夏发为洞泄。盖当春之时，阳气在表，为风邪所中，入客于经，未至腑脏。风者阳气也，东方木也，木能胜土，脾胃受之，仲夏则阳盛之时，重阳必阴，病在脾胃，故为飧泄。阴生于午，至未而盛，是为长夏之时，脾土当王，脾为阴中之至阴，则阴气盛，阴盛生内寒，故令人腑脏内洞而泄，是为洞泄寒中之病。（《圣济总录》卷第七十四《洞泄寒中》）

冬不按跷。

王好古：冬按跷，四时各有病者何？盖五脏之阳气皆伏于肾中，动有浅深，随行动而病，故於四时而各异也。（《此事难知》卷下《形不足者温之以气精不足者补之以味》）

夫精者，身之本也。

严用和：《素问》云：夫精者，身之本也。盖五脏六腑皆有精。肾为都会，关司之所，听命于心。人能法道清静，精气内持，火来坎户，水到离扃，阴平阳秘，精元密固矣。若夫思虑不节，嗜欲过度，遂使水火不交，精元失守，由是为赤浊、白浊之患焉。赤浊者，心虚有热也，多因思虑而得之；白浊者，肾虚有寒也，过于嗜欲而得之。（《严氏济生方》卷四《白浊赤浊遗精论治》）

故藏于精者，春不病温。

朱震亨：《内经》曰：冬不藏精者，春必病温。十月属亥，十一月属子，正火气潜伏闭藏，以养其本然之真，而为来春发生升动之本。若于此时恣嗜欲以戕贼，至春升之际，下无根本，阳气轻浮，必有温热之病。（《格致余论·阳有余阴不足论》）

言人身之阴阳，则背为阳，腹为阴。

成无己：又有止称背恶寒者，背者胸中之府，诸阳受气于胸中，而转行于背。《内经》曰：人身之阴阳者，背为阳，腹为阴。阳气不足，阴寒气盛，则背为之恶寒。（《伤寒明理论》卷一《恶寒》）

西方白色，入通于肺，开窍于鼻，藏精于肺。

李杲：夫十二经脉，三百六十五络，其气血皆上走于目而为精，其别气走于耳而为听，其宗气上出于鼻而为臭。《难经》云：肺气通于鼻而知香臭矣。夫阳气、宗气者，皆胃中生发之气也。其名虽异，其理则一。若因饥饱劳役损伤，脾胃生发之气即弱，其营运之气不能上升，邪害空窍，故不利而不闻香臭也。宜养胃气，使营运阳气、宗气上升，鼻则通矣。（《东垣先生试效方》卷第五《鼻不闻香臭论》）

北方黑色，入通于肾，开窍于二阴，藏精于肾。

李杲：《金匮真言论》云：北方黑色，入通于肾，开窍于二阴，藏精于肾。又云：大便难者，取足少阴。夫肾主五液，津液润则大便如常。若饥饱劳役，损伤胃气，及食辛热味厚之物，而助火邪，伏于血中，耗散真阴，津液亏少，故大便结燥。然结燥之病不一，有热燥、有风燥。有阳结、有阴结，又有年老气虚津液不足而结者。治法云：肾恶燥，急食辛以润之，结者散之。如少阴不得大便，以辛润之；太阴不得大便，以苦泻之。阳结者散之，阴结者温之。（《东垣先生试效方》卷第七《大便燥结论》）

阴阳应象大论篇第五

治病必求于本。

王好古：假令腹痛，桂枝加芍药、大黄。桂枝加大黄何为？不只用芍药，大黄之属却于桂枝汤内加之，大抵治病必求其责。知从太阳中来，故以太阳为本也。又如结胸证，自高而下，脉浮者不可下，故先用麻黄汤解表已。脉沉，然后以陷胸汤下之，是亦求其本也。至于畜血下焦，血结膀胱，是亦从太阳中来，侵尽无形之气，乃侵膀胱中有形血也。（《此事难知》卷

下《治病必求其本》）

朱震亨：将以施其疗疾之法，当以穷其受病之源。盖疾疢之原，不离于阴阳之二邪也，穷此而疗之，厥疾弗瘳者鲜矣。良工知其然。谓夫风热火之病，所以属乎阳邪之所客。病既本于阳，苟不求其本而治之，则阳邪滋蔓而难治；湿燥寒之病，所以属乎阴邪之所客。病既本于阴，苟不求其本而治之，则阴邪滋蔓而难图。诚能穷其原疗疾，各得其法，万举万全之功可坐而致也。（《丹溪心法·治病必求于本》）

阳生阴长，阳杀阴藏。

李杲：然岁以春为首，正，正也；寅，引也。少阳之气始于泉下，引阴升而在天地人之上。即天之分，百谷草木皆甲坼于此时也。至立夏少阴之火炽于太虚，则草木盛茂，垂枝布叶，乃阳之用、阴之体，此所谓天以阳生阴长。经言岁半以前天气主之，在乎升浮也。至秋而太阴之运初自天而下逐，阴降而彻地，则金振燥令，风厉霜飞，品物咸殒，其枝独在，若乎毫毛。至冬则少阴之气复伏于泉下，水冰地坼，万类周密，阴之用、阳之体也，此所谓地以阳杀阴藏。（《脾胃论》卷下《天地阴阳生杀之理在升降浮沉之间论》）

清气在下，则生飧泄；浊气在上，则生䐜胀。此阴阳反作，病之逆从也。

赵佶：《内经》曰清气在下，则生飧泄。又曰：久风为飧泄。夫脾胃土也，其气冲和，以化为事。今清浊交错，风邪之气，得以干胃，故冲气不能化而食物完出。夕食谓之飧，以食之难化者，犹在于夕，故食不化而泄出，则谓之飧泄。此俗所谓水谷痢也。（《圣济总录》卷第七十四《飧泄》）

赵佶：《内经》谓浊气在上，则生䐜胀。此阴阳反作，病之逆从也。夫清阳为天，浊阴为地，二者不可相干。今浊气在上，为阴气干扰，清阳之气，郁而不散，所以䐜塞而胀满常若饱也。（《圣济总录》卷第五十七《䐜胀》）

刘完素：清浊交错，食不化而清谷出矣，白术汤主之。治飧泄，风冷入

中，泄痢不止，脉虚而细，日夜数行，口干，腹痛不已。（白术汤：白术、厚朴、当归、龙骨、艾叶、生姜）

此阴阳反，则气结不散，腹胀满，常如饱。吴茱萸汤主之。治膜胀，阴盛生寒，腹满撑胀，且常常如饱，不欲饮食，进之无味。（吴茱萸汤：吴茱萸、厚朴、肉桂、干姜、白术、陈皮、蜀椒、生姜）（《黄帝素问宣明论方》卷一《诸证门》）

刘完素：气不施化而郁闭不通。所以葶苈、大黄味苦大寒，专能泄热、除湿、下气。仲景曰：跌阳脉浮而涩，浮则卫气强，涩则小便数，浮涩相搏，大便则难，其脾为约。故约束津液不得四布，苦寒之剂，通塞润燥，而能泄胃强也。（《素问病机气宜保命集》卷上《本草论》）

李杲：清气在下，则生飧泄。泄黄如糜，米谷不化者是也。浊气在上，则生膜胀。腹中膜满不得大便，或大便难，或先结后溏皆是也。浊气在上，当降而不降者，乃肾、肝吸入之阴气不得下而反在上也。胃气上逆，或为呕、或为吐、或为哕者，是阴火之邪上冲，而吸入之气不得入，故食不下也。此皆气冲之火，逆胃之脉，反上而作者也。清气在下，则生飧泻者，胃气未病之日，当上行心肺而营经也。因饮食失节，劳役形体，心火乘于土位，胃气弱而下陷于阴中，故米谷入而不得升，反降而为飧泻也。（《医学发明（节本）·膈咽不通并四时换气用药法》）

李杲：饮食失节，则为胀；又湿热亦为胀。右关脉洪缓而沉弦，脉浮于上，是风、湿、热三脉合而为病也。是脾胃之令不行，阴火亢甚，乘于脾胃，故膈咽不通，致浊阴之气不得下降，而大便干燥不行。胃之湿，与客阴之火俱在其中，则胀作。使幽门通利。泻其阴火，润其燥血，生益新血，则大便不闭，吸门亦不受邪，浊阴得下归地也。经云：中满者，泄之于内。此法是也。（《医学发明（节本）·中风同从高坠下》）

罗天益：又曰：久风入胃中，则为肠风飧泄。夫脾胃，土也，其气冲和，以化为事。今清气下降而不升，则风邪久而干胃，是木贼土也。故冲和之气不能化，而令物完出，谓之飧泄。或饮食太过，肠胃所伤，亦致米谷不化，此俗呼水谷利也。法当下者举之而消克之也，加减木香散主之。（加减木香散：木香、良姜、升麻、人参、槟榔、神曲、肉豆蔻、吴茱萸、缩砂

仁、干姜、陈皮)(《卫生宝鉴》卷十六《飧泄》)

故清阳为天，浊阴为地；地气上为云，天气下为雨；雨出地气，云出天气。故清阳出上窍，浊阴出下窍；清阳发腠理，浊阴走五脏；清阳实四支，浊阴归六腑。

李杲：呼吸升降，效象天地，准绳阴阳，盖胃为水谷之海，饮食入胃，而精气先输脾归肺，上行春夏之令，以滋养周身，乃清气为天者也。升已而下输膀胱，行秋冬之令，为传化糟粕转味而出，乃浊阴为地者也。(《脾胃论》卷下《天地阴阳生杀之理在升降浮沉之间论》)

李杲：清阳为天，清阳成天，地气上为云，天气下为雨，水谷之精气也，气海也，七神也，元气也，父也。清中清者，清肺以助天真。清阳出上窍，耳目鼻口之七窍是也。清中浊者，荣华腠理。清阳发腠理，毛窍也。清阳实四肢，真气充实四肢。浊阴为地，坌阴成地，云出天气，雨出地气，五谷五味之精是五味之化也。血，荣也，维持神明也，心之将会也，母也。浊中清者，荣养于神，降至中脘而为血，故曰心主血，心藏神。浊阴出下窍，前阴膀胱之窍也。浊中浊者，坚强骨髓。浊阴走五脏，散于五脏之血也，养血脉，润皮肤、肌肉、筋者是也，血生肉者此也。浊阴归六腑，谓毛脉合精，经气归于腑者是也。(《脾胃论》卷下《阴阳升降论》)

清阳出上窍，浊阴出下窍。

成无己：至于少腹满者，非止气也，必有物聚于此而为之满尔。所以然者，身半以上，同天之阳，清阳归之，身半以下，同地之阴，浊阴归之，清者在上而浊者在下。《内经》谓清阳出上窍，浊阴出下窍。当出不出，积而为满。是在上而满者气也，在下而满者物也。所谓物者，溺与血尔。(《伤寒明理论》卷一《少腹满》)

清阳发腠理，浊阴走五脏；清阳实四支，浊阴归六腑。

李杲：清阳发腠理，清之清者也。清阳实四肢，清之浊者也。浊阴归六腑，浊之浊者也。浊阴走五脏，浊之清者也。(《药类法象·用药法象》)

味归形，形归气，气归精，精归化，精食气，形食味，化生精，气生形。味伤形，气伤精；精化为气，气伤于味。

刘完素：人之生也，由五谷之精，化五味之备，故能生形。经曰味归形。若伤于味，亦能损形。今饮食反过其节，肠胃不能胜，气不及化，故伤焉。（《素问病机气宜保命集》卷中《内伤论》）

王好古：人之生也，由五谷之精气所化，五味之备，故能生形。经曰：味归形。若伤于味，亦能损形。今饮食反过其节，肠胃不能胜，气不及化，故伤为脾。饮食自倍，肠胃乃伤。或失四时之调养，故能为人之病也。（《阴证略例·洁古老人内伤三阴例》）

阴味出下窍，阳气出上窍。味厚者为阴，薄为阴之阳。气厚者为阳，薄为阳之阴。味厚则泄，薄则通。气薄则发泄，厚则发热。……气味，辛甘发散为阳，酸苦涌泄为阴。

刘完素：薄为阴之阳，为味不纯粹者也。故味所厚，则泻之以下；味所薄，则通气也。附子、干姜味甘温大热，为纯阳之药，为气厚者也；丁香、木香味辛温平薄，为阳之阴，气不纯粹者也。故气所厚则发热，气所薄则发泄。（《素问病机气宜保命集》卷上《本草论》）

张元素：升降者，天地之气交也。茯苓淡，为天之阳。阳也，阳当上行，何谓利水而泄下？经云：气之薄者，阳中之阴。所以茯苓利水而泄下，亦不离乎阳之体，故入手太阳也。麻黄苦，为地之阴。阴也，阴当下行，何谓发汗而升上？经曰：味之薄者，阴中之阳。所以麻黄发汗而升上，亦不离乎阴之体，故入手太阴也。附子，气之厚者，乃阳中之阳，故经云发热；大黄，味之厚者，乃阴中之阴，故经云泄下。竹淡，为阳中之阴，所以利小便也；茶苦，为阴中之阳，所以清头目也。清阳发腠理，清之清者也；清阳实四肢，清之浊者也；浊阴归六腑，浊之浊者也；浊阴走五脏，浊之清者也。（《医学启源》卷之下《用药备旨》）

张元素：风升生：味之薄者，阴中之阳，微薄则通，酸、苦、咸、平是也。（防风、羌活、升麻、柴胡、葛根、威灵仙、细辛、独活、白芷、鼠粘

子、桔梗、藁本、川芎、蔓荆子、秦艽、天麻、麻黄、荆芥、薄荷、前胡）

热浮长：气之厚者，阳中之阳，气厚则发热，辛、甘、温、热是也。（附子、干姜、生姜、乌头、良姜、肉桂、桂枝、草豆蔻、丁香、厚朴、益智仁、木香、白豆蔻、川椒、吴茱萸、茴香、延胡索、缩砂仁、红花、神曲）

湿化成中央：戊土其本气平，其兼气温、凉、寒、热，在人以胃应之；己土其本味淡，其兼味辛、甘、咸、苦，在人以脾应之。（黄芪、人参、甘草、当归、熟地黄、半夏、白术、苍术、橘皮、青皮、藿香、槟榔、广茂、京三棱、阿胶、诃子、桃仁、杏仁、大麦蘖、紫草、苏木）

燥降收：气之薄者，阳中之阴，气薄则发泄，辛、甘、淡、平、寒、凉是也。（茯苓、泽泻、猪苓、滑石、瞿麦、车前子、灯草、通草、五味子、白芍药、天门冬、麦门冬、犀角、乌梅、地骨皮、枳壳、琥珀、连翘、枳实）

寒沉藏：味之厚者，阴中之阴，味厚则泄，酸、苦、咸、寒是也。（大黄、黄柏、黄芩、黄连、石膏、草龙胆、生地黄、知母、汉防己、朴硝、瓜蒌根、牡蛎、玄参、苦参、川楝子、香豉、地榆、栀子）（《医学启源》卷之下《用药备旨》）

张元素：凡此之味，各有所能。然辛能散结润燥，苦能燥湿软坚，咸能软坚，酸能收缓，甘能缓急，淡能利窍。故经曰：肝苦急，急食甘以缓之。心苦缓，急食酸以收之。脾苦湿，急食苦以燥之。肺苦气上逆，急食苦以泄之。肾苦燥，急食辛以润之，开腠理，致津液通气也。肝欲散，急食辛以散之，以辛补之，以酸泄之；心欲软，急食咸以软之，以咸补之，以甘泄之；脾欲缓，急食甘以缓之，以甘补之，以苦泄之；肺欲收，急食酸以收之，以酸补之，以辛泄之；肾欲坚，急食苦以坚之，以苦补之，以咸泄之。

凡此者，是明其气味之用也。若用其味，必明其气之可否；用其气，必明其味之所宜。识其病之标本脏腑、寒热虚实、微甚缓急，而用其药之气味，随其证而制其方也。是故方有君臣佐使、轻重缓急、君臣大小、反正逆从之制也。（《医学启源》卷之下《用药备旨》）

壮火之气衰，少火之气壮……壮火散气，少火生气。

寇宗奭：凡人少、长、老，其气血有盛、壮、衰三等。故岐伯曰：少火之气壮，壮火之气衰。盖少火生气，壮火散气，况复衰火，不可不知也。故

治法亦当分三等。其少日服饵之药，于壮老之时，皆须别处之，决不可忽也。(《本草衍义》卷之二《序例中》)

寇宗奭： 陈藏器云：取其东壁土，久干也。今详之：南壁土，亦向阳久干也，何不取？盖东壁常先得晓日烘炙。日者太阳真火，故治温疟。或曰：何不取午盛之时南壁土，而取日初出东壁土者，何也？火生之时，其气壮。故《素问》云：少火之气壮。及其当午之时，则壮火之气衰，故不取，实用此义。(《本草衍义》卷之六《伏龙肝》)

气味，辛甘发散为阳，酸苦涌泄为阴。

庞安常： 夫邪逆阴阳之气，非汗不能全其天真。《素问》云：辛甘发散为阳。谓桂枝、甘草、细辛、姜、枣、附子之类能复阳气也。酸苦涌泄为阴，谓苦参、大青、葶苈、苦酒、艾之类能复阴气也。(《伤寒总病论》卷一《叙论》)

寇宗奭： 桂，大热。《素问》云：辛甘发散为阳。故汉张仲景桂枝汤，治伤寒表虚皆须此药，是专用辛甘之意也。(《本草衍义》卷之十三《桂》)

成无己： 桂枝汤，辛甘之剂也，所以发散风邪。《内经》曰：风淫所胜，平以辛，佐以苦甘，以甘缓之，以酸收之。是以桂枝为主，芍药甘草为佐也。《内经》曰：风淫于内，以甘缓之，以辛散之。是以生姜大枣为使也。(《注解伤寒论》卷二《辨太阳病脉证并治法上》)

阴胜则阳病，阳胜则阴病。阳胜则热，阴胜则寒。

刘完素： 是谓表阳之正气为不病，里阴之正气衰而为受病也；里阴之正气胜为不病，表阳之正气衰而为受病也。此皆热在表里阴阳之部分者也。然病胜在里，为阳胜阴虚，病当发热，故发热为病热在里。阳胜阴虚，下之则愈，汗之即死者也。表热里和，则病当恶寒。为阴胜阳虚，汗之则愈，下之即死者是也。故热在表，为阴胜阳虚，而言恶寒之寒，则为寒也；热在里，为阳胜阴虚，而言发热之热，则为热也。故伤寒表热则恶寒当汗，里热则发热而当下之。(《伤寒直格论方》卷下《诸证药石分剂》)

重寒则热，重热则寒。

刘完素： 非谓病寒而极重反变也。此"重"言当有两重恶寒，则不恶寒而恶热。谓表热恶寒为一寒也，若里之阳和，正气又出之于表，则又当有一重恶寒，是谓重寒，则反不恶寒而为发热也。若表之正阳之气，与邪热并入于里，则为两重发热，则不发热而复禁栗寒战也。此反言阳和卫气，并之于表，阳分则病，气之胜为阳胜也。病气与卫气，并甚于里为阴分，则为阴盛也。此也表里之阴阳，正气之与邪热相并，而以言为虚实也。然邪热在于表，则恶寒而热，与里之卫气并之于表，则反烦热也。邪热独在于里则发热，而表之正气与邪热并之于里则反寒战也。（《伤寒直格论方》卷下《诸证药石分剂》）

寒伤形，热伤气。

许叔微： 仲景云：脉虚身热，得之伤暑。又云：其脉弦细芤迟何也？《素问》云：寒伤形，热伤气。盖伤气不伤形，则气消而脉虚弱。所谓脉弦细芤迟者，皆虚脉也。（《普济本事方》卷第九《伤寒时疫下》）

李杲： 内伤等病，是心肺之气已绝于外，必怠惰嗜卧，四肢沉困不收，此乃热伤元气。脾主四肢，既为热所乘，无气以动。经云：热伤气。

若外伤风寒，是肾肝之气已绝于内。肾主骨，为寒；肝主筋，为风。自古肾肝之病同一治，以其递相维持也。或中风，或伤寒，得病之日，便著床枕，非扶不起，筋骨为之疼痛，不能动摇，乃形质之伤。经云：寒伤形。（《内外伤辨惑论》卷上《辨筋骨四肢》）

湿胜则濡泻。

唐慎微： 半夏，味辛，平，生微寒、熟温，有毒。主伤寒寒热，心下坚，下气，喉咽肿痛，头眩，胸胀咳逆，腹鸣，止汗，消心腹胸膈痰热满结，咳嗽上气，心下急有痛坚痞，时气呕逆，消痈肿，堕胎，疗痿黄，悦泽面目。生令人吐，熟令人下。用之汤洗令滑尽。一名守田，一名地文，一名水玉，一名示姑。生槐里川谷。五月、八月采根，暴干。射干为之使，恶皂荚，畏雄黄、生姜、干姜、秦皮、龟甲，反乌头。

《衍义》曰：半夏，今人惟知去痰，不言益脾，盖能分水故也。脾恶湿，湿则濡而困，困则不能制水。经曰湿胜则泻。一男子夜数如厕，或教以生姜一两碎之，半夏汤洗，与大枣各三十枚，水一升，瓷瓶中，慢火烧为熟水，时时呷，数日便已。（《证类本草》卷第十《半夏》）

赵佶：《内经》曰：湿胜则濡泄。《甲乙经》曰：寒客下焦，传为濡泄。夫脾为五脏之至阴，其性恶寒湿，今寒湿之气，内客于脾，则不能埤助胃气，腐熟水谷，致清浊不分，水入肠间，虚莫能制，故洞泄如水，随气而下，谓之濡泄。（《圣济总录》卷第七十四《濡泄》）

成无己：《内经》曰：湿胜则濡泄。小便不利，大便反快者，湿气内胜也。但当利其小便，以宣泄腹中湿气。古云：治湿之病，不利小便，非其治也。（《注解伤寒论》卷二《辨痓湿暍脉证》）

刘完素：《甲乙经》云寒客生濡，胃泄，如随气而下利，豆蔻散主之。治濡泄不止，寒客于脾胃，故伤湿而腹痛，滑利不止。（豆蔻散：肉豆蔻、甘草、厚朴）（《黄帝素问宣明论方》卷二《诸证门》）

罗天益：《甲乙经》云：寒气客于下焦，传为濡泄。夫脾为五脏之至阴，其性恶寒湿。今寒湿之气，内客于脾，故不能裨助胃气，腐熟水谷。致清浊不分，水入肠间，虚莫能制，故洞泄如水，随气而下，谓之濡泄。法当除湿利小便也，对金饮子主之。（对金饮子：平胃散、五苓散、草豆蔻）（《卫生宝鉴》卷十六《濡泄》）

厥气上行，满脉去形。

李杲：如秋冬之月，胃脉四道为冲脉所逆，并胁下少阳脉二道而反上行，病名曰厥逆。《内经》曰：逆气上行，满脉去形。明七神昏绝，离去其形而死矣。其证气上冲咽不得息，而喘息有音不得卧。（《脾胃论》卷中《脾胃虚弱随时为病随病制方》）

重阴必阳，重阳必阴。

曾世荣： 又有急惊天钓之后变作潮热，手足逆冷，有似疟疾，盖因病愈之时不善将护，外感风邪，乘虚而入于经络，再未解散，以致如此。经曰：重阳必阴，重阴必阳。又曰：亢则害，承乃制。此其义也。宜服柴胡加桂汤及当归散。气实者则以乌犀丸、水晶丹略与通利，匀气散止补。后以参苓白术散调理，自然平愈。此证所用药品，间使苦寒之味，务在消阳盛之火，肺金得胜，肝木自平，而风邪亦散，斯为良法。（《活幼心书·明本论·急惊》）

冬伤于寒，春必温病。

陈言： 经云：冬伤于寒，春为温病。以冬不即病，其寒毒藏于风府之上，至春，温暖之气，发而为病，故曰温病。（《三因极一病证方论》卷之四《叙伤寒论》）

郭雍：《素问》曰：冬伤于寒，春必病温。又曰：凡病伤寒而成温者，先夏至日为病温。此皆谓伤寒而成温者。比之伤寒热病为轻，而比之春温之疾为重也。其治法与伤寒皆不同。（《仲景伤寒补亡论》卷十八《温病六条》）

春伤于风，夏生飧泄。

许叔微： 鞠䓖丸亦治飧泻。《素问》云：春伤于风，夏必飧泻。飧泻者，食谷不化。盖春木旺时，肝生风邪，淫于脾经，至夏饮冷当风，故多飧泻。此药尤宜。（川芎、神曲、白术、附子）（《普济本事方》卷第四《脏腑泄滑及诸痢》）

张从正： 设若飧泄不止，日夜无度，完谷下出，发汗可也。……此以风为根，风非汗不出。昔有人病此者，腹中雷鸣泄注，水谷不分，小便滞涩，皆曰脾胃虚寒故耳。豆蔻、乌梅、罂粟壳、干姜、附子，曾无一效；中脘脐下，灸已数十，燥热转甚，小溲涸竭，瘦削无力，饮食减少。命予视之，余以谓：《应象论》曰热气在下，水谷不分，化生飧泄，寒气在上，则生膜胀。而气不散何也？阴静而阳动故也。诊其两手脉息，俱浮大而长，身表微热。用桂枝麻黄汤，以姜、枣煎，大剂连进三服。汗出终日，至旦而愈。次以胃风汤，和平脏腑，调养阴阳，食进病愈。（《儒门事亲》卷二《凡在表者皆可汗式》）

张从正： 飧泄者，米谷不化，而直过下出也。又曰米谷不化，热气在下。（《儒门事亲》卷六《飧泄》）

陈自明： 经云：春伤于风，夏必飧泄。盖木气刑土也，土不能渗泄，则木气胜，故泄。（《妇人大全良方》卷八《妇人风入肠间或秘或利方论》）

陈自明： 经云：春伤于风，夏生飧泄。盖风喜伤肝，然春时肝木正旺而不受邪，反移气克于脾土。然脾既受克，又不能忌慎口腹，恣餐生冷粘硬之物，致令脾胃不能克化，因此积滞。又夏秋之间，或再感暑湿风冷之气，发动而成痢也。其证必先脐腹绞痛，洞泄水泻，里急后重，或有或无，或赤或白，或赤白相杂，日夜无度。如有此证，不问冷热虚实，当先服神术散，可以发散风冷寒湿之气。神术散治春伤于风，夏生飧泄。（神术散：苍术、藁本、川芎、羌活、粉草、细辛、生姜）（《妇人大全良方》卷八《妇人滞下方论》）

王好古： 木，在时为春，在人为肝，在天为风。风者无形之清气也。当春之时，发为春令，反为寒折，是三春之月，行三冬之令也，以是知水为大过矣。水既太过，金肃愈严，是所胜者乘之而妄行也。所胜者乘之，则木虚明矣。故经曰：从后来者为虚邪。木气既虚，火令不及，是所生者受病也，故所不胜者侮之。是以土来木之分，变而为飧泻也。故经曰：清气在下，则生飧泻。以其湿令当权，故飧泻之候发之于夏也。

若当春之时，木不发生，温令未显，止行冬令，是谓伤卫。以其阳气不出地之外也，当以麻黄汤发之。麻黄味苦，味之薄者，乃阴中之阳也，故从水中补木而泻水，发出津液为汗也。若春木已生，温令已显，阳气出于地之上，寒再至而复折之，当以轻发之，谓已得少阳之气，不必用麻黄也。

春伤于风，夏生飧泻。所以病发于夏者，以其木绝于夏，而土王于长夏，湿本有夏行之体，故飧泻于夏也。不病于春者，以其春时风虽有伤，木实当权，故飧泻不病于木之时，而发于湿之分也。经曰：至而不至，是为不及，所胜妄行，所不胜者薄之，所生者受病。此之谓也。（《此事难知》卷

上《春伤于风夏生飧泄》）

夏伤于暑，秋必痎疟。

陈言：夫疟，备内外不内外三因。外则感四气，内则动七情，饮食、饥饱、房室、劳逸，皆能致疟。经中所谓夏伤暑，秋痎疟者，此则因时而序耳，不可专隅。（《三因极一病证方论》卷之六《疟叙论》）

杨士瀛：风寒暑湿，邪自外来；饮食居处，邪由内作。此痎疟感受之胚胎也，岂特夏伤于暑，秋必为疟哉？古人盖以其受病最多者言之耳。（《仁斋直指方论》卷之十二《痎疟方论》）

王好古：暑者，季夏也。季夏者，湿土也。君火持权不与之子，暑湿之令不行也。湿令不行，则土亏矣。所胜妄行，木气太过，少阳王也。所生者受病，则肺金不足。所不胜者侮之，故水得以乘之土分。土者，坤也。坤土申之分，申为相火。水入于土，则水火相干，而阴阳交争，故为寒热。兼木气，终见三焦，是二少阳相合也，少阳在湿土之分，故为寒热。肺金不足，洒淅寒热。此皆往来未定之气也，故为痎疟，久而不愈。疟不发于夏，而发于秋者，以湿热在酉之分，方得其权，故发于大暑已之后也。（《此事难知》卷上《夏伤于暑秋必痎疟》）

朱震亨：痎疟，老疟也，以其隔两日一作，缠绵不休，故有是名。前贤具有治法，然皆峻剂，有非禀受性弱，与居养所移者所宜用也。惟许学士方有用参、芪等补剂，而又不曾深论，后学难以推测。因见近年以来，五十岁以下之人，多是怯弱者。况嗜欲纵恣，十倍于前，以弱质而得深病，最难为药。始悟常山、乌梅、砒、丹等为劫痰之剂，若误用之，轻病为重，重病必死。何者？夫三日一作，阴受病也。作于子、午、卯、酉日，少阴疟也；作于寅、申、巳、亥日，厥阴疟也；作于辰、戌、丑、未日，太阴疟也。疟得于暑，当以汗解。（《格致余论·痎疟论》）

秋伤于湿，冬生咳嗽。

刘完素：咳谓无痰而有声，肺气伤而不清也；嗽是无声而有痰，脾湿动而为痰也；咳嗽谓有痰而有声，盖因伤于肺气、动于脾气，咳而为嗽也。脾湿者，秋伤于湿，积于脾也。故《内经》曰秋伤于湿，冬必咳嗽。大抵肃秋之气宜清，今反动之，气必上冲而为咳。咳甚动于脾湿，发而为痰焉。是知脾无留湿，虽伤肺气而不为痰也。有痰寒少而热多。故咳嗽者，非专主于肺而为病，以肺主皮毛而司于外，故风寒先能伤之也。《内经》曰：五脏六腑皆令人咳，非独肺也。（《素问病机气宜保命集》卷下《咳嗽论》）

王好古：秋者，清肃之气，收敛下行之体也，为湿所伤，是长夏之气不与秋令也。秋令不及，所胜妄行，故火得以炎上而克金，心火既刑于肺，故肺气逆而咳。所不胜者侮之，木气上行与火同，得动而不息。所生者受病，故肾水亏也。长夏已亢，三焦之气盛也。命门有三焦之舍也，故迫肾水上行，与脾土湿热相合为痰困，痰而动于脾之湿也，是以咳嗽有声有痰。咳嗽不发于秋，而发于冬者，以其六阴之极，肃杀始得其气，故肺不咳嗽于秋，而咳嗽于冬也。咳嗽者，气逆上行也。气上行而逆，故面目发微肿，极则身体皆肿，变为水气。故曰：浊气在上，则生腹胀。又曰：诸气膹郁，皆属肺金。此之谓也。

春伤于风，夏伤于暑，冬伤于寒，辞理皆顺，时字伤令字也；独秋伤于湿，作令字伤时字，读者不疑也。此四者皆无所亢，而害其所乘之子也。邪从后至，言岁之主气，各差其分而为病，一定之法也。若说秋字伤湿字，其文与上三句相通，其理与法不相通，大抵理与法通，不必拘于文也。故说诗者不以文害辞，不以辞害意，以意逆志为得之矣。故曰：春伤于风，说作人为风所伤，非也。若是则止当头痛、恶风、自汗，何以言夏为飧泻哉？今言春伤于风，即是时伤令也，明矣！经云：东方来者为婴儿风，其伤人也，外在于筋，内舍于肝。又曰：春，甲、乙所伤，谓之肝风。用此二句以校前文，则辞理自通矣。（《此事难知》卷上《秋伤于湿冬生咳嗽》）

东方生风，风生木，木生酸，酸生肝，肝生筋，筋生心，肝主目。其在天为玄，在人为道，在地为化。化生五味，道生智，玄生神，神在天为风，在地为木，在体为筋，在脏为肝，在色为苍，在音为角，在声为呼，在变动为握，在窍为目，在味为酸，在志为怒。

王怀隐：东方生风，风生木，木生酸，酸生肝，肝生筋，筋生心，肝主目。其在天为玄，在人为道，在地为化。化生五味，道生智，玄生神，神在天为风，在地为木，在体为筋，在脏为肝。在色为苍，在音为角，在声为呼，在变动为握，在窍为目，在味为酸，在志为怒。在臭为臊，在液为泪，在虫为毛，在性为仁。其华在爪，其充在筋，其在神为魂。两精相搏谓之神，随神往来谓之魂。魂者，神气之辅弼也。（《太平圣惠方》卷第三《肝脏论》）

南方生热，热生火，火生苦，苦生心，心生血，血生脾，心主舌。其在天为热，在地为火，在体为脉，在脏为心，在色为赤，在音为徵，在声为笑，在变动为忧，在窍为舌，在味为苦，在志为喜。

王怀隐：南方生热，热生火，火生苦，苦生心。心生血，血生脾。心主舌。其在天为热，在地为火，在体为脉，在脏为心，在色为赤，在音为徵，在声为笑，在变动为忧，在窍为舌，在味为苦，在志为喜。在臭为焦，在虫为羽，在液为汗，在性为礼。其华在面，其充在血脉，其在藏为神。两精相搏谓之神，神者精气之化成也。（《太平圣惠方》卷第四《心脏论》）

中央生湿，湿生土，土生甘，甘生脾，脾生肉，肉生肺，脾主口。其在天为湿，在地为土，在体为肉，在脏为脾，在色为黄，在音为宫，在声为歌，在变动为哕，在窍为口，在味为甘，在志为思。

王怀隐：中央生湿，湿生土，土生甘，甘生脾，脾生肉，肉生肺，脾主口。其在天为湿，在地为土，在体为肉，在脏为脾，在色为黄，在音为宫，在声为歌，在变动为哕，在窍为口，在味为甘，在志为思。在臭为香，在液为涎，在虫为倮，在性为信。其华在唇，其充在肌，其在神为意与智。心有所忆谓之意，处物是非谓之智。意智者，神之用也。（《太平圣惠方》卷第五《脾脏论》）

李杲：若饮食劳役所伤，其外证必显在口，必口失谷味，必腹中不和，必不欲言，纵勉强对答，声必怯弱，口沃沫多唾，鼻中清涕或有或无，即阴证也。……脾气通于口。饮食失节，劳役所伤，口不知谷味，亦不知五味。又云：伤食恶食，伤食明矣。（《内外伤辨惑论》卷上《辨口鼻》）

西方生燥，燥生金，金生辛，辛生肺，肺生皮毛，皮毛在肾，肺主鼻。其在天为燥，在地为金，在体为皮毛，在脏为肺，在色为白，在音为商，在声为哭，在变动为咳，在窍为鼻，在味为辛，在志为忧。

王怀隐：西方生燥，燥生金，金生辛，辛生肺，肺生皮毛，皮毛在肾，肺主鼻。其在天为燥，在地为金，在体为皮毛，在脏为肺，在色为白，在音为商，在声为哭，在变动为咳，在窍为鼻，在味为辛，在志为忧。在臭为腥，在液为涕，在虫为介，在性为义。其华在毛，其充在皮。其在神为魄。并精出入谓之魄，魄者，神之别灵，精气之所辅佐也。（《太平圣惠方》卷第六《肺脏论》）

北方生寒，寒生水，水生咸，咸生肾，肾生骨髓，髓生肝，肾主耳。其在天为寒，在地为水，在体为骨，在脏为肾，在色为黑，在音为羽，在声为呻，在变动为栗，在窍为耳，在味为咸，在志为恐。

王怀隐：北方生寒，寒生水，水生咸，咸生肾，肾生骨髓，髓生肝，肾主耳。其在天为寒，在地为水，在体为骨，在脏为肾，在色为黑，在音为羽，在声为呻，在变动为栗，在窍为耳，在味为咸，在志为恐。在臭为腐，在液为唾，在虫为鳞，在性为智。其华在发，其充在骨。其在神精与志。骨髓之液谓之精。意有所存谓之志。生性之本，元气之根，神精所舍，故曰精志也。（《太平圣惠方》卷第七《肾脏论》）

恐伤肾。

刘完素：肾伤而虚，则心火自甚而热也。（《伤寒直格论方》卷下《诸证药石分剂》）

阴在内，阳之守也；阳在外，阴之使也。

李杲：故曰独阳不生，独阴不长。天之用在于地下，则万物生长矣；地之用在于天上，则万物收藏矣。此乃天地交而万物通也，此天地相根之道

也。故阳火之根本于地下，阴水之源本于天上，故曰水出高源。（《内外伤辨惑论》卷下《吐法宜用辨上部有脉下部无脉》）

李杲： 经云：阳本根于阴。惟泻阴中之火，味薄风药升发，以伸阳气，则阴气不病，阳气生矣。《传》云：履端于始，序则不愆。正谓此也。（《脾胃论》卷上《脾胃胜衰论》）

年四十而阴气自半也，起居衰矣。年五十体重，耳目不聪明矣。年六十，阴痿，气大衰，九窍不利，下虚上实，涕泣俱出矣。

刘完素： 举世皆言年老之人无热俱虚，岂不明年四十而阴气自半，故阴虚阳盛明矣。是以阴虚其下，阳甚其上，故上实下虚，此理明矣。（《素问病机气宜保命集》卷中《疠风论》）

朱震亨： 故人之生也，男子十六岁而精通，女子十四岁而经行，是有形之后，犹有待于乳哺水谷以养，阴气始成而可与阳气为配，以能成人，而为人之父母。古人必近三十、二十而后嫁娶，可见阴气之难于成，而古人之善于摄养也。《礼记》注曰：惟五十然后养阴者有以加。《内经》曰，年至四十，阴气自半而起居衰矣。又曰，男子六十四岁而精绝，女子四十九岁而经断。夫以阴气之成，止供给得三十年之视听言动，已先亏矣。人之情欲无涯，此难成易亏之阴气，若之何而可以供给也。（《格致余论·阳有余阴不足论》）

阳之汗，以天地之雨名之。

成无己： 邪气在表而汗出之可缓也……必手足俱周，遍身悉润，漐漐然。一时间许，烦热已而身凉和，乃为佳矣。此则阴阳气和，水升火降，荣卫通流，邪气出而解者也。《内经》曰：阳之汗，以天地之雨名之。此之谓也。（《伤寒明理论》卷一《自汗》）

李杲：《阴阳应象论》曰，人之汗，以天地之雨名之。又云：湿热则霖淫骤注。盖以真气已亏，胃中火热，汗出不休，胃中真气已竭；若阴火亦衰，无汗皮燥，乃阴中之阳、阳中之阴俱衰。四时无汗，其形不久，湿衰燥旺，理之常也。其形不久者，秋气主杀。生气者，胃之谷气也，乃春少阳生化之气也。（《东垣先生试效方》卷第九《人之汗以天地之雨名之》）

阳之气，以天地之疾风名之。

李杲：经曰阳之气，以天地之疾风名之。故中风者，非外来风邪，乃本气病也。凡人年逾四旬，气衰者，多有此疾。壮岁之际，无有也。若肥盛，则间有之，亦形盛气衰如此。治法和脏腑，通经络，便是治风。（《医学发明（节本）·中风有三》）

故邪风之至，疾如风雨，故善治者治皮毛，其次治肌肤，其次治筋脉，其次治六腑，其次治五脏。治五脏者，半死半生也。

成无己：邪在皮肤，则外属阳而易治；邪传入里，则内属阴而难治。《内经》曰：善治者治皮毛，其次治肌肤，其次治筋脉，其次治六腑，其次治五脏。治五脏者，半死半生也。昔桓侯怠于皮肤之微疾，以至骨髓之病，家有患者，可不备虑？（《注解伤寒论》卷二《伤寒例》）

罗天益：仲景《伤寒论》曰：凡人有疾，不时即治，隐忍冀瘥，以成痼疾。小儿女子，益以滋甚，时气不和，便当早言。若不早治，真气失所，邪方萌动，无惮劬劳，不避晨夜而即治之。则药饵针艾之效，必易为之，不然，患人忍之，数日乃说，邪气极盛而病极，成而后施治，必难为力。《内经》曰：其善治者治皮毛，其次治肌肤，其次治六腑，其次治五脏。治五脏者，半死半生矣。昔桓侯怠以皮肤之微疾，以至骨髓之病，虽悔何及。

戊午春，桃李始华。雨雪厚寸许。一园叟遽令举家执梃击树，尽堕其雪，又焚束草于其下以散其寒，使冲和之气未伤而复，是年他家果皆不成熟，独此园大熟。噫！果木之病，治之尚有不损，况人之有病，可不早治乎！故《金匮玉函》云：生候长存，形色未病，未入腠理，针药及时，脉浮调节，委以良医，病无不愈者矣。（《卫生宝鉴》卷二十四《病宜早治》）

故天之邪气，感则害人五脏；水谷之寒热，感则害于六腑。

李杲：按《阴阳应象大论》云：天之邪气，感则害人五脏。是八益之邪，乃风邪伤人筋骨。风从上受之，风伤筋，寒伤骨，盖有形质之物受病也，系在下焦，肝肾是也。肝肾者，地之气。《难经》解云：肝肾之气，已绝于内，以其肝主筋，肾主骨，故风邪感则筋骨疼痛，筋骨之绝，则肝肾之本亦绝矣，乃有余之证也。

又云：水谷之寒热，感则害人六腑。是七损之病，乃内伤饮食也。《黄帝针经》解云：适饮食不节，劳役所伤，湿从下受之。谓脾胃之气不足，而反下行，极则冲脉之火逆而上，是无形质之元气受病也，系在上焦，心肺是也。心肺者，天之气。（《内外伤辨惑论》卷上《论阴证阳证》）

王好古：经云：天之邪气，感则害人五脏。虽不饮冷，寸口亦小。（《阴证略例·论雾露饮冷同为浊邪》）

王履：客或难予曰：《素问·阴阳应象大论》云：天之邪气，感则害人五脏；水谷之寒热，感则害人六腑。《太阴阳明论》云：犯贼风虚邪者，阳受之；食饮不节，起居不时者，阴受之。阳受之则入六腑，阴受之则入五脏。两说正相反。愿闻其解。

余复之曰：此所谓似反，而不反者也。夫感天之邪气，犯贼风虚邪，外伤有余之病也。感水谷寒热，食饮不节，内伤不足之病也。二者之伤，脏腑皆当受之，但随其所从所发之处而为病耳。不可以此两说之异而致疑，盖并行不相悖也。读者当合而观之，其旨斯尽。若曰不然，请以诸处所论证之。《金匮真言论》曰：风触五脏邪气发病。《八正神明论》曰：夫八正之虚邪，以身之虚，而逢天之虚，两虚相感，其气至骨，入则五脏伤。《灵枢经》曰：五脏之中风。又曰：东风伤人，内舍于肝；南风伤人，内舍于心；西南风伤人，内舍于脾；西风伤人，内舍于肺；北风伤人，内舍于肾。观乎此，则天之邪气，固伤五脏矣。《灵枢》又曰：邪之中人也，无有常。中于阴则溜于腑。又曰：虚邪之中人也，始从皮肤以入，其传，自络脉而经而输而伏冲之脉，以至于肠胃。又曰：东北风伤人，内舍于大肠；西北风伤人，内舍于小肠；东南风伤人，内舍于胃。观乎此，则天之邪气，岂不伤六腑乎？《素问》曰：饮食自倍，肠胃乃伤。观乎此，则水谷寒热，固伤六腑矣。《灵枢》又曰：形寒寒饮则伤肺。《难经》曰：饮食劳倦则伤脾。观乎此，则水谷寒热，岂不伤五脏乎？至于地之湿气，亦未必专害皮肉筋脉，而不能害脏腑。邪气水谷，亦未必专害脏腑，而不能害皮肉筋脉也。但以邪气无形，脏主藏精气，故以类相从，而多伤脏。水谷有形，腑主传化物，故因其所有，而多伤腑。湿气浸润，其性缓慢，其入人也以渐，其始也自足，故从下而上，从浅而深，而多伤于皮肉筋脉耳。孰谓湿气全无及于脏腑之理哉？至若起居不时一语，盖劳役所伤之病，不系上文异同之义，故不之及也。（《医经溯洄集·外伤内伤所受经言异同论》）

地之湿气，感则害皮肉筋脉。

李杲： 是言湿气外伤，则营气不行。荣卫者，皆营气之所经营也；营气者，胃气也；运气也，营气为本；本逆不行，为湿气所坏，而为疮疡也。（《东垣先生试效方》卷第三《明疮疡之本末》）

善诊者，察色按脉，先别阴阳；审清浊，而知部分；视喘息，听音声，而知所苦；观权衡规矩，而知病所主。按尺寸，观浮沉滑涩，而知病所生，以治无过，以诊则不失矣。

王冰： 人以天地之气生，四时之法成，是以有五脏六腑，四肢十二经，三百六十五穴，以象五运六气，四时十二月周天之度。阴阳变化，与天地同流，乖其气，逆其理，则阴阳交错，腑脏偏毗，脉行迟速，荣卫失度，百病从生。非脉无以探赜索隐。所谓脉者，乃天真之元气，有生之精神。精神去干，脉理乃绝。故上古圣人，体性鉴形，剖别脏腑，详辨经络，会通内外，各著其情。气穴所发，各有腧名。

善诊脉者，静意视义，观其变于冥冥之中，以神合神，悠然独悟，口弗能言。先别阴阳，审清浊，而知部分；视喘息，听音声，而知病所生。所谓阴阳者，至者为阳，谓随呼而出也；去者为阴，谓随吸而入也。动者为阳，鼓击躁急；静者为阴，来去沉沉默默也。数者为阳，谓一呼一吸六至也；迟者为阴，谓往来不满三至也。于三部九候之内，察其脉形，有独异者，谓独大独小，独疾独迟，独不应四时者，乃受病之所也。（《全生指迷方》卷一《脉论》）

故因其轻而扬之，因其重而减之

张从正： 所谓轻剂者，风寒之邪，始客皮肤，头痛身热，宜轻剂消风散、升麻、葛根之属也。故《内经》曰因其轻而扬之。发扬，所谓解表也。

疥癣痤痱宜解表，汗以泄之，毒以熏之，皆轻剂也。故桂枝、麻黄、防风之流亦然。设伤寒冒风，头痛身热，三日内用双解散及嚏药解表出汗，皆轻剂之云尔。

所谓重剂者，镇缒之谓也。其药则朱砂、水银、沉香、水石、黄丹之伦，以其体重故也。久病咳嗽、涎潮于上，咽喉不利，形羸不可峻攻，以此缒之。故《内经》曰重者因而减之，贵其渐也。（《儒门事亲》卷一《七方十剂绳墨订》）

张从正：若人年老衰弱，有虚中积聚者，止可五日一服万病无忧散。故凡积年之患，岂可一药而愈？即可减而去之。（《儒门事亲》卷二《凡在下者皆可下式》）

张从正：扬者，发扬也。吐汗发扬寒热之邪。（《儒门事亲》卷四《解利伤寒》）

形不足者，温之以气；精不足者，补之以味。

刘完素：有生之大形，精为本。故地产养形，形不足者，温之以气；天产养精，精不足者，补之以味。形精交养，充实不亏。虽有苛疾，弗能为害。故温之以气者，是温之以肺；补之以味者，是补之以肾。（《素问病机气宜保命集》卷上《本草论》）

张从正：《内经》曰：精不足者，补之以味。善用药者，使病者而进五谷者，真得补之道也。若大邪未去，方满方闷，心火方实，肾水方耗，而骤言鹿茸、附子，庸讵知所谓补剂者乎！（《儒门事亲》卷一《七方十剂绳墨订》）

张从正：味者，五味也。五味调和，则可补精益气也。五味，五谷、五菜、五果、五肉，五味贵和，不可偏胜。（《儒门事亲》卷一《指风痹痿厥近世差互说》）

张从正：《内经》虽言形不足者，温之以气；精不足者，补之以味。气属阳，天食人以五气；血属阴，地食人以五味者，戒乎偏胜，非便以温为热

也。又若经云损者温之、劳者温之者，此温乃温存之温也，岂以温为热哉！（《儒门事亲》卷二《凡在下者皆可下式》）

张从正： 且温补二字，特为形、精不足而设，岂为病不病而设哉！虽曰温之，止言其气，虽曰补之，止言其味。曷尝言热药哉！（《儒门事亲》卷三《补论》）

王好古： 谓寒伤形，热伤气，形、气能自伤也。此云不足者，皆太过也。以其太过则自伤，自伤则不足矣。（《此事难知》卷下《形不足者温之以气精不足者补之以味》）

朱震亨： 味，阴也。气，阳也。补精以阴求其本也，故补之以味。若甘草、白术、地黄、泽泻、五味子、天门冬之类，皆味之厚者也。经曰：虚者补之，正此意也。上文谓形不足者，温之以气。夫为劳倦所伤，气之虚故不足。温者，养也。温存以养，使气自充，气完则形完矣。故言温，不言补。经曰：劳者温之，正此意也。彼为《局方》者，不知出此，凡诸虚损证，悉以温热佐辅补药，名之曰温补，不能求经旨者也。（《格致余论·茹淡论》）

朱震亨： 味，阴也。补精以阴，求其本也。然味乃如谷粟菜果出于天赋自然冲和之味，故有食人补阴之功。非醯酱烹饪偏厚之味出于人为者也。经曰：阴之所生，本在五味。非天赋之味乎？曰：人之五宫，伤在五味。非人为之味乎？善摄生者，不可谓味以补精而遂恣于口腹，以自速其祸也。又曰：形不足者温之以气。温，养也。温存以养，使气自充。气充则形完矣。曰补，曰温，各有其旨。《局方》悉以温热佐辅药，名曰温补，岂旨也哉？（《丹溪纂要》卷之二《虚损》）

王履： 其温字亦是滋养之义，非指温药也。夫形不足，乃阳虚而不充也。气者，药之气也。药有气厚、气薄、味厚、味薄。味厚者属阴，而滋精气；（气）厚者属阳，而滋形。今以药之气厚者，滋阳不兼形乎？故曰形不足者，温之以气。虽以药温养之，亦未尝不兼乎调食饮，适起居，与澄心息虑也。温字固其二意。然终不可视为温凉之温。苟以补之、除之、抑之、举之、散之等语，比类而观焉，则其义自著矣。（《医经溯洄集·内伤余议》）

其高者，因而越之；……中满者，泻之于内……；……其实者，散而泻之。

张从正：所谓宣剂者，俚人皆以宣为泻剂，抑不知十剂之中，已有泻剂。又有言宣为通者，抑不知十剂之中，已有通剂。举世皆曰春宜宣，以为下夺之药。抑不知仲景曰大法春宜吐。以春则人病在头故也。况十剂之中，独不见涌剂，岂非宣剂即所谓涌剂者乎！《内经》曰高者因而越之、木郁则达之。宣者，升而上也，以君召臣曰宣，义或同此。伤寒邪气在上，宜瓜蒂散；头痛，葱根豆豉汤；伤寒懊恼，宜栀子豆豉汤；精神昏愦，宜栀子厚朴汤。自瓜蒂以下，皆涌剂也。乃仲景不传之妙。今人皆作平剂用之，未有发其秘者。予因发之，然则为涌明矣。故风痫中风，胸中诸实痰饮，寒结胸中，热蔚化上，上而不下，久则嗽喘、满胀、水肿之病生焉，非宣剂莫能愈也。

所谓泻剂者，泄泻之谓也。诸痛为实，痛随利减。经曰实则泻之、实则散而泻之、中满者泻之于内。大黄、牵牛、甘遂、巴豆之属，皆泻剂也。惟巴豆不可不慎焉。盖巴豆其性燥热，毒不去，变生他疾。纵不得已而用之，必以他药制其毒。盖百千证中，或可一二用之。非有暴急之疾，大黄、牵牛、甘遂、芒硝足矣。今人往往以巴豆热而不畏，以大黄寒而反畏，庸讵知所谓泻剂者哉！（《儒门事亲》卷一《七方十剂绳墨订》）

其高者，因而越之。

成无己：《内经》曰其高者，因而越之。病在胸膈之上，为高。越之为吐也。经曰，病在胸中当吐之发汗，若下之而烦热胸中窒者，则以栀子豉汤吐之；若胸中痞硬，气上冲咽喉不得息者，此为胸中有寒也，则以瓜蒂散吐之。二者均是吐剂，栀子豉汤吐胸中虚烦客热也，瓜蒂散吐胸中痰实宿寒也。（《伤寒明理论》卷一《胸胁满》）

李杲：亦有宜吐者，《阴阳应象论》云在上者因而越之，瓜蒂散之属主之。然而不可过剂，过剂则反伤肠胃。盖先因饮食自伤，又加之以药过，故肠胃复伤而气不能化，食愈难消矣，渐至羸困。（《兰室秘藏》卷上《饮食所伤论》）

其下者，引而竭之。

李杲：《内经》有云：在下者，引而竭之。是先利小便也。（《内外伤辨惑论》卷中《肾之脾胃虚方》）

中满者，泻之于内。

李杲：中满者，泻之于内。谓脾胃有病，当令上下分消其湿，下焦如渎，气血自然分化，不待泄滓秽。如或大实大满，大小便不利，从权以寒热药下之。或伤酒湿面及味厚之物，膏粱之人，或食已便卧，使湿热之气不得施化，致令腹胀满，此胀亦是热胀。治热胀，分消丸主之。如或多食寒凉，及脾胃久虚之人，胃中寒则胀满，或脏寒生满病，以治寒胀，中满分消汤主之。

中满分消丸治中满热胀、鼓胀、气胀、水胀，此非寒胀类：白术、人参、炙甘草、猪苓、姜黄、白茯苓、干生姜、砂仁、泽泻、橘皮、知母、黄芩、黄连、半夏、枳实、厚朴。

中满分消汤治中满寒胀、寒疝，大小便不通，阴躁，足不收，四肢厥逆，食入反出，下虚中满，腹中寒，心下痞，下焦躁寒沉厥，奔豚不收：川乌、泽泻、黄连、人参、青皮、当归、生姜、麻黄、柴胡、干姜、荜澄茄、益智仁、半夏、茯苓、木香、升麻、黄芪、吴茱萸、厚朴、草豆蔻仁、黄柏。（《兰室秘藏》卷上《诸腹胀大皆属于热论》）

其有邪者，渍形以为汗；其在皮者，汗而发之。

赵佶：渍浴法，所以宣通形表，散发邪气。盖邪之伤人，初在肌表，当以汗解。若人肌肉坚厚，腠理致密，有难取汗者，则服药不能外发，须借汤浴，疏其汗孔，宣导外邪，乃可以汗。《内经》所谓其有邪者，渍形以为汗是也。（《圣济总录》卷第四《渍浴》）

刘完素：《内经》云渍形以为汗。为汗之缓，里之表也。又曰在皮者，汗而发之。为汗之急，表之表也。急汗者太阳，缓汗者少阴，是脏腑之输应也。假令麻黄附子细辛汤，是少阴证始得，发热、脉沉、里和无汗，故渍形以为汗。假令麻黄汤，是太阳证，头项痛、腰脊强、脉浮无汗，里和是也，

在皮者汗而发之也。(《素问病机气宜保命集》卷中《解利伤寒论》)

审其阴阳，以别柔刚。阳病治阴，阴病治阳。

李杲：夫阴病在阳者，是天外风寒之邪乘中而外入，在人之背上腑输、脏输。是人之受天外客邪，亦有二说：中于阳则流于经，此病始于外寒，终归外热。故以治风寒之邪，治其各脏之腧，非止风寒而已。六淫湿、暑、燥、火，皆五脏所受，乃筋、骨、血、脉受邪，各有背上五脏腧以除之。伤寒一说从仲景。

中八风者，有风论；中暑者，治在背上小肠腧；中湿者，治在胃腧；中燥者，治在大肠腧。此皆六淫客邪有余之病，皆泻在背之腑腧。若病久传变，有虚有实，各随病之传变，补泻不定，只治在背腑腧。

另有上寒下热。经曰阴病在阳，当从阳引阴，必须先去络脉经遂之血。若阴中火旺，上腾于天，致六阳反不衰而上充者，先去五脏之血络，引而下行。天气下降，则下寒之病自去矣，慎勿独泻其六阳。此病阳亢，乃阴火之邪滋之，只去阴火，只损血络经遂之邪，勿误也。

阳病在阴者，病从阴引阳，是水谷之寒热，感则害人六腑。又曰：饮食失节，及劳役形质，阴火乘于坤土之中，致谷气、荣气、清气、胃气、元气不得上升滋于六腑之阳气，是五阳之气先绝于外，外者天也，下流伏于坤土阴火之中，皆先由喜、怒、悲、忧、恐为五贼所伤，而后胃气不行，劳役、饮食不节继之，则元气乃伤。当从胃合三里穴中推而扬之，以伸元气。故曰从阴引阳。

若元气愈不足，治在腹上诸腑之募穴。若传在五脏，为九窍不通，随各窍之病治其各脏之募穴于腹。故曰五脏不平，乃六腑元气闭塞之所生也。又曰，五脏不和，九窍不通，皆阳气不足，阴气有余，故曰阳不胜其阴。凡治腹之募，皆为元气不足，从阴引阳勿误也。(《脾胃论》卷中《阴病治阳阳病治阴》)

血实宜决之。

张从正：夫小儿眉炼……乃心火热盛之致然也。可用锋针刺之而出血。一刺不愈，当再刺之，二刺则必愈矣。《内经》云血实者宜决之。决者，破其血也。眉炼者，不可用药傅之。其疮多痒则必爬，若药入眼则眼必损矣。

（《儒门事亲》卷五《眉炼》）

齐德之：此举《素问》血实宜决之。又，《气血形志论》曰：形乐志乐，病生于内，治之砭石。盖砭石者，亦东方来，为其东方之民，其病多疮疡，其法宜砭石；砭石之用，自有证候，非止丹瘤也。（《外科精义》卷上《砭镰法》）

阴阳离合论篇第六

暂未发现宋金元医家相关散论。

阴阳别论篇第七

去者为阴，至者为阳。

成无己：是出以候外，入以候内。（《注解伤寒论》卷一《平脉法》）

二阳之病发心脾，有不得隐曲，女子不月；其传为风消。

赵佶：《内经》谓二阳之病发心脾，有不得隐曲，女子不月；其传为风消。夫肠胃发病，传于心脾，心主血，心病则血不流；脾主味，脾病则味不化而精不足。精血不足，故其证不能隐曲，女子不月，既久则传为风消也。盖精血已亏，则风邪盛而真气愈削也。（《圣济总录》卷第一十三《风消》）

刘完素： 心病血不流，脾病食不化，风胜真气消，黄芪羌活汤主之。治心脾受病，精血虚少，气力衰乏，日益消矣。（黄芪羌活汤：黄芪、羌活、石斛、防风、枳壳、人参、生地黄、牡蛎、黑附子、茯苓、五味子、牛膝、续断、地骨皮）（《黄帝素问宣明论方》卷一《诸证门》）

张从正： 风消者，二阳之病。二阳者，阳明也。阳明者，胃与大肠也。心受之则血不流，故女子不月；脾受之则味不化，故男子少精，皆不能成隐曲之事。火伏于内，久而不已，为风所鼓，消渴肠胃，其状口干、虽饮水而不咽。此风热格拒于贲门也。口者病之上源，故病如是。又经曰：二阳结谓之消。此消乃肠胃之消也。其善食而瘦者，谓之食亦。此消乃肌肉之消也。（《儒门事亲》卷三《三消之说当从火断》）

李杲： 《阴阳别论》云：二阳之病发心脾，有不得隐曲，女子不月；其传为风消。为息贲者，死，不治。妇人脾胃久虚，或形羸，气血俱衰，而致经水断绝不行，或病中消胃热，善食渐瘦，津液不生。夫经者，血脉津液所化，津液既绝，为热所烁，肌肉消瘦，时见消渴，血海枯竭，病名曰血枯经绝。宜泻胃之燥热，补益气血，经自行矣。（《兰室秘藏》卷中《经闭不行有三论》）

朱震亨： 久患潮热，则血枯燥。盖血为热所消，治热退则血自生。脾胃不和，饮食少则血不生。血者，饮食所化。经云：二阳之病发心脾，女子不月。（《丹溪手镜》卷之下《经水》）

王履： 释之者，谓男子则脾受之，而味不化，故少精；女子则心受之，而血不流，故不月。分心脾为男女各受立说，窃独谓不然。

夫二阳，阳明也，胃与大肠之脉也。肠胃有病，心脾受之，发心脾，犹言延及于心脾也。虽然，脾胃为合，胃病而及脾，理固宜矣。大肠与心，本非合也，今大肠而及心，何哉？盖胃为受纳之府，大肠为传化之府。食入于胃，浊气归心。饮入于胃，输精于脾者，以胃之能纳，大肠之能化耳。肠胃既病，则不能受，不能化，心脾何所资乎？心脾既无所资，则无所运化而生精血矣。故肠胃有病，心脾受之，则男为少精，女为不月矣。心脾当总言，男女不当分说，至隐曲不月，方可分说耳。

者（朴按：疑"真"或"果"字之误）如释者之言，则男之精，独资于脾，而不资于心；女之血，独资于心，而不资于脾，有是理耶？盖男女之精血，皆由五脏六腑之相养而后成，可谓之男精资于脾，女血滋于心乎？经本曰男女皆有心脾之病，但在男子则隐曲之不利，在女子则月事之不来耳。（《医经溯洄集·二阳病论》）

其传为息贲者，死不治。

杨士瀛：《内经》有曰息贲病，有人得之二三年，遍身微肿，其后大肠与脐俱出脓血，遂至不救，此亦肠痈类也。（《仁斋直指方论》卷之二十三《肠痈论》）

一阳发病，少气善咳善泄；其传为心掣。

赵佶：《内经》谓一阳发病，少气善咳善泄，其传为心掣。夫心君火也，三焦相火也，盖气血和平，三焦升降，则神明泰定。三焦即病，故上咳下泄少气，致心火胥应而不宁，其动若掣者，乃其证也。（《圣济总录》卷第五十六《心掣》）

刘完素：心烦不宁，其动若掣。调中散主之。治心掣不定，胸中刺，气痞壅，上若咳嗽，下若泄利。（调中散：白术、干姜、当归、人参、五味子、赤茯苓、甘草、肉桂）（《黄帝素问宣明论方》卷一《诸证门》）

朱震亨：掣，动也。子母传故泄，理中主之。（《脉因证治》卷下《杂治》）

二阳一阴发病，主惊骇背痛，善噫善欠，名曰风厥。

赵佶：《内经》曰：二阳一阴发病，主惊骇背痛，善噫善欠，名曰风厥。夫胃土也，肝木也。木克土，故风胜而惊骇背痛。土不胜木，故其证善噫；土不制水，则肾气上逆而其证善欠，为风厥也。（《圣济总录》卷第一十五《风厥》）

刘完素：盖胃土肝木，为木克土，风胜湿。不制肾水，故令上逆，远志散主之。治风厥多惊，背痛，善噫善欠，志意不乐，身背皆痛。（远志散：远志、人参、细辛、白茯苓、黄芪、肉桂、菖蒲、熟干地黄、白术、防风）（《黄帝素问宣明论方》卷一《诸证门》）

三阳三阴发病，为偏枯痿易，四支不举。

刘完素： 王注曰："三阴不足，则发偏枯；三阳有余，则为痿易。易，谓变易常用，而痿弱无力也。"其治则泻，令气弱阳衰土平而愈，或三化汤、调胃承气汤，选而用之，若脾虚则不用也。（《素问病机气宜保命集》卷中《中风论》）

结阳者，肿四支。结阴者，便血一升，再结二升，三结三升。……二阳结谓之消，三阳结谓之隔，三阴结谓之水，一阴一阳结谓之喉痹。

戴起宗： 结阳者肿四肢，四肢者诸阳之本也。结阴者便血，阴主血也。二阳结谓之消，谓大肠胃热。三阳结谓之隔，谓小肠膀胱热。三阴结谓之水，谓脾肺寒。一阴一阳结谓之喉痹，谓心主三焦热。是亦分阴阳之结也。（《脉诀刊误》卷上《九道》）

结阳者，肿四支。

赵佶：《内经》谓结阳者肿四肢。夫热胜则肿，而四肢为诸阳之本，阳结于外，不得行于阴，则热菀于四肢，故其证为肿。况邪在六腑，则阳脉不和，阳脉不和，则气留之，以其气留故为肿也。（《圣济总录》卷第一百三十五《结阳》）

刘完素： 四肢肿，四肢热甚则肿。四肢者，谓诸阳之本。阳结者，故不行于阴脉，阳脉不行，故留结也。犀角汤主之。治结阳，四肢肿满，热菀不散，或毒攻注，大便闭涩。（犀角汤：犀角、玄参、连翘、柴胡、升麻、木通、沉香、射干、甘草、芒硝、麦门冬）（《黄帝素问宣明论方》卷一《诸证门》）

严用和： 又有年少，血热生疮，变为肿满，烦渴，小便少，此为热肿，《素问》所谓结阳者肿四肢是也。（《严氏济生方》卷五《水肿论治》）

朱震亨： 夫热胜则肿，四肢为诸阳之本。阳结于内，不得行于阴，热邪则菀于四肢，大便闭涩，是热也，非水也。宜服犀角、玄参、连翘、升麻、麦门冬、木通、芒硝。（《脉因证治》卷下《肿胀》）

结阴者，便血一升，再结二升，三结三升。

赵佶：《内经》谓结阴者，便血一升，再结二升，三结三升。夫邪在五脏，则阴脉不和，阴脉不和则血留之。结阴之病，以阴气内结，不得外行，血无所禀，渗入肠间，故便血也。（《圣济总录》卷第九十七《结阴大便血》）

刘完素： 以阴气内结，故不得通行，血气无禀，渗入肠下，致使渐多。地榆汤主之。（地榆汤：地榆、甘草、缩砂仁）（《黄帝素问宣明论方》卷一《诸证门》）

陈自明： 经云结阴者，便血一升，再结者二升，三结三升，宜用地榆汤。（地榆汤：地榆、甘草、缩砂仁）（《妇人大全良方》卷八《妇人大便下血方论》）

二阳结谓之消。

李杲： 夫二阳者，阳明也。手阳明大肠主津，病消则目黄口干，是津不足也；足阳明胃主血，热则消谷善饥，血中伏火，乃血不足也。结者，津液不足，结而不润，皆燥热为病也。此因数食甘美而多肥，故其气上溢，转为消渴，治之以兰，除陈气也。不可服膏粱、芳草、石药，其气慓悍，能助燥热也。（《东垣先生试效方》卷第三《消渴论》）

朱震亨： 二阳者，阳明也。手阳明主津。病消则目黄口干，是津不足也。足阳明主血。热则消谷善饥，血中伏火，乃血不足也。此皆津血不足而热也。（《脉因证治》卷下《消渴》）

三阳结谓之隔。

张从正：且俗谓噎食一证，在《内经》苦无多语，惟曰三阳结谓之隔。三阳者，谓大肠、小肠、膀胱也。结，谓结热也。小肠热结则血脉燥；大肠热结则后不圊；膀胱热结则津液涸。三阳既结则前后闭塞。下既不通，必反上行，此所以噎食不下，纵下而复出也。

谓胃为水谷之海，日受其新，以易其陈，一日一便，乃常度也。今病噎者，三日五日或五七日不便，是乖其度也，亦明矣。岂非三阳俱结于下？广肠枯涸，所食之物，为咽所拒，纵入太仓，还出咽嗌。此阳火不下，推而上行也。故经曰少阳所至为呕涌，溢食不下。此理岂不晓然？又《气厥论》云肝移寒于心为狂、膈中。阳气与寒相薄，故膈食而中不通。此膈阳与寒为之也，非独专于寒也。（《儒门事亲》卷三《斥十膈五噎浪分支派疏》）

严用和：《素问》云阳脉结谓之膈。盖气之与神并为阳也，逸则气神安，劳则气神耗。倘或寒温失宜，食饮乖度，七情伤感，气神俱扰，使阳气先结，阴气后乱，阴阳不和，脏腑生病，结于胸膈，则成膈；气流于咽嗌，则成五噎。五膈者，忧、恚、寒、热、气也；五噎者，忧、思、劳、食、气也。（《严氏济生方》卷二《五噎五膈论治》）

一阴一阳结谓之喉痹。

张从正：王太仆注云："一阴者，手少阴君火，心主之脉气也；手少阳相火，三焦之脉气也。二火皆主脉，并络于喉，气热则内结。"结甚则肿胀，肿胀甚则痹，痹甚而不通则死矣！夫足少阴，循喉咙，挟舌本，少阴上挟咽。此二者，诚是也。至于足阳明，下人迎、循喉咙。足太阴，挟咽连舌本。手太阳，循咽下膈。足厥阴，循喉咙之后。此数经皆言咽喉，独少阳不言咽喉，而《内经》言一阴一阳结谓之喉痹。何也？盖人读十二经，多不读《灵枢经》中《经别第十一》篇具载十二经之正。其文云：足少阳之正，绕髀入毛际，合于厥阴。别者，入季胁间，循胸里，属胆，散之，上肝贯心，以上挟咽。出颐颌中，散于面，系目系，合少阳于外眦也。又：手心主之正，别下渊腋三寸，入胸中，别属三焦，出循喉咙，出耳后，合少阳完骨之下。是手少阳三焦之气，与手心主少阴之气相合，而行于喉咙也。推十二经，惟足太阳别项下，其余皆凑于喉咙。然《内经》何为独言一阴一阳结为

喉痹？盖君相二火独胜，则热结正络，故痛且速也。(《儒门事亲》卷三《喉舌缓急砭药不同解》)

阴搏阳别谓之有子。

许叔微：大率妇人妊娠，惟在抑阳助阴。《素问》云：阴搏阳别谓之有子。盖关前为阳，关后为阴。尺中之脉，按之搏手而不绝者，妊子也。(《普济本事方》卷第十《妇人诸疾》)

陈言：经云阴搏阳别谓之有子。搏者，近也。阴脉逼近于下，阳脉别出于上。阴中见阳，乃知阳施阴化，法当有子。(《三因极一病证方论》卷之十七《脉例》)

陈自明：经云阴搏阳别谓之有子。搏者，近也。阴脉逼近于下，阳脉别出于上。阴中见阳，乃知阳施阴化，法当有子。又少阴脉动甚者，妊子也。手少阴属心，足少阴属肾。心主血，肾主精。精血交会，投识于其间则有娠。(《妇人大全良方》卷十一《脉例》)

严用和：《内经》云阴搏阳别谓之有子。三部脉浮沉正等，无病者，乃知有娠也。(《严氏济生方》卷九《恶阻论治》)

戴起宗：阴谓尺中，搏谓搏击于手。尺脉搏击，与寸口殊别，则阴气挺然，为妊之兆。此即所谓寸微尺数也。(《脉诀刊误》卷下《诊妇人有妊歌》)

阴虚阳搏谓之崩。

许叔微：妇人平居阳气微盛无害，及其妊子，则方闭经，遂以养胎，若阳盛搏之，则经脉妄行，胎乃不固。《素问》所谓阴虚阳搏谓之崩也。(《普济本事方》卷第十《妇人诸疾》)

李杲：妇人脾胃虚损，致命门脉沉细而数疾，或沉弦而洪大有力，寸关脉亦然。皆由脾胃有亏，下陷于肾，与相火相合，湿热下迫，经漏不止，其

色紫黑，如夏月腐肉之臭。(《兰室秘藏》卷中《经漏不止有三论》)

杨士瀛：《素问》云阴虚阳搏谓之崩。此即血得热则宣流之意也。四物汤可以助阴，生料枳壳散可以抑阳，其间更以茯苓二陈汤和之，使阴阳两得其平，血自循于经络矣。(《仁斋直指方论》卷之二《血崩》)

朱震亨：热，血热则流；虚，虚则下溜。盖阴虚阳搏谓之崩。由脾胃有亏，气下陷于肾，与相火相合，湿热下迫。脉洪而疾，先见寒热往来，心烦不得眠，治宜大补脾胃而升其血气。(《脉因证治》卷下《崩漏》)

戴起宗：阴脉不足，阳脉盛搏，则内崩，血流下。此动脉为血崩者。(《脉诀刊误》卷上《九道》)

灵兰秘典论篇第八

心者，君主之官也，神明出焉。

赵佶：《内经》曰：心者，君主之官，神明出焉。又曰：心者生之本，神之变也。四气调神，于起居动作之间，每以志意顺四时为急务。迨其感疾，亦察精神志意存亡得失，以为治法。盖为有生之本，荣卫气血也。诸血皆属于心。气之升降舒结，又因乎喜怒悲忧恐之变，病有至于持久不释，精气弛坏荣泣卫除者，岂特外邪之伤哉，神不自许也。是以黄帝论气之行著，必分勇怯；论病之苦乐，必异形志；论芳草石药，必察缓心和人；至于贵贱贫富异居，男女离合异情，又以不知为粗工之戒。(《圣济总录》卷第四《治神》)

李杲：凡怒、忿、悲、思、恐，俱皆损元气。夫阴火之炽盛，由心生凝滞，七情不安故也。心脉者神之舍，心君不宁，化而为火，火者七神之贼也。故曰火阴太盛，经营之气不能颐养于神，乃脉病也。神无所养，津液不行，不能生血脉也。心之神，真气之别名也。得血则生，血生则脉旺。脉者神之舍，若心生凝滞，七神离形，而脉中唯有火矣。(《脾胃论》卷中《安养心神调治脾胃论》)

戴起宗：心者，君主之官，一身之主宰也。经曰主明则下安，曰身之精，不见心为尊矣。精有两义，有与生俱来之精。经曰：两神相搏，合而成形，常先身生，是谓精。非心之专主也。有五脏六腑之精。经曰：肾受精而藏之，肾为精之处。非心之所主也。(《脉诀刊误》卷上《五脏歌》)

膻中者，臣使之官，喜乐出焉。

王执中：说者曰：膻中为气之海，然心主为君，以敷宣教令；膻中主气，以气布阴阳，气和志适，则喜乐由生，分布阴阳，故官为臣使也。然则膻中者，乃十二脏之一，臣使之官，为气之海，分布阴阳，非其他穴比者。或患气噎、膈气、肺气上喘、不得下食、胸中如塞等疾，宜灸此。(《针灸资生经·膺俞部中行七穴》)

大肠者，传道之官，变化出焉。

严用和：《素问》云：大肠者，传导之官，变化出焉。平居之人，五脏之气，贵乎平顺，阴阳二气，贵乎不偏，然后精液流通，肠胃益润，则传送如经矣。摄养乖理，三焦气涩，运掉不行，于是乎壅结于肠胃之间，遂成五秘之患。夫五秘者，风秘、气秘、湿秘、寒秘、热秘是也。(《严氏济生方》卷五《秘结论治》)

膀胱者，州都之官，津液藏焉，气化则能出矣。

成无己：《内经》曰：膀胱者，州都之官，津液藏焉，气化则能出矣。小便难者，汗出亡津液，阳气虚弱，不能施化。(《注解伤寒论》卷二《辨太阳病脉证并治法上》)

六节藏象论篇第九

至而不至，此谓不及，则所胜妄行，而所生受病，所不胜薄之也。

李杲：至而不至者，谓从后来者为虚邪，心与小肠来乘脾胃也。脾胃脉中见浮大而弦，其病或烦躁闷乱，或四肢发热，或口苦、口干、咽干。盖心主火，小肠主热，火热来乘土位，乃湿热相合，故烦躁闷乱也。四肢者，脾胃也。火乘之，故四肢发热也。饮食不节，劳役所伤，以致脾胃虚弱，乃血所生病。主口中津液不行，故口干、咽干也。病人自以为渴，医者治以五苓散，谓止渴燥，而反加渴燥，乃重竭津液以至危亡。经云：虚则补其母。当于心与小肠中，以补脾胃之根蒂也。甘温之药为之主，以苦寒之药为之使，以酸味为之臣佐，以其心苦缓，急食酸以收之。心火旺则肺金受邪，金虚则以酸补之，次以甘温及甘寒之剂，于脾胃中泻心火之亢盛，是治其本也。

所谓妄行者，言心火旺，能令母实。母者，肝木也。肝木旺，则挟火势无所畏惧而妄行也。故脾胃先受之，或身体沉重，走疰疼痛。盖湿热相搏，而风热郁而不得伸，附著于有形也。或多怒者，风热下陷于地中也。或目病而生内障者，脾裹血，胃主血，心主脉，脉者，血之府也。或云心主血，又云肝主血，肝之窍开于目也。或妄见、妄闻、起妄心、夜梦亡人，四肢满闭、转筋，皆肝木大盛而为邪也，或生痿，或生痹，或生厥，或中风，或生恶疮，或作肾痿，或为上热下寒，为邪不一，皆风热不得升长，而木火遏于有形之中也。

所生受病者，言肺受土、火、木之邪，而清肃之气伤，或胸满、少气、短气者，肺主诸气，五脏之气皆不足，而阳道不行也。或咳嗽寒热者，湿热乘肺也。

所不胜乘之者，水乘木之妄行，而反来侮土。故肾入心为汗，入肝为泣，入脾为涎，入肺为痰、为嗽、为涕、为嚏、为水出鼻也。一说下元土盛克水，致督、任、冲三脉盛，火旺煎熬，令水沸腾而乘脾肺，故痰涎唾出于口也。下行为阴汗、为外肾冷、为足不任身、为脚下隐痛，或水附木势而上，为眼涩、为眵、为冷泪，此皆由肺金之虚而寡于畏也。（《脾胃论》卷上《脾胃胜衰论》）

津液相成，神乃自生。

李杲：夫脾胃虚弱，遇六七月间河涨霖雨，诸物皆润，人汗沾衣，身重短气，甚则四肢痿软，行步不正，脚软、眼黑欲倒，此肾水与膀胱俱竭之状也，当急救之。滋肺气，以补水之上源；又使庚大肠不受邪热，不令汗、大泻也。汗、泻甚则亡津液，亡津液则七神无所依。经云：津液相成，神乃自生。津者，庚大肠所主，三伏之义，为庚金受囚也。若亡津液，汗大泻，湿令亢甚，则清肃之气甚，燥金受囚，风木无可以制。故风湿相搏，骨节烦疼，一身尽痛，亢则害承乃制是也。（《脾胃论》卷中《脾胃虚弱随时为病随病制方》）

脾、胃、大肠、小肠、三焦、膀胱者，仓廪之本，营之居也，名曰器，能化糟粕，转味而入出者也，其华在唇四白，其充在肌，其味甘，其色黄，此至阴之类，通于土气。凡十一脏，取决于胆也。

李杲：胆者，少阳春升之气，春气升则万化安。故胆气春升，则余脏从之。胆气不升，则飧泄、肠澼不一而起矣。（《脾胃论》卷上《脾胃虚实传变论》）

李杲：饮食失节，寒温不适，所生之病，或溏泄无度，或心下痞闷，腹胁膜胀，口失滋味，四肢困倦，皆伤于脾胃所致而然也。肠胃为市，无物不受，无物不入。若风、寒、暑、湿、燥一气偏胜，亦能伤脾损胃，观证用药者，宜详审焉。（《脾胃论》卷下《脾胃损在调饮食适寒温》）

故人迎一盛病在少阳，二盛病在太阳，三盛病在阳明，四盛已上为格阳。寸口一盛病在厥阴，二盛病在少阴，三盛病在太阴，四盛已上为关阴。人迎与寸口俱盛四倍以上为关格。

王贶：诊脉之法，其要有三：一曰人迎，在结喉两傍，取之应指而动，此部法天也。二曰三部，谓寸关尺也。于腕上侧有骨稍高，曰高骨。先以中指按骨，谓之关。前指为寸部，后指为尺部。尺寸以分阴阳，阳降阴升，通度由关以出入，故谓之关，此部法人。三曰趺阳，在足面系鞋之所，按之应指而动者是也，此部法地。三者皆气之出入要会，所以能决吉凶生死。凡三处大小迟速相应齐等，则为无病之人。故曰：人迎、跌阳三部不参，动数发息，不满五十，未知生死，以三者为决生死之要也。故人迎一盛病在太阳，谓阳极也；四盛以上为隔阳，谓无阴以收也。寸口一盛病在少阴；二盛病在太阴；三盛病在厥阴，厥有尽也；四盛以上为关阴，谓无阳以系也。隔阳者，气上而不能下，则吐逆；关阴则闭塞，大小便不通，皆死不治。(《全生指迷方》卷一《辨人迎三部跌阳九候五脏六腑脉法》)

王好古：海藏云：岐伯阴阳二脉，王注为足经，却举《灵枢》手经何也？答曰：正经既言五脏之本，又言脾胃、大小二肠、膀胱、三焦为仓廪之本，营之所居。乃知手足经俱有，故言足经，而次举《灵枢》手经也。若躁为手经，不躁为足经。此王注虽举格阳为吐逆，关阴为不得溺，皆引《正理》为证以比之。大抵格阳关阴，亦岂止吐逆不得溺而已哉！至于上而不欲食，下而不得便，亦关格之病也。(《阴证略例·岐伯阴阳脉例·问难又举言外意》)

朱震亨：此谓俱盛四倍，盖以其病甚而至于上则遏绝，下则闭塞。关格，俱病者言也。(《丹溪纂要》卷之三《关格》)

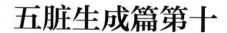

五脏生成篇第十

诸气者皆属于肺。

严用和：《素问》云：诸气者皆属于肺，诸喘者亦属于肺。是以人之一呼一吸谓之息。呼吸之间，脾受其气，通乎荣卫，合乎阴阳，周流一身，无过不及，然后权衡得其平矣。将理失宜，六淫所伤，七情所感，或因坠堕惊恐，渡水跌仆，饱食过伤，运作用力，遂使脏气不和，荣卫失其常度，不能随阴阳出入以成息，促迫于肺，不得宣通而为喘也。(《严氏济生方》卷二

《喘论治》）

故人卧血归于肝，肝受血而能视，足受血而能步，掌受血而能握，指受血而能摄。

成无己：《内经》曰：目（医统本作"肝"）受血而能视，足受血而能步，掌受血而能握，指受血而能摄。四肢不收，由荣血病，不能灌养故也。（《注解伤寒论》卷一《平脉法》）

刘完素：夫血随气运，气血宣行，其中神自清利，而应机能为用矣。又曰血气者，人之神，不可不谨养也。故诸所运用，时习之则气血通利，而能为用；闭壅之则气血行微，而其道不得通利，故劣弱也。若病热极甚则郁结，而气血不能宣通，神无所用，而不遂其机。随其郁结之微甚，有不用之大小焉。是故目郁则不能视色，耳郁则不能听声，鼻郁则不能闻香臭，舌郁则不能知味。至如筋痿骨痹，诸所出不能为用，皆热甚郁结之所致也。（《素问玄机原病式·六气为病·热类》）

刘完素：其证是厥阴经经络所主，肝脏受虚，而即补肾，实而即泻心。（《黄帝素问宣明论方》卷十四《眼目门》）

诸脉者皆属于目……肝受血而能视。

李杲：夫五脏六腑之精气，皆禀受于脾，上贯于目。脾者，诸阴之首也；目者，血脉之宗也。故脾虚则五脏之精气皆失所司，不能归明于目矣。（《兰室秘藏》卷上《诸脉者皆属于目论》）

倪维德：《六节藏象论》曰：肝受血而能视。《宣明五气篇》曰：久视伤血。《气厥论》曰：胆移热于脑则辛颏鼻渊，传为衄蠛瞑目。《缪刺论》曰：冬刺经脉，血气皆脱，令人目不明。由此推之，目之为血养者明矣。手少阴心主血，血荣于目。足厥阴肝，开窍于目，肝亦多血。故血亡目病，男子衄血、便血，妇人产后崩漏亡之过多者，皆能病焉。其为病睛珠痛，珠痛不能视，羞明瘾涩，眼睫无力，眉骨太阳，因为酸疼，当作芎归补血汤主之。（《原机启微》卷之上《亡血过多之病》）

是以头痛巅疾，下虚上实，过在足少阴、巨阳，甚则入肾。徇蒙招尤，目冥耳聋，下实上虚，过在足少阳、厥阴，甚则入肝。

王贶：头眩之状，谓目眩旋转，不能俯仰，头重不能举，目不能开，闭则不能视物，或身如在车船上，是谓徇蒙招尤，目瞑耳聋，下实上虚，过在足少阳厥阴，由肝虚血弱，则风邪乃生，盖风气通于肝。又曰：诸风掉眩，皆属于肝。左手关脉虚弦，谓之风眩。香芎散、桃红散主之。（香芎散：芎藭、独活、旋覆花、藁本、细辛、蔓荆子、石膏、甘草、荆芥穗）（桃红散：白附子、黄丹）（《全生指迷方》卷三《眩晕》）

许叔微：《素问》云：头痛巅疾，下虚上实，过在足少阴巨阳，甚则入肾；徇蒙招摇，目瞑耳聋，下实上虚，过在足少阳厥阴，甚则入肝。下虚者，肾虚也，故肾厥则头痛。上虚者，肝虚也，故肝厥则头晕。徇蒙者，如以物蒙其首。招摇不定，目眩耳聋，皆晕之状也。故肝厥头晕，肾厥巅痛不同如此。治肝厥头晕，清头目，钩藤散。治肾气不足，气逆上行，头痛不可忍，谓之肾厥。其脉举之则弦，按之石坚，宜玉真丸。（钩藤散：钩藤、陈皮、半夏、麦门冬、茯苓、茯神、人参、甘菊花、防风、甘草、石膏）（玉真丸：硫黄、石膏、半夏、硝石）（《普济本事方》卷第二《头痛头晕方》）

陈自明：钩藤散治肝厥头晕，清头目。《素问》云：头痛巅疾，下虚上实，过在足少阴、巨阳，甚则入肾。徇蒙招摇，目眩耳聋，下实上虚，过在足少阳、厥阴，甚则入肝。下虚者，肾虚也，故肾厥则头痛。上虚者，肝虚也，故肝虚则头晕。徇蒙者，如以物蒙其首；招摇不定，目眩耳聋，皆晕之状。故肝厥头晕、肾厥头痛不同也。（钩藤散：钩藤、陈皮、半夏、麦门冬、茯苓、茯神、人参、甘菊花、防风、甘草、石膏）（《妇人大全良方》卷四《妇人虚风头目眩晕及心眩方论》）

腹满膜胀，支鬲胠胁，下厥上冒，过在足太阴、阳明。

李杲：皆由脾胃之气虚弱，不能运化精微而制水谷，聚而不散，而成胀满。经云腹满膜胀，支鬲胠胁，下厥上冒，过在足太阴、阳明。乃寒湿郁遏也。《脉经》所谓胃中寒则胀满者是也。（《兰室秘藏》卷上《中满腹胀论》）

能合脉色，可以万全。

朱震亨： 欲知其内者，当以观乎外。诊于外者，斯以知其内。盖有诸内者形诸外。苟不以相参而断其病邪之逆顺，不可得也。为工者深烛厥理，故望其五色，以青黄赤白黑，以合于五脏之脉。穷其应与不应，切其五脉，急大缓涩沉，以合其五脏之色，顺与不顺。诚能察其精微之色、诊其微妙之脉，内外相参而治之，则万举万全之功可坐而致矣。（《丹溪心法·能合色脉可以万全》）

黄脉之至也，大而虚，有积气在腹中，有厥气，名曰厥疝，女子同法，得之疾使四支汗出当风。

赵佶：《内经》谓黄脉之至也，大而虚，有积气在腹中，有厥气，名曰厥疝，女子同法，得之疾使四肢汗出当风。夫疝藏疾，言隐而难见，阴沉而伏也。今脾虚风寒客于腹膜之间，不能与胃通行水谷之气，结而成积，使气道厥逆而痛，故谓之厥疝。（《圣济总录》卷第九十四《厥疝》）

刘完素： 脉至太虚，积气腹中，隐而难见。脉沉使脾弱，寒于肢（朴按：疑腹字刻误。下同）膜，气厥也。吴茱萸加减汤主之。治厥疝腹中冷痛，积气上逆，致令阴冷于肢膜。（吴茱萸加减汤：吴茱萸、川乌头、细辛、良姜、当归、干姜、肉桂）（《黄帝素问宣明论方》卷一《诸证门》）

刘完素： 足厥阴之脉，环器，抵小腹，肿或痛，肾虚寒，水涸竭，泻邪补脉为治。蒺藜汤主之，治阴疝，牵引小腹痛，诸厥疝，即阴疝也，嗜欲劳痛，不可忍之。（蒺藜汤：蒺藜、附子、栀子）（《黄帝素问宣明论方》卷二《诸证门》）

凡相五色之奇脉，面黄目青，面黄目赤，面黄目白，面黄目黑者，皆不死也。面青目赤，面赤目白，面青目黑，面黑目白，面赤目青，皆死也。

佚名：《内经》曰：凡病面黄目青，面黄目赤，面黄目白，面黄目黑者，皆不死。《圣济经》云：脾真为本，而面黄必生者，以真气外荣故也。

若面青目赤，面青（朴按：疑赤字刻误）目白，面青目黑，面黑目白，面赤目青者，皆死，谓无脾色外荣，而真气已绝故也。（《小儿卫生总微论方》卷二《面目死生色》）

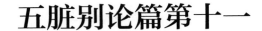

五脏别论篇第十一

帝曰：气口何以独为五脏主？岐伯说：胃者，水谷之海，六腑之大源也。五味入口，藏于胃以养五脏气，气口亦太阴也。是以五脏六腑之气味，皆出于胃，变见于气口。

朱肱： 右手关前一分，气口之位。（《类证活人书》卷第二《脉穴图》）

故五气入鼻，藏于心肺，心肺有病，而鼻为之不利也。

李杲： 外伤风寒，则其外证必显在鼻，鼻气不利，声重浊不清利，其言壅塞，气盛有力，而口中必和。伤寒则面赤，鼻壅塞而干，伤风则鼻流清涕而已。……外伤风寒，则鼻为之不利。（《内外伤辨惑论》卷上《辨口鼻》）

李杲： 此内受天之气而外利于九窍也。夫三焦之窍开于喉，出于鼻，鼻乃肺之窍，此体也，其闻香臭者，用也。心主五臭舍于鼻。盖九窍之用皆禀长生为近。心，长生于酉，酉者肺，故知鼻为心之所用，而闻香臭也。耳者，上通天气，肾之窍也，乃肾之体，而为肺之用。盖肺长生于子，子乃肾之舍，而肺居其中，而能听音声也。（《脾胃论》卷下《五脏之气交变论》）

凡治病必察其下。

罗天益： 谓察时下之宜也。诸痛疮疡，皆属心火，言其常也。如疮盛形羸，邪高痛下，始热终寒，此反常也，固当察时下之宜而权治。故曰：经者

常也，法者用也，医者意也，随所宜而治之，可收十全之功矣。（《卫生宝鉴》卷十三《凡治病必察其下》）

异法方宜论篇第十二

医之治病也，一病而治各不同。

寇宗奭： 夫人有贵贱少长，病当别论。病有新久虚实，理当别药。盖人心如面，各各不同。惟其心不同，脏腑亦异。脏腑既异，乃以一药治众人之病，其可得乎？故张仲景曰：又有土地高下不同，物性刚柔，餐居亦异。是故黄帝兴四方之问，岐伯举四治之能，临病之功，宜须两审。如是则依方合药，一概而用，亦以疏矣。（《本草衍义》卷之二《序例中》）

脏寒生满病。

朱震亨： 寒湿抑遏，遏于脾土之中，积而不散而胀。即经云脏寒生满病是也。（《脉因证治》卷下《肿胀》）

移精变气论篇第十三

岐伯曰：治之极于一。帝曰：何谓一？岐伯曰：一者因得之。帝曰：奈何？岐伯曰：闭户塞牖，系之病者，数问其情，以从其意。

赵佶：上古恬淡，治病之法，祝由而已。迨夫忧患既攻，巧诈复起，邪之感人也深，医之用功也倍，专恃毒药，而不问其情，则精神不进，志意不治，故病不可愈。《内经》所以有闭户塞牖，数问其情，《针经》所以有临病人问所便者，不治其形，治使其形者也。（《圣济总录》卷第四《治神》）

陈言：六淫者，寒暑燥湿风热是。七情者，喜怒忧思悲恐惊是。若将护得宜，怡然安泰。役冒非理，百病生焉。病诊既成，须寻所自，故前哲示教，谓之病源。经不云乎：治之极于二（朴按：一字刻误）者，因得之。闭户塞牖，系之病者，数问其经（朴按：情字刻误），以从其意。是欲知致病之本也。（《三因极一病证方论》卷之二《三因论》）

数问其情，以从其意，得神者昌，失神者亡。

王好古：恍惚狂言，若有所遗，妄闻妄见，意有所期，及从而叩，或忘或知，神去而溃，命将何依！世人不识，反作热疾，以脉别之，自然不疑。故经曰：数问其情，以从其意，得神者昌，失神者亡。（《阴证略例·论狂言若有所失》）

汤液醪醴论篇第十四

岐伯曰：病为本，工为标，标本不得，邪气不服，此之谓也。

郭雍：又曰：标本已得，邪气乃服。夫所谓标本者，一体本末之事。今病与工，自非一体，何其言标本也？盖谓某病为本，则以治某病者为标。因其本而治其标，则工与病自成一家矣。且如病伤寒者，以伤寒为本，则亦以能治伤寒之工为标，此所谓标本已得，邪气乃服也。如以伤寒为本，而以能治痹疝之工为标，则标本不相得，邪气何缘可服哉？《素问》论此，乃以得不得为言，圣哲之意可见。况病有轻重，工有高下，重病须高工，亦谓其标

本相得也。扁鹊曰：人之所患患疾多，医之所患患道少，道少疾多，此标本之所难相得也。（《仲景伤寒补亡论·自序》）

平治于权衡，去宛陈莝，微动四极，温衣，缪刺其处，以复其形。开鬼门，洁净府。

陈言：治法曰平治权衡者，察脉之浮沉也；去宛陈莝者，疏涤肠胃也；开鬼门、洁净府者，发汗利小便也。（《三因极一病证方论》卷之十四《水肿叙论》）

刘完素：平治权衡者，察脉之浮沉也；去宛陈莝者，疏涤肠胃也；开鬼门、洁净府者，发汗利小便也。（《素问病机气宜保命集》卷下《肿胀论》）

李杲：开鬼门者，谓发汗也；洁净府者，利小便也。（《兰室秘藏》卷上《诸腹胀大皆属于热论》）

去宛陈莝。

朱震亨：风寒外邪，自表入里，寒变为热而胃实满，宜大承气下之；痰积宿食，宜以消导，或大黄丸下之。经云去宛陈莝是也。（《脉因证治》卷下《肿胀》）

玉版论要篇第十五

暂未发现宋金元医家相关散论。

诊要经终论篇第十六

太阳之脉，其终也，戴眼反折瘛疭，其色白，绝汗乃出，出则死矣。

成无己：伤寒病至于发瘛疭者，疾势已过矣，多难，可治。《内经》曰：太阳终者，戴眼，反折瘛疭，绝汗乃出。大如贯珠，著身不流，是见其瘛疭为已过之疾也。又有四肢絷习，为四肢动而不止，似瘛疭而无力，不得伸缩者也，此为肝绝。瘛疭之证，虽难已，若能以祛风涤热之剂，折其大热，则瘛疭亦有生者。若妄加灼火，或饮以发表之药，则死不旋踵。（《伤寒明理论》卷三《瘛疭》）

脉要精微论篇第十七

诊法常以平旦，阴气未动，阳气未散，饮食未进，经脉未盛，络脉调匀，气血未乱，故乃可诊有过之脉。切脉动静而视精明，察五色，观五脏有余不足，六腑强弱，形之盛衰，以此参伍，决死生之分。

王怀隐：经曰诊脉之法，常以平旦，阴气未动，阳气未散，饮食未进，经脉未盛，络脉调匀，气血未乱，乃可诊脉。视其五色，察其精明，观五脏有余不足，六腑强弱，形之盛衰，可以决死生之要也。（《太平圣惠方》卷第一《叙诊脉法》）

陈言：经云常以平旦，阴气未动，阳气未散，饮食未进，经脉未盛，络脉调匀，乃可诊有过之脉。或有作为，当停宁食顷，俟定乃诊。师亦如之。
释曰：停宁俟定，即不拘于平旦。况仓促病生，岂待平旦，学者知之。（《三因极一病证方论》卷之一《总论脉式》）

切脉动静而视精明，察五色，观五脏有余不足，六腑强弱，形之盛衰，以此参伍，决死生之分。夫脉者，血之府也，长则气治，短则气病，数则烦心，大则病进，上盛则气高，下盛则气胀，代则气衰，细则气少，涩则心痛。

王怀隐： 夫脉者血之府也。长则气理，短则气病，数则心烦，大则病进，上盛则气高，下盛则气胀，代则气衰，细则气少。（《太平圣惠方》卷第一《分别脉病形状》）

陈言： 经云切脉动静而视精明，察五色，观五脏有余不足，六腑强弱，形之盛衰，可以参决死生之分。
释曰：切脉动静者，以脉之潮会，必归于寸口。三部诊之，左关前一分为人迎，以候六淫，为外所因；右关前一分为气口，以候七情，为内所因；推其所自，用背经常，为不内外因。三因虽分，犹乃未备，是以前哲类分二十四字，所谓七表八里九道。七表者，浮芤滑实弦紧洪；八里者，微沉缓涩迟伏濡弱；九道者，细数动虚促结代革散。虽名状不同，证候差别，皆以人迎、气口一分而推之，与三部相应而说证。故《脉赞》曰：关前一分，人命之主，左为人迎，右为气口，神门决断，两在关后。而汉论亦曰：人迎紧盛伤于寒。以此推明，若人迎浮盛则伤风，虚弱沉细为暑湿，皆外所因；喜则散，怒则激，忧涩思结，悲紧恐沉惊动，皆内所因。看与何部相应，即知何经何脏受病，方乃不失病机也。其如诊按表里，名义情状，姑如后说。
但经所述，谓脉者血之府也，长则气治，短则气病，数则烦心，大则病进。文藻虽雅，义理难寻。动静之辞，有博有约。博则二十四字，不滥丝毫；约则浮沉迟数，总括纲纪。故知浮为风为虚，沉为湿为实，迟为寒为冷，数为热为燥。风湿寒热属于外，虚实冷燥属于内，内外既分，三因颖别，学人宜详览，不可惮烦也。
经中所谓视精明者，盖五脏精明聚于目，精全则目明，神定则视深。审视不了，则精明败矣。直视上视，眩瞑眊眊，皆可兼脉而论病状也。
所谓察五色者，乃气之华也。赤欲如帛裹朱，不欲如赭；白欲如白璧之泽，不欲如垩；青欲如苍玉之泽，不欲如蓝；黄欲如罗裹雄黄，不欲如黄土；黑欲如漆重泽，不欲如炭。五色精败，寿不久矣。

所谓观五脏有余不足者，候之五声。五声者，脏之音，中之守也。中盛则气胜，中衰则气弱。故声如从室中言者，是气之涩也。言微终日乃复言者，是气之夺。谵妄不避善恶，神明之乱也。郑声言意不相续，阴阳失守也。故曰得守者生，失守者死。

所谓六腑强弱，以候形之盛衰。头者精明之府。头倾视深，精神夺矣。背者胸中之府，背曲肩随，府将坏矣。腰者肾之府，转摇不能，肾将惫矣。膝者筋之府，屈伸不能，筋将惫矣。骨者髓之府也，行则振掉，骨将惫矣。仓廪不藏者，肠胃不固也。水泉不止者，膀胱不藏也。得强者生，失强者死。此等证状，医者要门，在脉难明，惟证易辨。是故圣智备论垂教，学者宜兼明之，不可忽也。（《三因极一病证方论》卷之一《总论脉式》）

夫脉者，血之府也。

成无己：诸血者，皆属心。通脉者，必先补心益血。（《注解伤寒论》卷六《辨厥阴病脉证并治法》）

长则气治。

戴起宗：从尺至关，连寸口，直过如横杆之状，此三部之长脉。过于本位，谓或尺或关或寸，过于一指之外，此各部之长脉。欲知其病，则必于浮沉迟数大小之间求之。若不大不小，不浮不沉，不迟不数，则气自治而无病。经曰长则气治是也。大概平人病人，脉长为吉。深且长，寿脉也；尺脉长，根深蒂固也；心脉长，神气有余，《内经》心脉搏坚而长，病舌卷不能言，至肾脉搏坚而长，病折腰。此六脉者非以长为病，以搏坚相合而病也。春肝脉，软弱轻虚而滑，端直以长；肝脉，如循长竿末梢曰平，如循长竿曰病，有余而过，故也。（《脉诀刊误》卷上《九道》）

短则气病。

齐德之：以其无胃气也。诸病脉短，皆难治也；疮肿脉短，真气短也。（《外科精义》卷上《论脉证名状二十六种所主病证》）

数则烦心。

戴起宗： 惟小儿之脉，一呼吸间八至，而细数者，为平耳。（《脉诀刊误》卷上《九道》）

大则病进。

王好古： 散而浮大者，心也。心主无为，相火用事，是为相应。以五服言之，王畿中也；以王畿言之，九重中也。君主无为，当静以养血。若浮而大出于外，非其所宜也。以王道言之，《书》云：外作禽荒，未或不亡。经云：主不明，则十二官危矣！此散而浮大者，君主兼臣下之权而不知反，故曰大则病进。（《此事难知》卷下《诸经皆言大则病进者何也》）

代则气衰。

戴起宗： 代者，此脉已绝，他脉代其至之义。一脏气绝，而他脏之气代而至也。代与止异者，止者按之，觉于指下而中止；代者忽还尺中，停久方来，则是歇至数动，止而复来。因其呼吸阴阳相引乃复动也。今《脉诀》曰：动而复起，则不代矣。是不明动而中止为代也。"冉冉不能自还"之下，却不言"因而复动"，是"不能自还"之后，脉绝不来矣？今以仲景原文改之。（《脉诀刊误》卷上《九道》）

浑浑革至如涌泉，病进而色弊，绵绵其去如弦绝，死。

戴起宗： 曰革至如涌泉，流出之甚也；绵绵其去，流而不返义。如弦绝者，若弓弦琴瑟，弦断绝不可再续，故云死。（《脉诀刊误》卷上《九道》）

腰者肾之府，转摇不能，肾将惫矣。

严用和： 《素问》云：腰者肾之府，转摇不能，肾将惫矣。审如是说，则知肾近于腰，多因嗜欲过度，劳伤肾经，肾脏既虚，喜怒忧思，风寒湿毒得以伤之，遂致腰痛。（《严氏济生方》卷四《腰痛论治》）

杨士瀛： 腰者，肾之外候，一身所恃，以转移阖辟者也。盖诸经皆贯于肾而络于腰脊，肾气一虚，凡冲风、受湿、伤冷、蓄热、血沥、气滞、水积、堕伤，与夫失志作劳，种种腰痛，叠见而层出矣。冲风者，汗出乘风，风邪风毒之胚胎也。受湿者，践雨卧湿，重着肿滞之萌蘖也。腰间如水为伤冷，发渴便闭为蓄热，血沥则转侧如锥之所刺，气滞则郁郁闷闷而不伸，积水沉重则小肠不得宣通，坠堕损伤则瘀血为之凝结。沮锉失志者，肾之蠹；疲精劳力者，肾之斨。举是数证，肾家之感受如此，腰安得不为痛乎？（《仁斋直指方论》卷之十八《腰痛方论》）

李杲： 宜肾气丸、鹿茸茴香丸类，以补阳之不足也。如膏粱之人，久服阳药，醉以入房，损其真阴，肾气热。肾气热则腰脊痛而不能举，久则髓减骨枯；骨枯发为骨痿，宜六味地黄丸、温肾丸、封髓丹之类，以补阴之不足也。（《东垣先生试效方》卷第六《腰痛论》）

朱震亨： 此病所感不一，有因风、寒、暑、湿伤于肾经；又有坠堕险地闪动腰肋，气血凝滞所感，皆令疼痛也。大抵其脉皆沉弦而浮者为风，沉弦而濡细者为湿，沉弦而实者为凝滞。大法：感邪者驱散之，凝滞者顺气调血，此疾平复矣。（《丹溪摘玄》卷十七《腰痛门》）

是故冬至四十五日，阳气微上，阴气微下；夏至四十五日，阴气微上，阳气微下。

成无己： 十月六爻皆阴，坤卦为用，阴极阳来，阳生于子。冬至之后，一阳爻升，一阴爻降，于卦为复，言阳气得复也。四月六爻皆阳，乾卦为用，阳极阴来，阴生于午。夏至之后，一阳气下，一阴气上，于卦为姤，言阴则（医统本作"得"）遇阳也。（《注解伤寒论》卷二《伤寒例》）

微妙在脉，不可不察，察之有纪，从阴阳始，始之有经，从五行生。

成无己： 兹首论曰（医统本无"曰"字）脉之阴阳者，以脉从阴阳始故也。阳脉有五，阴脉有五，以脉从五行生故也。阳道常饶，大、浮、数、动、滑五者，比之平脉也有余，故谓之阳；阴道常乏，沉、涩、弱、弦、微

五者，比之平脉也不及，故谓之阴。伤寒之为病，邪在表，则见阳脉；邪在里，则见阴脉。(《注解伤寒论》卷一《辨脉法》)

察之有纪，从阴阳始。

戴起宗：《易》曰：方以类聚。又曰：本乎天者亲上，本乎地者亲下，则各从其类也。《内经》曰脉合阴阳。又曰察之有纪，从阴阳始。众脉阴阳，各以类从。知乎此，则七表八里九道之非，不胶固于先入之言矣。旨哉！蔡西山之论也。曰凡平脉，不大不细，不长不短，不浮不沉，不滑不涩，应手中和，意思欣欣，难以名状者，为胃气。其太过为大为长为实为坚为强为浮为芤为滑为洪为急为促者，皆阳也。其不及为细为短为虚为软为沉为结为伏为涩为微者，皆阴也。阳搏阴为弦，阴搏阳为紧，阴阳相搏为动，寒虚相搏为革，阴阳分离为散，阴阳不续为代。(《脉诀刊误》卷下《分合偶比类说》)

心脉……其耎而散者，当消环自已。肺脉……其耎而散者，当病灌汗，至今不复散发也。肝脉……其耎而散色泽者，当病溢饮……胃脉……其耎而散者，当病食痹。脾脉……其耎而散色不泽者，当病足胻肿，若水状也。肾脉……其耎而散者，当病少血。

戴起宗：其言软散脉，与搏坚而长对，言病也。故《难经》亦以气来虚微，来实强，对言之。非所谓濡与虚弱之诊也。(《脉诀刊误》卷上《八里》)

帝曰：诊得心脉而急，此为何病？病形何如？岐伯曰：病名心疝，少腹当有形也。帝曰：何以言之？岐伯曰：心为牡脏，小肠为之使，故曰少腹当有形也。

赵佶：《内经》谓诊得心脉而急，病名心疝，少腹当有形也。心为牡脏，小肠为之使，故曰少腹当有形也。夫脏病必传于腑，今心不受邪，病传于腑，故小肠受之，为疝而痛，少腹有形也。世之医者，以疝为寒湿之疾，不知心气之厥，亦能为疝。心疝者，当兼心气以治之。(《圣济总录》卷第九十四《心疝》)

刘完素：心脉急，小腹有形。心不受邪，必传于腑，故小腹有形。心气逆不顺，当痛不已。当兼心气治，不止为有寒邪所中。木香散主之，治心疝，小腹痛，闷绝不已者。（木香散：木香、陈皮、良姜、干姜、诃子皮、赤芍药、枳实、草豆蔻、黑牵牛）（《黄帝素问宣明论方》卷二《诸证门》）

帝曰：病成而变何谓？岐伯曰：风成为寒热。

赵佶：因于露风，乃生寒热。始感于腠理，腠理开则洒然寒，闭则热而闷。其风入于胃经，寒则物不化，故衰食饮；热则气内铄，故消肌肉。寒热相合，交争于中，所以快栗振动而不能食也。故《内经》曰：病成而变，风成为寒热。（《圣济总录》卷第一十三《风成寒热》）

瘅成为消中……粗大者，阴不足阳有余，为热中也。

陈言：消渴属心，故烦心，致心火散蔓，渴而引饮。经云脉软散者，当病消渴。诸脉软散，皆气实血虚也。消中属脾，瘅热成，则为消中。消中复有三：有寒中、热中、强中。寒中，阴胜阳郁，久必为热中。经云：脉洪大，阴不足阳有余，则为热中。（《三因极一病证方论》卷之十《三消脉证》）

朱震亨：火盛于中，为肠胃之消。病则善食自瘦，自汗，大便硬，小便数。论云瘅成为消中者是也，以调胃承气、三黄等治之。（《脉因证治》卷下《消渴》）

脉风成为疠。

罗天益：此疾非止肺肾脏有之，以其病发于鼻，俗呼为肺风也。鼻准赤肿胀大，乃血随气化也。气既不施则血聚，血聚则肉烂而生虫，此属厥阴。（《卫生宝鉴》卷九《疠风论》）

帝曰：诸痈肿筋挛骨痛，此皆安生？岐伯曰：此寒气之肿，八风之变也。

王好古：岐伯曰：肾移寒于肝，痈肿少气。脾移寒于肝，痈肿筋挛。又云：寒痈，此皆安生？岐伯曰：生于八风之所变也。又云：地之湿气，感则害人皮肉筋脉。《圣济》云：衣服过厚，表易著寒。所得之源，大抵如此。或发不变色，或坚硬如石，或捻之不痛，久则然后变色、疼痛，渐软而成脓，如泔而稀，久不能差，疮口不合，变为瘘漏，反坏肌肉，侵损骨髓，以致痿痹。（《医垒元戎》卷十《〈素问〉寒痈疽例》）

尺内两旁则季胁也，尺外以候肾，尺里以候腹中。附上，左外以候肝，内以候膈，右外以候胃，内以候脾。上附上，右外以候肺，内以候胸中，左外以候心，内以候膻中。前以候前，后以候后。上竟上者，胸喉中事也。下竟下者，少腹腰股膝胫足中事也。

戴起宗：此寸口部之定位也。（《脉诀刊误》卷上《诊候入式歌》）

推而外之……推而内之。

戴起宗：皆是用指推筋脉以求之。非一定其指于病人臂上，俟其脉之自见也。此持脉之口诀也。（《脉诀刊误》卷上《八里》）

诸过者切之，涩者阳气有余也……阳气有余为身热无汗。

成无己：是以脉涩知阳气拥郁而汗出不彻。（《注解伤寒论》卷三《辨太阳病脉证并治法》）

涩者阳气有余也，滑者阴气有余也。

戴起宗：滑涩者，脉之通滞也。脉通则流利无碍曰滑；脉滞则蹇涩不流曰涩。《难经》三阴三阳，滑涩对举。《千金》曰：滑者多血少气，涩者多气少血。皆偶言也。以二义考之，阴气有余者血多也，血多则气少。脉者，血之府也，营行脉中，今血多故流利圆滑。阳气有余者气多也，气多则血少，故艰涩而散，一止复来。先明气血之多少，斯知滑涩之理。（《脉诀刊误》卷下《分合偶比类说》）

阳气有余为身热无汗。

王好古：病人脉浮数，或紧或缓，其脉上出鱼际，寸脉力大如关尺者，此明阳盛阴虚也。若发冒闷、口燥咽干者，乃是邪气在表，阳气独有余也。《素问》曰阳气有余为身热无汗，是也。可投消阳助阴药以解表。若立春以后至清明以前，宜人参汤主之；清明以后至芒种以前，宜前胡汤主之；芒种以后至立秋以前宜石膏汤主之。（《医垒元戎》卷六《三阳拾遗例》）

阴气有余为多汗身寒。

王好古：病人两手脉浮数，或紧或缓，寸脉短反力小于关尺脉。若此明阴盛阳虚也。若自汗出恶风者，是邪气在表，阴气独有余也。《素问》曰阴气有余为多汗身寒，是也。即可投消阴助阳发表药治之。若立春以后清明以前，宜六物麻黄汤主之；清明以后至芒种以前宜七物柴胡汤主之；芒种以后至立秋以前宜以发表汤主之。（《医垒元戎》卷六《三阳拾遗例》）

阴阳有余则无汗而寒。

王好古：病人两手脉浮数，或紧或缓，三部俱有力，无汗恶风者，此是阴阳气俱有余。《素问》曰阴阳有余则无汗身寒，是也。可用药平之。若立春以后至清明以前，宜解肌汤主之；清明以后至芒种以前，宜芍药汤主之；芒种以后至立秋以前，宜知母汤主之。（《医垒元戎》卷六《三阳拾遗例》）

平人气象论篇第十八

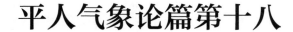

人一呼脉再动，一吸脉亦再动，呼吸定息脉五动，闰以太息，命日平人。

戴起宗：其曰闰以太息者，闰在气盈朔虚之间，太息在呼吸之间，犹岁之闰，非一呼一吸之外再有呼吸也。太息者，呼吸定息在呼吸之间，脉因而又一动，以成五动之数，亦如呼出心与肺，吸入肾与肝，而脾受谷气于中，在呼出吸入之间也。（《脉诀刊误》卷上《诊候入式歌》）

寸口脉沉而坚者，曰病在中。寸口脉浮而盛者，曰病在外。

朱肱：浮，表阳也，其脉按之不足，举之有余。《素问》云：寸口脉浮而盛，曰病在外。寸口脉沉而紧，曰病在中。仲景云：脉浮者病在表，可发汗。又曰表有病者，脉当浮。又曰结胸证脉浮者不可下，则知脉浮者表证也。（《类证活人书》卷第三《十三问》）

脉小弱以涩，谓之久病。

戴起宗：《素问·玉机真脏论篇第十九》脉弱以滑，是有胃气，命曰易治。同一弱也，以滑涩相兼而易诊。（《脉诀刊误》卷上《八里》）

脉得四时之顺，曰病无他。

成无己：脉来应时，为正气内固，虽外感邪气，但微自汗出而亦解尔。（《注解伤寒论》卷一《辨脉法》）

尺脉缓涩，谓之解㑊，安卧。

刘完素：冬脉太过，缓而涩，肾实精不运，解者缓，㑊，疑寒热类也。利肾汤主之。治解㑊春脉动，气痛气乏，不欲言，此为肾元有余矣。（利肾汤：泽泻、生地黄、赤茯苓、槟榔、麦门冬、柴胡、枳壳、牛膝、黄芩）（《黄帝素问宣明论方》卷一《诸证门》）

王好古：解㑊尺脉缓涩，尺为阴部，腹肾主之；缓为热中；涩为无热而无血；故解㑊而不可名之。然寒不寒，热不热，弱不弱，壮不壮，宁不可名为之解㑊也。惟百合一证与此比比相合。（《医垒元戎》卷六《海藏百合四君子汤》）

朱震亨：解㑊证，少气不欲言，寒不寒，热不热，壮不壮，停不停，乃精气虚而肾邪实矣。治以泽、茯疏肾实，地黄、牛膝、麦门冬补精气。(《脉因证治》卷上《腰痛》)

溺黄赤安卧者，黄疸。已食如饥者，胃疸……目黄者曰黄疸。

赵佶：《内经》谓目黄者曰黄疸。又曰安卧脉盛，谓之黄疸。其外证身体面目及爪甲小便尽黄；其内证食已如饥。此由酒食过度，脾胃有热，复为风湿所搏，瘀结不散，热气郁蒸，故发是疾。(《圣济总录》卷第六十《黄疸》)

已食如饥者，胃疸。

刘完素：食已如饥，胃热能消谷，阳明脉终，心火上行，心憎烦，身黄，小便赤涩也。茯苓加减汤主之。治胃疸积热，食已辄饥，面黄瘦，胸满胁胀，小便闭赤。(茯苓加减汤：赤茯苓、陈皮、泽泻、桑白皮、赤芍药、白术、人参、肉桂、石膏、半夏。如病甚者，加大黄、朴硝)(《黄帝素问宣明论方》卷一《诸证门》)

面肿曰风。

张从正：南乡陈君俞，将赴秋试，头项遍肿连一目，状若半壶，其脉洪大。戴人出视《内经》"面肿者风"。此风乘阳明经也，阳明气血俱多。风肿宜汗，乃与通圣散，入生姜、葱根、豆豉，同煎一大盏服之，微汗。次日，以草茎鼻中，大出血，立消。(《儒门事亲》卷六《面肿风》)

妇人手少阴脉动甚者，妊子也。

陈言：又少阴脉动甚者，妊子也。手少阴属心，足少阴属肾，心主血，肾主精，精血交会，识投于其间，则有娠。(《三因极一病证方论》卷之十七《脉例》)

戴起宗：谓手少阴俞，神门穴中脉动甚，为有妊之兆。非言动脉之状。

言动脉始于仲景，曰阴阳相搏，名曰动。阳动则汗出，阴动则发热，形寒恶冷。此三焦伤也。成无己曰：方其阴阳相搏，而虚者则动，阳虚则阳动，故汗出；阴虚则阴动，故发热，如不发热汗出，而反形冷恶寒，为三焦伤，阳气不通。（《脉诀刊误》卷上《九道》）

人以水谷为本，故人绝水谷则死，脉无胃气亦死。

李杲：《平人气象论》云：人以水谷为本，故人绝水谷则死，脉无胃气亦死。……历观诸篇而参考之，则元气之充足，皆由脾胃之气无所伤，而后能滋养元气。若胃气之本弱，饮食自倍，则脾胃之气既伤，而元气亦不能充，而诸病之所由生也。（《脾胃论》卷上《脾胃虚实传变论》）

玉机真脏论篇第十九

春脉如弦……夏脉如钩……秋脉如浮……冬脉如营。

戴起宗：《素问》曰：春脉如弦，其气来软弱轻虚以滑，端直以长，故曰弦。夏脉如钩，其气来盛去衰，故曰钩。秋脉如浮，其气来轻虚以浮，来急去散。冬脉如营，其气来沉以抟，故曰营。（《脉诀刊误》卷上《诊候入式歌》）

故其气来软弱轻虚而滑，端直以长，故曰弦。

戴起宗：今不取轻虚以滑，恐有弦数弦迟兼他脉之诊，故止以弦本状，端直以长为弦。然有弦而细，有弦而粗，看在何部，弦而软其病轻，弦而硬其病重。大率弦脉急强，血气不和之所生也。又有偏弦双弦之诊。（《脉诀刊误》卷上《七表》）

其气来不盛去反盛，此谓不及，病在中。

成无己：头小本大者，即前小后大也。小为正气，大为邪气，则邪气先在里，今复还于表，故名曰复。（《注解伤寒论》卷一《平脉法》）

帝曰：冬脉太过与不及，其病皆何如？岐伯曰：太过则令人解㑊，脊脉痛而少气不欲言。

赵佶：《内经》谓冬脉太过，则令人解㑊，脊脉痛而少气不欲言。夫肾为作强之官，精为一身之本，所以运动形体者也。一或受邪，则肾实而精不运，故有脊脉痛，少气不欲言之证。名曰解㑊者，解有解缓之义；㑊则疑于寒亦疑于热，疑于壮亦疑于弱，不可必之辞。诊其尺脉缓而涩者，解㑊也。（《圣济总录》卷第五十一《解㑊》）

刘完素：冬脉太过，缓而涩，肾实精不运，解者缓，㑊，疑寒热类也。利肾汤主之。治解㑊春脉动，气痛气乏，不欲言，此为肾元有余矣。（利肾汤：泽泻、生地黄、赤茯苓、槟榔、麦门冬、柴胡、枳壳、牛膝、黄芩）（《黄帝素问宣明论方》卷一《诸证门》）

王好古：解㑊尺脉缓涩，尺为阴部，腹肾主之；缓为热中；涩为无热而无血；故解㑊而不可名之。然寒不寒，热不热，弱不弱，壮不壮，宁不可名为之解㑊也。惟百合一证与此比比相合。（《医垒元戎》卷六《海藏百合四君子汤》）

朱震亨：解㑊证，少气不欲言，寒不寒，热不热，壮不壮，停不停，乃精气虚而肾邪实矣。治以泽、茯疏肾实，地黄、牛膝、麦门冬补精气。（《脉因证治》卷上《腰痛》）

帝曰：夫子言脾为孤脏，中央土以灌四傍，其太过与不及，其病皆何如？……其不及，则令人九窍不通。

李杲：谓脾为死阴。受胃之阳气，能上升水谷之气于肺，上充皮毛，散入四脏。令脾无所禀，不能行气于脏腑，故有此证。此则脾虚九窍不通之谓也。虽言脾虚，亦胃之不足所致耳。……胃虚则五脏、六腑、十二经、十五络、四肢皆不得营运之气，而百病生焉，岂一端能尽之乎。（《脾胃论》卷下《大肠小肠皆属于胃胃虚则俱病论》）

李杲： 肺本收下，又主五气，气绝则下流，与脾土叠与下焦，故曰重强。（《脾胃论》卷下《脾胃虚则九窍不通论》）

李杲： 夫脾者阴土也，至阴之气主静而不动；胃者阳土也，主动而不息。阳气在于地下，乃能生化万物。故五运在上，六气在下，其脾长一尺掩太仓，太仓者胃之上口也。脾受胃禀，乃能熏蒸腐熟水谷者也。胃者十二经之源，水谷之海也，平则万化安，病则万化危。五脏之气上通九窍，五脏禀受气于六腑，六腑受气于胃。六腑者，在天为风、寒、暑、湿、燥、火，此无形之气也。胃气和平，荣气上升，始生温热。温热者，春夏也，行阳二十五度。六阳升散之极，下而生阴，阴降则下行为秋冬，行阴道为寒凉也。胃既受病不能滋养，故六腑之气已绝，致肠道不行，阴火上行，五脏之气各受一腑之化，乃能滋养皮肤、血脉、筋骨。故言五脏之气已绝于外，是六腑生气先绝，五脏无所禀受而气后绝矣。（《脾胃论》卷下《脾胃虚则九窍不通论》）

是故风者百病之长也。

刘完素： 经曰风者百病之首也。其变化乃为他病无常，皆风气所发也。以四时五运六气，千变万化，冲荡推击无穷，安得失时而绝也。（《黄帝素问宣明论方》卷三《风门》）

今风寒客于人，使人毫毛毕直，皮肤闭而为热。当是之时，可汗而发也。

王好古： 伤寒，冬伤于寒也，邪气内藏，至春夏而发为热病。元受邪气伏藏，遇春夏风寒所伤，外邪唤出内邪也。有有汗者，有无汗者，所以有伤风伤寒之异也。亦有先伤寒而后伤风者，亦有先伤风而后伤寒者，亦有先伤寒而重感寒者，亦有先伤风而重感风者。此四者汗有多寡，亦有止作，亦有常汗而不止者，有全无汗者。先证重后伤轻则显重者，先证轻后伤重则亦显重者。当以脉谨察之，不可忽也。（《医垒元戎》卷一《伤寒之源》）

或痹不仁肿痛，当是之时，可汤熨及火灸刺而去之。

赵佶：因药之性，资火之神，由皮肤而行血脉，使郁者散，屈者伸，则熨引为力多矣，引取舒伸之义，以熨能然。《血气形志论》曰：病生于筋，治以熨引。《玉机真脏论》曰：痹不仁肿痛，可汤熨及火灸刺之。盖病生于筋，则拘急挛缩；痹而不仁，则经血凝泣。二者皆由外有所感，熨能温之，血性得温则宣流，能引凝泣也。（《圣济总录》卷第四《熨引》）

脾传之肾，病名曰疝瘕，少腹冤热而痛，出白，一名曰蛊……弗治，肾传之心，病筋脉相引而急，病名曰瘛。

赵佶：《内经》谓病蛊弗治，肾传之心，病筋脉相引而急，病名曰瘛。夫精属肾，筋属肝，脉属心，精盛则滋育诸筋，荣灌诸脉，故筋脉和柔。今风客于肾，病蛊出白，则精已亏矣。经所谓风客淫气，精乃亡，邪伤肝者如此。其证筋脉燥急相引而瘛是也。（《圣济总录》卷第四十三《瘛病》）

赵佶：《内经》谓脾风传之肾，病名曰疝瘕，少腹冤热而痛，出白，一名曰蛊。夫脾受风邪，传于肾经，邪热内烁，故其证少腹冤热而痛；真精不守，故其证溲出白液；病名曰蛊，以邪热内烁，真精不守，久而弗治，适以丧志也。水之精为志，志丧则精从之。《左传》谓惑以丧志为蛊者如此。（《圣济总录》卷第九十四《蛊疝》）

刘完素：《左传》云以丧志名为蛊，病乃真精不守也。大建中汤主之。治蛊病，小腹急痛，便溺失精，溲而出白液。（大建中汤：黄芪、远志、当归、泽泻、芍药、人参、龙骨、甘草、生姜）（《黄帝素问宣明论方》卷一《诸证门》）

刘完素：所以为带下冤屈也。冤，结也，屈滞而病，热不散。先以十枣汤下之，后服苦楝丸，大玄胡散调之。热去湿除，病自愈也。（苦楝丸：苦楝、茴香、当归）（《素问病机气宜保命集》卷下《妇人胎产论》）

张从正：王太仆曰："消灼脂肉，如虫之蚀，日渐损削。"此消乃膏液之消也。故后人论三焦（朴按：焦疑消之刻误）指以为肾消。此犹可治，久

则变瘹，不救必死。此消乃消及于肾脏者也。(《儒门事亲》卷三《三消之说当从火断》)

张从正：因余经上下往来，遗热于带脉之间。热者血也。血积多日不流，火则从金之化，金曰从革而为白，乘少腹间冤热，白物滑溢，随溲而下，绵绵不绝。多不痛也。或有痛者多壅碍，因壅而成痛也。……冤者，屈滞也。病非本经，为他经冤抑而成此疾也。冤，一作客，客犹寄也。遗客热于少腹，久不去，从金化而为白。(《儒门事亲》卷一《证妇人带下赤白错分寒热解》)

朱震亨：《传》云以丧精名为蛊病，乃其精不守也。治用育真汤主之。治蛊病小腹急痛，便溺，小便出白液。(黄柏、远志、当归、泽泻、芍药、人参、甘草、龙骨)(《丹溪摘玄》卷十五《精滑门》)

肾传之心，病筋脉相引而急，病名曰瘈。

成无己：伤寒瘈疭，何以明之？瘈者，筋脉急也；疭者，筋脉缓也。急者，则引而缩；缓者，则纵而伸。或缩或伸，动而不止者，名曰瘈疭，俗谓之搐者是也。《黄帝内经》曰：病筋脉相引而急，名曰瘈疭。瘈，谓若契合之契也，行则缓，卧则紧，从则纵。疭疾之纵者，谓若放纵之纵也。以急为瘈，以缓为疭，理至明矣。瘈疭者，风疾也。(《伤寒明理论》卷三《瘈疭》)

刘完素：蛊，腹痛，肾传心，筋脉相引而急，精液少，筋脉不荣灌而引急。建中加减汤主之。治瘈，筋病相引而急，及五劳七伤，小便数，腹痛难立。(建中加减汤：人参、甘草、肉桂、白茯苓、当归、附子、厚朴、龙骨、黄芪、麦门冬、白芍药、生地黄、生姜、枣)(《黄帝素问宣明论方》卷一《诸证门》)

故病有五，五五二十五变。

陈言：又人之五脏，配木火土金水，以养魂神意魄志，生怒喜思忧恐。故因怒则魂门张弛，木气奋激，肺金乘之，脉必弦涩。因喜则神廷融泄，火气赫羲，肾水乘之，脉必沉散。因思则意舍不宁，土气凝结，肝木乘之，脉必弦弱。因忧则魄户不闭，金气涩聚，心火乘之，脉必洪短。因恐则志食不遂，水气旋却，脾土乘之，脉必沉缓。此盖五情动以不正，侮所不胜，既不慕德，反谓能胜而乘之，侮反受邪，此之谓也。其病有五，五五二十五变。（《三因极一病证方论》卷之一《五脏传变病脉》）

脉弱以滑，是有胃气，命曰易治。

戴起宗：《素问·平人气象论篇第十八》脉小弱以涩，谓之久病。同一弱也，以滑涩相兼而易诊。（《脉诀刊误》卷上《八里》）

黄帝曰：余闻虚实以决死生，愿闻其情？岐伯曰：五实死，五虚死。帝曰：愿闻五实五虚。岐伯曰：脉盛，皮热，腹胀，前后不通，闷瞀，此谓五实。脉细，皮寒，气少，泄利前后，饮食不入，此谓五虚。帝曰：其时有生者何也？岐伯曰：浆粥入胃，泄注止，则虚者活；身汗得后利，则实者活。此其候也。

张从正：夫五实者，谓五脏皆实也；五虚者，谓五脏皆虚也。腑病为阳，易治而鲜死；脏病为阴，难治而多死。经明言，脉盛、皮热、腹胀、前后不通、闷瞀者，五实也。脉盛为心，皮热为肺，腹胀为脾，前后不通为肾，闷瞀为肝，五脏皆实之证也。五虚者反是，脉细、皮寒、气少、泄利前后、饮食不入者，五虚也。脉细为心，皮寒为肺，气少为肝，泄利前后为肾，饮食不入为脾，此五脏皆虚之证也。

夫五实为五脏俱太过，五虚为五脏俱不及。《内经》言此二证皆死，非谓必死也。谓不救则死，救之不得其道，亦死也。其下复言浆粥入胃则虚者活，身汗后利则实者活。此两证自是前二证之治法也。后人不知是治法，只作辨验生死之断句，直谓病人有此则生，无此则死。虚者听其浆粥自入胃，实者听其自汗、自利，便委之死地，岂不谬哉！夫浆粥入胃而不注泄，则胃气和，胃气和则五虚皆实也，是以生也。汗以泄其表，利以泄其里，并泄则上下通，上下通则五实皆启矣，是以生也。此二证异常，却不宜用班氏所谓有病不服药之言，盖其病大且笃也。（《儒门事亲》卷二《五实五虚攻补悬绝法》）

三部九候论篇第二十

　　黄帝问曰：余闻九针于夫子，众多博大，不可胜数。余愿闻要道，以属子孙，传之后世，著之骨髓，藏之肝肺，歃血而受，不敢妄泄，令合天道，必有终始，上应天光星辰历纪，下副四时五行，贵贱更立，冬阴夏阳，以人应之奈何？愿闻其方。岐伯对曰：妙乎哉问也！此天地之至数。帝曰：愿闻天地之至数，合于人形血气，通决死生，为之奈何？岐伯曰：天地之至数，始于一，终于九焉。一者天，二者地，三者人，因而三之，三三者九，以应九野。故人有三部，部有三候，以决死生，以处百病，以调虚实，而除邪疾。帝曰：何谓三部？岐伯曰：有下部，有中部，有上部，部各有三候，三候者，有天有地有人也，必指而导之，乃以为真。上部天，两额之动脉；上部地，两颊之动脉；上部人，耳前之动脉。中部天，手太阴也；中部地，手阳明也；中部人，手少阴也。下部天，足厥阴也；下部地，足少阴也；下部人，足太阴也。故下部之天以候肝，地以候肾，人以候脾胃之气。帝曰：中部之候奈何？岐伯曰：亦有天，亦有地，亦有人。天以候肺，地以候胸中之气，人以候心。帝曰：上部以何候之？岐伯曰：亦有天，亦有地，亦有人。天以候头角之气，地以候口齿之气，人以候耳目之气。三部者，各有天，各有地，各有人。三而成天，三而成地，三而成人。三而三之，合则为九，九分为九野，九野为九脏。故神脏五，形脏四，合为九脏。五脏已败，其色必夭，夭必死矣。帝曰：以候奈何？岐伯曰：必先度其形之肥瘦，以调其气之虚实，实则泻之，虚则补之。必先去其血脉而后调之，无问其病，以平为期。帝曰：决死生奈何？岐伯曰：形盛脉细，少气不足以息者危。形瘦脉大，胸中多气者死。形气相得者生。参伍不调者病。三部九候皆相失者死。上下左右之脉相应如参舂者病甚。上下左右相失不可数者死。中部之候虽独调，与众脏相失者死。

　　王怀隐：黄帝曰：余闻九候于夫子，众多博大，不可胜数。余愿闻要道，以属子孙，传之后世，著之骨髓，藏之肝肺，歃血而受，不敢妄泄，令合天道，必有终始，上应天光星辰历纪，下副四时五行，贵贱更立，冬阴夏阳，以人应之奈何？愿闻其方。岐伯对曰：妙乎哉问也！此天地之至数。帝曰：愿闻天地之至数。岐伯曰：始于一终于九焉。一者天，二者地，三者人，因而三之，三三者九，以应九野。故人有三部，部有三候，以决死生，以处百病，以调虚实，而除邪疾。帝曰：何谓三部？岐伯曰：有下部，有中部，有上部，部各有三候，三候者，有天有地有人也，必指而导之，乃以为真。故下部之天以候肝，地以候肾，人以候脾胃之气。帝曰：中部之候奈何？岐伯曰：亦有天，亦有地，亦有人。天以候肺，地以候胸中之气，人以候心。帝曰：上部以何候之？岐伯曰：亦有天，亦有地，亦有人。天以候头角之气，人以候耳目之气，地以候口齿之气。三部者，各有天，各有地，各有人。三而成天，三而成地，三而成人。三而三之，合则为九，九分为九野，九野为九脏。故神脏五，形脏四，合为九脏。五脏已败，其色必夭，夭必死矣。帝曰：以候奈何？岐伯曰：必先度其形之肥瘦，以调其气之虚实，实则泻之，虚则补之。必先去其血脉而后调之，无问其病，以平为期。帝曰：决死生奈何？岐伯曰：形盛脉细，少气不足以息者危。形瘦脉大，胸中多气者死。形气相得者生。参伍不调者病。三部九候皆相失者死。上下左右之脉相应如参舂者病甚。上下左右相失不可数者死。中部之候虽独调，与众脏相失者死。（《太平圣惠方》卷第一《辨九候法》）

形盛脉细，少气不足以息者危。形瘦脉大，胸中多气者死。形气相得者生。参伍不调者病。

朱肱： 华佗云：脉者气血之先也。气血盛则脉盛，气血衰则脉衰，气血热则脉数，气血寒则脉迟，气血微则脉弱，气血平则脉缓。又长人脉长，短人脉短，性急则脉急，性缓则脉缓，反此者逆。按《内经》云：形盛脉细，少气不足以息者危。形瘦脉大，胸中多气者死。形气相得者生。参伍不调者病。（《类证活人书》卷第二《九问》）

杨士瀛： 岐伯曰：凡人形盛脉细，少气不足以息者危；形瘦脉大，而胸中多气者死。形气相得者生。参伍不调者病。诚哉是言，脉病逆顺之不可不早辨也。盖人有强弱盛衰之不等，而脉实应焉；脉有阴阳虚实之不同，而病实应焉。脉病形证相应而不相反，每万举而万全，少有乖张，良工不能施其巧矣。（《仁斋直指方论》卷之一《脉病逆顺论》）

参伍不调者病。

戴起宗：上下如参春之脉，是脉之乱，脉乱则死矣。（《脉诀刊误》卷上《八里》）

察九候独小者病，独大者病，独疾者病，独迟者病，独热者病，独寒者病，独陷下者病。

王怀隐：独大者，皮肤壮热，喘息上冲，其脉通度三关，多出少入，与太过相似，两手并极，此乃不治之疾。

独小者，四肢微寒，中膈气闭，复冲两胁，其脉沉沉度于三关，名曰独小，小者气也，不治之疾。

独寒者，恶寒也，四肢俱冷，伏阳在内，其脉指下沉沉如烂练绵，按之不知所在，此不治之疾。

独热者，四肢俱热，脏腑亦热，其脉洪数，故曰独热，可治之疾。

独迟者，其脉三部俱迟，气在皮肤，致有不安，可治之疾。

独疾者，寸关急数，尺脉微虚，热在于胃，致使口干心躁，鼻塞头疼，可治之疾。

独陷者，其脉软，隐在肌肉，阴阳并然，四肢不举，疼痛在骨，名曰独陷，可治之疾。（《太平圣惠方》卷第一《辨七诊脉法》）

其脉迟者病。

戴起宗：《难经》曰：迟者阴也。迟为在脏，非脾旺脉，亦非属肾之脉。（《脉诀刊误》卷上《八里》）

留瘦不移，节而刺之。

王好古：《内经》曰：留瘦不移，节而刺之。使十二经无过绝。假令十二经中是何经略不通行，当刺不通行凝滞经，俱令接过节。如刺之，无问其数，以平为期。如诸经俱虚，补十二经；如诸经俱实，泻十二经。补当随而济之，泻当迎而夺之。（《此事难知》卷下《接经》）

杜思敬：假令如见十二经中是何经络不通行，当针，不通以凝滞，俱令气过节次，无问其病，以平为期。如诸经俱虚，补之；诸经俱实，泻之。补当随而济之，泻当迎而夺之。又补母，亦名随而济之；泻子，亦名迎而夺之。又随呼吸出纳亦名迎随也。（《洁古云歧针法窦太师针法·洁古云歧针法·洁古刺诸痛法》）

经脉别论篇第二十一

是以夜行则喘出于肾，淫气病肺。有所堕恐，喘出于肝，淫气害脾。有所惊恐，喘出于肺，淫气伤心。度水跌仆，喘出于肾与骨。当是之时，勇者气行则已，怯者则着而为病也。

王贶：其始或因坠堕恐惧，恐则精却，精却则上焦闭而气不行，气不行则留于肝，肝乘于肺，此喘出于肝也。或因惊恐，惊则心无所倚，神无所归，气乱而气乘于肺，此喘出于心也。或因度水跌仆，肾气暴伤，肾气乘肺，此喘出于肾也。或因饱食过伤，动作用力，谷气不流行，脾气逆而乘肺，此喘出于脾也。（《全生指迷方》卷四《喘证》）

陈自明：夫喘之为病，黄帝问于岐伯，岐伯对曰：夜行则喘出于肾，淫气病肺。有所堕恐，喘出于肝，淫气害脾。有所惊恐，喘出于肺，淫气伤心。度水跌仆，喘出于肾与骨。当是之时，勇者气行则已，怯者则着而为病也。原疾之由，虽曰皆本于肺与气，然感外邪则有太阳证，脉浮无汗而喘者，宜麻黄汤。阳明病，汗出不恶寒，腹满而喘，有潮热者，宜承气汤。（《妇人大全良方》卷六《妇人喘满方论》）

诊病之道，观人勇怯骨肉皮肤，能知其情，以为诊法也。

朱震亨：凡人之形，长不及短，大不及小，肥不及瘦。人之色，白不及黑，嫩不及苍，薄不及厚。而况肥人湿多，瘦人火多；白者肺气虚，黑者肾气足。形色既殊，脏腑亦异，外证虽同，治法迥别。所以肥人贵脉浮，瘦人贵脉沉，躁人疑脉缓，缓人疑脉躁，以其不可一概观也。（《格致余论·治病先观形色然后察脉问证论》）

故饮食饱甚，汗出于胃。惊而夺精，汗出于心。持重远行，汗出于肾。疾走恐惧，汗出于肝。摇体劳苦，汗出于脾。

刘完素： 此皆动乱劳苦而致阳热以为汗出，岂可反言作汗之病以为阴寒耶。（《伤寒直格论方》卷中《伤寒总评》）

故春秋冬夏，四时阴阳，生病起于过用，此为常也。

寇宗奭： 摄养之道，莫若守中，守中则无过与不及之害。经曰：春夏秋冬，四时阴阳，生病起于过用。盖不适其性，而强去为逐，强处即病生。五脏受气，盖有常分，用之过耗，是以病生。善养生者，既无过耗之弊，又能保守真元，何患乎外邪所中也。（《本草衍义》卷之一《序例上》）

食气入胃，散精于肝，淫气于筋。食气入胃，浊气归心，淫精于脉，脉气流经。经气归于肺，肺朝百脉。输精于皮毛，毛脉合精。行气于府。

李杲： 且饮食入胃，先行阳道，而阳气升浮也。浮者阳气散满皮毛，升者充塞头顶，则九窍通利也。（《脾胃论》卷上《脾胃胜衰论》）

食气入胃，浊气归心，淫精于脉。

成无己： 是谷入于胃，脉道乃行也。《针经》曰：饮而液渗于络，合和于血，是水入于经，其血乃成也。（《注解伤寒论》卷一《平脉法》）

饮入于胃，游溢精气，上输于脾。脾气散精，上归于肺。

李杲： 病人饮入于胃，遽觉至脐下，便欲小便。由精气不输于脾，不归于肺，则心火上攻，使口燥咽干，是阴气大盛，其理甚易知也。况脾胃病则当脐有动气，按之牢若痛，有是者乃脾胃虚，无是则非也，亦不可作明辨矣？（《脾胃论》卷上《脾胃胜衰论》）

饮入于胃，游溢精气，上输于脾。脾气散精，上归于肺，通调水道，下输膀胱。水精四布，五经并行，合于四时五脏阴阳，揆度以为常也。

成无己：是脾主为胃行其津液者也。今胃强脾弱，约束津液，不得四布，但输膀胱，致小便数，大便难，与脾约丸，通肠润燥。（《注解伤寒论》卷五《辨阳明病脉证并治法》）

李杲：营气不从，逆于肉理，乃生疮痈。且营气者，胃气也。饮食入于胃，先输于脾，而朝于肺，肺朝百脉；次及皮毛，先行阳道，下归五脏六腑，而气口成寸矣。今富贵之人，不知其节，以饮食肥酞之类，杂以厚味，日久太过，其气味俱厚之物，乃阳中之阳，不能走空窍，先行阳道及阴道，逆于肉理，则湿气大胜；则子能令母实，火乃大旺，热湿即盛，必来克肾；若杂以不顺，又损其真水，肾即受邪，积久水乏，水乏则从湿热之化而上行，其疮多出背、出脑，此为大丁之最重者也。若毒气行于肺，或脾胃之部分，毒之次也。若出于他经，又其次也。湿热之毒所止处，无不溃烂。（《东垣先生试效方》卷第三《明疮疡之本末》）

朱震亨：是脾具坤静之德而有乾健之运，故能使心肺之阳降、肝肾之阴升，而成天地交之泰。今也七情内伤、六淫外侵、饮食不节、房劳致虚。脾土之阴受伤，转输之官失职。胃虽受谷，不能运化，阳自升，阴自降，而成天地不交之否。于是清浊相干，隧道壅塞，气化浊血瘀郁成热，留而久，气化成湿，湿热相生，遂成胀满，经曰鼓胀是也。以其外坚中空似鼓，其病胶固难治，理宜补脾。又养肺金以制木，使脾无贼邪之虑。滋肾水以制火，使肺得清化之令。却盐味以防助邪，断妄想以保母气，无有不安。医不察此，喜行利药，得一时之快，复胀愈甚，真气伤而去死不远。俗谓之气无补法者，以其痞满壅塞似难于补。不思正气虚而不能运行，邪滞着而不出，所以为病。经曰壮者气行则已，怯者着而成病。气虚不补，何由以行？（《丹溪纂要》卷之二《肿胀》）

脏气法时论篇第二十二

肝主春，足厥阴少阳主治，其日甲乙，肝苦急，急食甘以缓之。

张从正：牛肉、大枣、葵菜，皆甘物也，故能宽缓肠胃。（《儒门事亲》卷二《偶有所遇厥疾获瘳记》）

肝苦急，急食甘以缓之。……肝欲散，急食辛以散之，用辛补之，酸泻之。

王好古：肝苦急，急食甘以缓之，甘草；欲散，急食辛以散之，川芎；以辛补之，细辛；以酸泻之，芍药；虚以生姜、陈皮之类补之。经曰：虚则补其母。水能生木，肾乃肝之母。肾，水也，苦以补肾，熟地黄、黄柏是也；如无他证，钱氏地黄丸主之。实则白芍药泻之；如无他证，钱氏泻青丸主之。实则泻其子，心乃肝之子，以甘草泻心。（《汤液本草》卷上《五脏苦欲补泻药味》）

心苦缓，急食酸以收之。……心欲耎，急食咸以耎之，用咸补之，甘泻之。

王好古：心苦缓，急食酸以收之，五味子；欲软，急食咸以软之，芒硝；以咸补之，泽泻；以甘泻之，人参、黄芪、甘草；虚以炒盐补之。虚则补其母，木能生火，肝乃心之母。肝，木也，以生姜补肝，如无他证，钱氏安神丸主之。实则甘草泻之，如无他证，钱氏方中重则泻心汤，轻则导赤散。（《汤液本草》卷上《五脏苦欲补泻药味》）

心苦缓，急食酸以收之……甘泻之。

罗天益：泻热补气，非甘寒不可。若以苦寒以泻其土，使脾土愈虚，火邪愈盛。（《卫生宝鉴》卷五《虚中有热治验》）

脾苦湿，急食苦以燥之。……脾欲缓，急食甘以缓之，用苦泻之，甘补之。

王好古：脾苦湿，急食苦以燥之，白术；欲缓，急食甘以缓之，甘草；以甘补之，人参；以苦泻之，黄连。虚则以甘草、大枣之类补之，如无他证，钱氏益黄散主之。心乃脾之母，以炒盐补心，实则以枳实泻之；如无他证，以泻黄散泻之。肺乃脾之子，以桑白皮泻肺。（《汤液本草》卷上《五脏苦欲补泻药味》）

肺苦气上逆，急食苦以泄之。……肺欲收，急食酸以收之，用酸补之，辛泻之。

王好古：肺苦气上逆，急食苦以泄之，诃子皮，一作黄芩；欲收，急食酸以收之，白芍药；以辛泻之，桑白皮；以酸补之，五味子。虚则以白术补之，如无他证，钱氏阿胶散主之。脾乃肺之母，以甘草补脾，实则桑白皮泻之，如无他证，以泻白散泻之。肾乃肺之子，以泽泻泻肾。（《汤液本草》卷上《五脏苦欲补泻药味》）

肾苦燥，急食辛以润之。……肾欲坚，急食苦以坚之，用苦补之，咸泻之。

张从正：所谓湿剂者，湿润之谓也。虽与滑相类，其间少有不同。《内经》曰辛以润之。盖辛能走气、能化液故也。若夫硝性本咸，本属真阴之水，诚濡枯之上药也。人有枯涸皴揭之病，非独金化为然，盖有火以乘之，非湿剂莫能愈也。（《儒门事亲》卷一《七方十剂绳墨订》）

王好古：肾苦燥，急食辛以润之，知母、黄柏；欲坚，急食苦以坚之，知母；以苦补之，黄柏；以咸泻之，泽泻；虚则熟地黄、黄柏补之。肾本无实，不可泻。钱氏止有补肾地黄丸，无泻肾之药。肺乃肾之母，以五味子补肺。（《汤液本草》卷上《五脏苦欲补泻药味》）

麦、羊肉、杏、薤皆苦。

唐慎微： 羊肉，味甘，大热，无毒。主缓中，字乳余疾，及头脑大风汗出，虚劳寒冷，补中益气，安心止惊。

《图经》曰：谨按《本经》云羊肉甘，而《素问》云羊肉苦，两说不同。盖《本经》以滋味言，而《素问》以物性解。羊性既热，热则归火，故配于苦。麦与杏、薤性亦热，并同配于苦也。（《证类本草》卷第十七《羊肉》）

五菜为充

朱震亨： 凡人饥则必食，彼粳米甘而淡者，土之德也，物之属阴而最补者也。惟可与菜同进，经以菜为充者，恐于饥时顿食，或虑过多，因致胃损。故以菜助其充足，取其疏通而易化，此天地生物之仁也。《论语》曰：肉虽多不使胜食气。《传》曰：宾主终日百拜，而酒三行，以避酒祸。此圣人施教之意也。盖谷与肥鲜同进，厚味得谷为助，其积之也久，宁不助阴火而致毒乎？故服食家在却谷者则可，不却谷而服食未有不被其毒者。《内经》谓久而增气，物化之常；气增而久，夭之由也。彼安于厚味者，未之思尔。（《格致余论·茹淡论》）

宣明五气篇第二十三

膀胱不利为癃，不约为遗溺。

赵佶： 膀胱者津液之府也，气化则能出矣。其气不足则虚，虚则寒气乘之，致津液滑利，不能制约，故其证小便利多，小腹痛甚，项背腰尻腘腨痛。《内经》曰膀胱不约为遗溺者以此。（《圣济总录》卷第五十三《膀胱虚冷》）

赵佶： 膀胱者州都之官，津液藏焉，气化则能出矣。其气有余则实，实则热气留之，故壅阏而不通，其内证胞闭不得小便，烦满而躁；其外证体热，腰中痛，头眩是也。《内经》曰膀胱不利为癃者以此。（《圣济总录》卷

第五十三《膀胱实热》)

陈言：经云膀胱不利为癃、不约为遗溺者，乃心肾气传送失度之所为也。故有小涩而遗者，有失禁而出不自知。阿胶饮治小便遗失不禁。张真君茯苓丸治心肾气虚，神志不守，小便淋沥，或不禁，及遗泻白浊。（阿胶饮：阿胶、牡蛎、鹿茸）（张真君茯苓丸：赤茯苓、白茯苓、生地）（《三因极一病证方论》卷之十二《遗尿失禁证治》）

张从正：夫妇人双身，大小便不利者，可用八正散，大作剂料，除滑石、加葵菜籽煎服。《内经》曰：膀胱不利曰癃。癃者，是小便闭而不通也。如八正散加木香，取效更捷。经曰膀胱气化则能出。然后服五苓散，三五服则愈矣。（《儒门事亲》卷五《双身大小便不利》）

陈自明：经云膀胱不利为癃、不约为遗尿者，乃心肾之气传送失度之所为也。故有小便涩而遗者，有失禁出而不自知者。（《妇人大全良方》卷八《妇人遗尿失禁方论》）

朱震亨：人之遗尿借心肾二气之所传送。盖心与小肠为表里，肾与膀胱为表里，若心肾气亏，阳气衰冷，传送失度，则遗尿失禁之患。（《丹溪摘玄》卷十八《遗尿失禁门》）

曾世荣：盖癃者，乃内脏气虚，受热壅滞，宣化不行，非涩非痛，但闭不通，腹肚紧满，宜用㕮咀五苓散加木通、车前子煎服。遗溺者，乃心肾传送失度，小肠膀胱关键不能约束，有睡梦而遗者，有不知而遗者，皆是下元虚冷所致，亦因禀受阳气不足，用《三因方》家韭子丸治之，及参苓白术散、补肾地黄丸。然此证法当实土以存水，乃免渗泄之患，所谓补肾不如补脾是也。平胃散倍加益智仁锉碎，水、姜、枣、烧盐煎，空心温服。（《活幼心书·明本论·五淋》）

肾恶燥。

许叔微：如硫黄、附子、钟乳、炼丹之类，皆刚剂，用之人以助阳接真气则可，若云补肾，则正肾所恶者。古人制方益肾，皆滋润之药。故仲景八

味丸，本谓之肾气丸。(《普济本事方》卷第二《肺肾经病》)

咸走血。

寇宗奭：《素问》曰咸走血。故东方食鱼盐之人多黑色，走血之验，故可知矣。(《本草衍义》卷之五《食盐》)

久视伤血。

许叔微：血主肝，故勤书则伤肝，主目昏。肝伤则自生风，热气上凑目，其昏亦甚。不可专服补药。须服益血镇肝明目药。(《普济本事方》卷第五《眼目头面口齿鼻舌唇耳》)

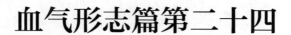

血气形志篇第二十四

形乐志苦，病生于脉。

寇宗奭：且如贵豪之家，形乐志苦者也。衣食足则形乐，心虑多则志苦。岐伯曰：病生于脉。形乐则外实，志苦则内虚，故病生于脉。(《本草衍义》卷之二《序例中》)

形苦志乐，病生于筋，治之以熨引。

赵佶：因药之性，资火之神，由皮肤而行血脉，使郁者散、屈者伸，则熨引为力多矣。引取舒伸之义，以熨能然。《血气形志论》曰：病生于筋，治以熨引。《玉机真脏论》曰：痹不仁肿痛，可汤熨及火灸刺之。盖病生于筋，则拘急挛缩；痹而不仁，则经血凝泣，二者皆由外有所感，熨能温之，血性得温则宣流，能引凝泣也。(《圣济总录》卷第四《熨引》)

宝命全形论篇第二十五

人以天地之气生……天地合气，命之曰人。

寇宗奭：人之生，实阴阳之气所聚耳，若不能调和阴阳之气，则害其生。故《宝命全形篇》人以天地之气生。又曰：天地合气，命之曰人。是以阳化气、阴成形也。夫游魂为变者，阳化气也。精气为物者，阴成形也。阴阳合气，神在其中矣。（《本草衍义》卷之二《序例中》）

病深者，其声哕。人有此三者，是谓坏府。

朱震亨：论呕逆则咳逆也。大率胃实则噫，胃虚则哕。此因胃中虚，膈上热也。故哕。至八九声相连，收气不回惊人者，若伤寒久病得此，甚恶。《内经》所谓坏府是也。（《脉因证治》卷下《呕吐哕》）

八正神明论篇第二十六

以身之虚，而逢天之虚，两虚相感，其气至骨，入则伤五脏，工候救之，弗能伤也。

寇宗奭：夫八节之正气，生活人者也。八节之虚邪，杀人者也。非正气则为邪，非真实则为虚。所谓正气者，春温、夏热、秋凉、冬寒，此天之气也。若春在经络，夏在肌肉，秋在皮肤，冬在骨髓，此人之气也。在处为实，不在处为虚。故曰，若以身之虚，逢时之虚邪不正之气，两虚相感，始以皮肤经络，次传至脏腑，逮于骨髓，则药力难及矣。如此则医家治病，正

宜用药抵截散补，防其深固而不可救也。又常须保护胃气。(《本草衍义》卷之三《序例下》)

故养神者，必知形之肥瘦，荣卫血气之盛衰。血气者，人之神，不可不谨养。

刘完素：由荣卫血气运行，则神在乎其中也。然神行于表，则荣卫流注于经，谓之行阳，令人寤，犹天之日出为昼也；神行于里，则五脏相生而顺传，谓之行阴，令人寐。故神识外无所用而惑，神迷于内，则复为梦也，犹日入于夜。(《伤寒直格论方》卷中《伤寒总评》)

血气者，人之神，不可不谨养。

朱震亨：脉之不病，其神不言，当自有也。脉既病，当求其中神之有与无焉。谓如六数、七极，热也，脉中有力，即有神也；三迟、二败，寒也，脉中有力，即有神也。热则有神当泄其热，则神在焉；寒则有神当去其寒，则神在焉。寒、热之脉无力，无神，将何药而泄热去寒乎？苟不知此，而遽泄去之，将何依以生？所以十亡八九。故经曰：脉者，血气之先。又云：血气者，人之神。可以不谨养乎？不可不察其有无乎！(《此事难知》卷下《脉当有神》)

离合真邪论篇第二十七

罗天益：古有《离合真邪》云者，盖圣人欲使其真邪相离，而勿合之谓也。若邪入于真，则真受其蠹，而不遂其纯一之真。真之不遂，则其所谓真也，罹害有不可言者。真被乎邪，窃其柄而肆其横逆，邪既横逆，则其为患，复可胜言哉！呜呼！真邪之不可合也如此！胡为真？胡为邪？真之为言也，天理流行，付与万物，万物得以为生者，皆真也。圣人保之如持盈。邪之为言也，天地间非四时五行之正气，而差臻迭至者，皆邪也。圣人避之犹矢石，其防微杜渐之严如是，渊有旨哉。盖真立则邪远，邪厉则真残。邪固可除，真尤宜养。（《卫生宝鉴》卷二十《离合真邪说》）

窦默：古有《离合真邪》云者，盖圣人欲使其真邪相离，而勿合之谓也。若邪入于真，则真受其蠹，而不遂其纯一之真。真之不遂，则其所谓真也，罹害有不可言者。真被乎邪，则邪窃其柄，而肆其横逆之邪。邪之既横，则其邪为患，复可胜言哉！呜呼！真邪之不可合也如此。胡为真，胡为邪？真之为言也，天理流行，赋与万物，得以为生者皆真也，圣人保如持盈；邪之为言也，天地之间非四时五行之正气，而差臻迭至者皆邪也，圣人避之犹避矢石，其防微杜渐之严如是者，渊有旨哉。盖真立则邪退，邪厉则真残。邪固可除，真尤宜养。

养真之道，无须异求。但饮食男女节之以限，风寒暑湿御之以时；复能实慈恕以爱人，虚中以应物，念虑必为之防，举止必为之敬，如斯内外交养周备，则吾之生，不求生而生，无斯寿而寿矣。不然，摄养少或不严，则六邪乘隙竞入，诸疾交生，众害并作，则吾生之真，所与存者几希。故圣人忧之，为揆度权衡机宜所在，示以克邪之方，使屏之如雪污拔刺而无遗者以此。古人有云：植德务滋，除恶务本，亦此意也。然去邪之方，经所具存，再拜遗诠敬谨录。（《针经指南·附　针灸杂说·离合真邪说》）

天寒地冻，则经水凝泣；天暑地热，则经水沸溢。

许叔微：茜梅丸治衄血无时。经云：天暑地热，经水沸溢。盖血妄行，阳盛阴也。三黄散亦得。（茜梅丸：茜草根、艾叶、乌梅肉。三黄散：大黄、黄连、黄芩）（《普济本事方》卷第五《衄血劳瘵咯血》）

许叔微：盖阴气乘阳，则胞寒气冷，血不运行。经所谓天寒地冻，水凝成冰。故令乍少，而在月后。若阳气乘阴，则血流散溢。经所谓天暑地热，经水沸溢。故令乍多，而在月前。当和调其血气，使不相乘，以平为福。（《普济本事方》卷第十《妇人诸疾》）

陈自明：紫石英丸治妇人病。多是月经乍多乍少，或前或后，时发疼痛，医者一例呼为经病。不曾说是阴胜阳、是阳胜阴，所以服药少得有效。

盖阴气胜阳，则胞寒气冷，血不运行，经所谓天寒地冻，水凝成冰，故令乍少而在月后。若阳气胜阴，则血流散溢，经所谓天暑地热，经水沸溢，故令乍多而在月前。当知阴阳，调其气血，使不相胜，以平为福。（紫石英丸：紫石英、禹余粮、人参、龙骨、川乌、官桂、桑寄生、杜仲、五味子、远志、泽泻、当归、石斛、苁蓉、干姜、川椒、牡蛎、甘草）（《妇人大全良方》卷一《月水不调方论》）

吸则内针，无令气忤，静以久留，无令邪布，吸则转针，以得气为故，候呼引针，呼尽乃去，大气皆出，故命曰泻。……必先扪而循之，切而散之，推而按之，弹而怒之，抓而下之，通而取之，外引其门，以闭其神，呼尽内针，静以久留，以气至为故，如待所贵，不知日暮，其气以至，适而自护，候吸引针，气不得出，各在其处，推阖其门，令神气存，大气留止，故命曰补。

窦默：补泻者，言呼吸出纳以为其法。然补之时，从卫取气也。取者，言其有也。是取其气而不令气大出也。当泻之时，从荣置气也，置其气而不用也。泻者，是置其气而不用也。若阳气不足而阴血有余者，当先补阳而后泻阴；阴血不足而阳气有余者，当先补其阴而后泻其阳。以此则阴阳调和，荣卫自然通行，此为针之要也。（《针经指南·真言补泻手法·呼吸补泻》）

通评虚实论篇第二十八

帝曰：何谓重实？岐伯曰：所谓重实者，言大热病，气热脉满，是谓重实……经络皆实，是寸脉急而尺缓也，皆当治之，故曰滑则从，涩则逆也……络气不足，经气有余者，脉口热而尺寒也……经虚络满者，尺热满脉口寒涩也……帝曰：何谓重虚？岐伯曰：脉气上虚尺虚，是谓重虚……所谓气虚者，言无常也。尺虚者，行步恇然。脉虚者，不象阴也。如此者，滑则生，涩则死也。

王贶：脉变于内，病形于外，相参以察其理。气热脉满，是谓重实。脉实以坚，谓之益甚。上下相失，不可数者死，谓至数也。脉口热而尺反缓，皮肤外证也，滑则从，涩则逆。寸口肤热而尺肤寒，是经气有余，络气不足也。尺肤热脉满，寸口肤寒脉涩，是经气不足，络气有余也。脉寸虚尺虚，是谓重虚，重虚者死。寸虚者，病情无常，神不守也。尺虚者，行走恇然，脉滑则生，涩则死。（《全生指迷方》卷一《诊诸病证脉法》）

秋冬为逆，春夏为从。

曾世荣：盖春夏则阳气布，玄府开，人之气血流畅，邪毒易出。秋冬则寒气胜而水冰地冻，人之气血凝涩，故难出也。小儿所患此证，轻重不等，命名亦异。轻者如麻，俗言麻子；重者如豆，谓之豆疮。重而又重，密如浮藻，俗曰赤藻。（《活幼心书·明本论·疮疹》）

帝曰：乳子而病热，脉悬小者何如？岐伯曰：手足温则生，寒则死。帝曰：乳子中风热，喘鸣肩息者，脉何如？岐伯曰：喘鸣肩息者，脉实大也，缓则生，急则死。

刘昉：《素问·通评虚实论》帝曰：乳子病热，脉悬小者何如？岐伯曰：手足温则生，寒则死。中风热，喘鸣肩息者，脉何如？岐伯曰：喘鸣肩息者，脉实大也，缓则生，急则死。《圣惠》：儿心肺壅满，内有积热，因解脱，风邪伤皮毛，入脏腑，令恶风壮热，胸膈烦闷，目涩多渴，名风热。汉东王先生：儿发热，烦叫不时，面青为风热。钱乙：急欲乳不能食，客风热入脐腹，流心脾，即舌厚唇燥，口不能乘乳，当凉心脾。（《幼幼新书》卷十九《风热》）

身热则死，寒则生。

朱震亨：此是大概言，必兼证详之方可，今岂无身热而生，寒而死者？脉沉小流连或微者易治，洪大数者难治也。（《丹溪心法》卷二《痢》）

头痛耳鸣，九窍不利，肠胃之所生也。

李杲：此胃弱不能滋养手太阳小肠、手阳明大肠，故有此证。然亦止从

胃弱而得之，故圣人混言肠胃之所生也。（《脾胃论》卷下《大肠小肠皆属于胃胃虚则俱病论》）

李杲：胃者行清气而上，即地之阳气也。积阳成天，曰清阳出上窍，曰清阳实四肢，曰清阳发腠理者也。脾胃既为阴火所乘，谷气闭塞而下流，即清气不升，九窍为之不利，胃之一腑病，则十二经元气皆不足也。（《脾胃论》卷下《脾胃虚则九窍不通论》）

太阴阳明论篇第二十九

阳者天气也，主外；阴者地气也，主内。故阳道实，阴道虚。

朱震亨：又曰：至阴虚天气绝，至阳盛地气不定。观虚与盛之所在，非吾之过论。主闭藏者，肾也；司疏泄者，肝也。二脏皆有相火，而其系上属于心。心君火也，为物所感则易动，心动则相火亦动，动则精自走，相火翕然而起，虽不交会，亦暗流而疏泄矣。（《格致余论·阳有余阴不足论》）

故阳道实，阴道虚。

朱震亨：阳道常饶，阴道常乏。阳常有余，阴常不足。以人之生也，年至十四而经行，至四十九而经断，可见阴血之难成易亏。（《金匮钩玄·血属阴难成易亏论》）

食饮不节，起居不时者，阴受之。……阴受之则入五脏。……入五脏则䐜满闭塞，下为飧泄，久为肠澼。

李杲：夫脾胃者，同湿土之化，主腐熟水谷，胃气和平，饮食入胃，精气则输于脾，上归于肺，行于百脉而成荣卫也。若饮食一伤，起居不时，损其胃气，而上升精华之气下降，是为飧泻，多则太阴负少阴而为肠澼。假令伤寒饮食，腹满而传飧泻者，宜温热之剂以消导之；伤湿热之物而成脓血者，宜苦寒之剂以疏之。风邪下陷者，升举之；湿气内盛者，分利之；里急者下之；后重者调之；腹痛者和之；洞泻、肠鸣，无力不及拈衣，其脉弦细而弱者，温之、收之；脓血稠粘、数至圊而不能便，其脉洪大而有力者，寒之、下之。大抵治病，求其所因，细察何气所胜，取相克之药平之，随其所利而利之，以平为期，此治之大法也。如泄而脉大，肠澼下血脉弦绝涩者，皆难治；滑大柔和者易治。故叔和云：下痢微小得延生，脉大洪浮无差日。正谓此也。（《东垣先生试效方》卷第七《泻痢肠澼论》）

李杲： 夫肠澼者，为水谷与血另作一派，如溉桶涌出也。今时值长夏，湿热大盛，正当客气胜而主气弱也，故肠澼之病甚。（《脾胃论》卷中《肠澼下血论》）

故犯贼风虚邪者，阳受之；食饮不节，起居不时者，阴受之。阳受之则入六腑，阴受之则入五脏。

王履： 客或难予曰：《素问·阴阳应象大论》云：天之邪气，感则害人五脏；水谷之寒热，感则害人六腑。《太阴阳明论》云：犯贼风虚邪者，阳受之；食饮不节，起居不时者，阴受之。阳受之则入六腑，阴受之则入五脏。两说正相反。愿闻其解。

余复之曰：此所谓似反，而不反者也。夫感天之邪气，犯贼风虚邪，外伤有余之病也。感水谷寒热，食饮不节，内伤不足之病也。二者之伤，脏腑皆当受之，但随其所从所发之处而为病耳。不可以此两说之异而致疑，盖并行不相悖也。读者当合而观之，其旨斯尽。若曰不然，请以诸处所论证之。《金匮真言论》曰：风触五脏邪气发病。《八正神明论》曰：夫八正之虚邪，以身之虚，而逢天之虚，两虚相感，其气至骨，入则五脏伤。《灵枢经》曰：五脏之中风。又曰：东风伤人，内舍于肝；南风伤人，内舍于心；西南风伤人，内舍于脾；西风伤人，内舍于肺；北风伤人，内舍于肾。观乎此，则天之邪气，固伤五脏矣。《灵枢》又曰：邪之中人也，无有常。中于阴则溜于腑。又曰：虚邪之中人也，始从皮肤以入，其传，自络脉而经而输而伏冲之脉，以至于肠胃。又曰：东北风伤人，内舍于大肠；西北风伤人，内舍于小肠；东南风伤人，内舍于胃。观乎此，则天之邪气，岂不伤六腑乎？《素问》曰：饮食自倍，肠胃乃伤。观乎此，则水谷寒热，固伤六腑矣。《灵枢》又曰：形寒寒饮则伤肺。《难经》曰：饮食劳倦则伤脾。观乎此，则水谷寒热，岂不伤五脏乎？至于地之湿气，亦未必专害皮肉筋脉，而不能害脏腑。邪气水谷，亦未必专害脏腑，而不能害皮肉筋脉也。但以邪气无形，脏主藏精气，故以类相从，而多伤脏。水谷有形，腑主传化物，故因其所有，而多伤腑。湿气浸润，其性缓慢，其入人也以渐，其始也自足，故从下而上，从浅而深，而多伤于皮肉筋脉耳。孰谓湿气全无及于脏腑之理哉？至若起居不时一语，盖劳役所伤之病，不系上文，异同之义，故不之及也。(《医经溯洄集·外伤内伤所受经言异同论》)

阳受风气，阴受湿气。

成无己： 又曰：伤于风者，上先受之；伤于湿者，下先受之。风湿相搏，则风在外，而湿在内。汗大出者，其气暴，暴则外邪出，而里邪不能出，故风去而湿在。汗微微而出者，其气缓，缓则内外之邪皆出，故风湿俱去也。(《注解伤寒论》卷二《辨痓湿暍脉证》)

故曰阳病者上行极而下，阴病者下行极而上。

成无己： 此上焦之邪，甚则下干中焦，下焦之邪，甚则上干中焦，由是三焦混乱也。(《注解伤寒论》卷一《辨脉法》)

伤于湿者，下先受之。

王好古： 故从内感而求其类也。(《阴证略例·论雾露饮冷同为浊邪》)

阳明脉解篇第三十

阳明主肉。

陈自明：凡妇人少阴脉数而滑者，阴中必生疮，名曰䘌疮。或痛或痒，如虫行状，淋露脓汁，阴蚀几尽者。此皆由心神烦郁，胃气虚弱，致气血留滞。故经云：诸痛痒疮，皆属于心。又云：阳明主肌肉，痛痒皆属于心。治之当补心养胃，外以熏洗、坐导法治之乃可。（《妇人大全良方》卷二十三《妇人阴蚀五疳方论》）

四支者诸阳之本也。

成无己：阳盛则四肢实，火热大甚，故手足躁扰，捻衣摸床，扰乱也。（《注解伤寒论》卷三《辨太阳病脉证并治法》）

热论篇第三十一

今夫热病者，皆伤寒之类也，或愈或死，其死皆以六七日之间，其愈皆以十日以上者。

郭雍：六七日传经皆遍，阴阳俱受病已，故重者死也……十日以上者……谓伤寒循常无变者。（《仲景伤寒补亡论》卷四《六经统论二十二问》）

刘完素：《内经》既直言热病者，言一身为病之热气也。以至仲景直言伤寒者，言外伤之寒邪也。以分风、寒、暑、湿之所伤主疗不同，故直言伤寒，而不同言热病也。其寒邪为害至大，故一切内外所伤，俱为受寒之热病者，通谓之热病也。一名大病者，皆以为害之大也。又春曰温病，夏曰热病，秋曰湿病，冬曰伤寒者，是随四时天气，春温、夏热、秋湿、冬寒为名，以明四时病之微甚，及主疗消息，稍有不等，大而言之则一也，非谓外伤及内病有此异耳。或云冬伏寒邪于肌肤骨肉之间，至于春变为温病，夏变为热病，秋变为湿病，冬病变为正伤寒者，及（朴按：及疑皆字刻误）名冒其寒而内生怫热，热微而不即病者，以至将来阳热变动，或又感之而成热

病，非谓伏其寒气而反变寒为热也。经曰：冬伤于寒，春必病温。亦其义也。（《伤寒直格论方》卷中《伤寒总评》）

黄帝问曰：今夫热病者，皆伤寒之类也，或愈或死，其死皆以六七日之间，其愈皆以十日以上者，何也？不知其解，愿闻其故。……人之伤于寒也，则为病热，热虽甚不死，其两感于寒而病者，必不免于死。……伤寒一日，巨阳受之，故头项痛腰脊强。二日阳明受之，阳明主肉，其脉侠鼻络于目，故身热目疼而鼻干，不得卧也。三日少阳受之，少阳主胆，其脉循胁络于耳，故胸胁痛而耳聋。三阳经络皆受其病，而未入于脏者，故可汗而已。四日太阴受之，太阴脉布胃中络于嗌，故腹满而嗌干。五日少阴受之，少阴脉贯肾络于肺，系舌本，故口燥舌干而渴。六日厥阴受之，厥阴脉循阴器而络于肝，故烦满而囊缩。三阴三阳，五脏六腑皆受病，荣卫不行，五脏不通，则死矣。

其不两感于寒者，七日巨阳病衰……八日阳明病衰……九日少阳病衰……十日太阴病衰……十一日少阴病衰……十二日厥阴病衰……大气皆去，病日已矣。帝曰：治之奈何？岐伯曰：治之各通其脏脉，病日衰已矣。其未满三日者，可汗而已；其满三日者，可泄而已。

陈言：《内经》论伤寒，惟说足三阴三阳，六经传受，愈否日数，及各随其脏腑经络，流注去处，而证以行汗下，并两感脉应病形而已。麻黄汤治太阳伤寒，脉浮紧而数。大承气汤治阳明伤寒，其脉按之浮沉尚有力者。小柴胡汤治少阳伤寒。治中汤治太阴伤寒。附子细辛汤治少阴伤寒。麻黄桂枝各半汤治厥阴伤寒。（麻黄汤：麻黄、桂心、甘草、杏仁）（大承气汤：大黄、芒硝、厚朴、枳实）（小柴胡汤：柴胡、半夏、黄芩、人参、甘草、生姜、大枣）（治中汤：人参、干姜、白术、甘草、陈皮、青皮）（附子细辛汤：麻黄、附子、细辛）（麻黄桂枝各半汤：桂心、芍药、麻黄、杏仁、甘草、生姜、大枣）（《三因极一病证方论》卷之四《伤寒辨证》）

王怀隐：夫伤寒一日，太阳受病。太阳者膀胱之经也，为三阳之首，故先受病。其脉络于腰脊，主于头项，故得病一日而头项腰脊痛也。（《太平圣惠方》卷第九《治伤寒一日候诸方》）

王怀隐：夫伤寒二日，阳明受病。阳明者胃之经也，主于肌肉。其脉络于鼻，入于目，故得病二日，内热鼻干，不得眠也。诸阳在表，表始受病，在于皮肤之间，故可摩膏火灸，发汗而愈也。（《太平圣惠方》卷第九《治伤寒二日候诸方》）

王怀隐：夫伤寒三日者，足少阳受病。少阳者胆之经也。其脉循于胁，上于头耳，故得病三日，胸胁热而耳聋也。三阳经络始相传，病未入于脏，可汗而解也。（《太平圣惠方》卷第九《治伤寒三日候诸方》）

王怀隐：夫伤寒四日，太阴受病。太阴者脾之经也，为三阴之首，是故三日以后，阳受病讫，传之于阴，而太阴受病焉。其脉络于脾，主于咽喉，故得病四日，腹满而咽干也。其病在胸膈，故可吐而愈。（《太平圣惠方》卷第九《治伤寒四日候诸方》）

王怀隐：夫伤寒五日，少阴受病。少阴者肾之经也。其脉贯于肾，络于舌，故得病五日，口热舌干，渴而引饮也。其病在肠，故可下而愈也。（《太平圣惠方》卷第九《治伤寒五日候诸方》）

王怀隐：夫伤寒六日，足厥阴受病。厥阴者肝之经也。其脉循阴，络于肝，故得病六日，烦满而阴缩也。此则阴阳俱受病，毒气在胃，故可下而愈也。（《太平圣惠方》卷第九《治伤寒六日候诸方》）

韩祗和：《热论》云：一日巨阳受之，头项痛腰脊强；二日阳明受之，阳明主内，故身热目疼而鼻干，不得卧；三日少阳受之，少阳主胆，故胸胁痛而耳聋；四日太阴受之，故腹满而咽干；五日少阴受之，故口燥舌干而渴；六日厥阴受之，故烦满囊缩。今经中论其伤寒病所传受，而不传于手之三阳三阴，古今未见其说焉。

且人之生也，禀天地阴阳气，身半以上，同天之阳，身半以下，同地之阴，或四时有不常之气，阳邪为病则伤于手经也，阴邪为病则伤于足经也，故冬毒之气则中于足经矣。《易》云水流湿，火就燥是也。《太阴阳明论》：阳受风气，阴受湿气。注云：同气相求尔。又曰：伤于风者，上先受之；伤于湿者，下先受之。注云：阳气炎上故受风，阴气润下故受湿。盖同气相合尔。《至真要大论》云：身半以上，其气三，天之分也，天气主之；身半以下，其气三，地之分也，地气主之。注云：当阴之分，冷病归之；当阳之分，热病归之。《脉要精微论》云：故中恶风，阳气受之也。以此为证，即寒毒之气只受于足之三阳三阴明矣。（《伤寒微旨论》卷上《伤寒源篇》）

王好古： 此藏物之藏，非五脏之脏也。若三阳经入于藏物之藏，是可泄也。可泄一句，于此不言便。言四日太阴，五日少阴，六日厥阴，于此却不言可泄，但言三阴、三阳、五脏、六腑皆受病，荣卫不行，五脏不通，则死。此一节是言两感也，故下文却言两感于寒者，七日巨阳衰，至十二日六经尽衰，大气皆去，其病已矣，是通说上文六日所受之病也。以此知前文四日太阴，五日少阴，六日厥阴，皆在经络，故十二日愈也。岂可便以太阴、少阴、厥阴为可泄乎？帝问治，岐伯对以治之各通其脏脉，日衰已矣，是通说上文六日所受之病，并十二日衰已之意尽矣。终复言其未满三日可汗而已，又言其满三日可泄而已一句，是重前文三阳受病，未入于藏者可汗，其满三日，已入于藏物之藏者可泄也。后三阴经，岐伯虽不言可汗、可泄，止是在经者便可汗，在藏物之藏者便可下也。何必穿凿无已，以前三日为三阳，后三日为三阴耶？若认藏字为五脏之脏，则前后颠倒不通；若认藏字作藏物之藏，则前后辞理皆顺矣！故仲景曰已入于府者可下，《新校正》云府字当作藏字，《太素》亦云作府，何疑之有？

仲景太阳阳明，大承气；少阳阳明，小承气；正阳阳明调胃承气，是三阳已入于藏者泄之也。太阴，桂枝汤；少阴，麻黄附子细辛汤；厥阴，当归四逆汤，是三阴未入于藏者汗之也。（《此事难知》卷上《评〈热论〉藏字》）

人之伤于寒也，则为病热。

刘完素： 寒毒藏于肌肤，阳气不行散发，而内为怫结。（《黄帝素问宣明论方》卷四《热门》）

刘完素： 盖寒伤皮毛，则腠理闭密，阳气怫郁，不能通畅则为热也。故伤寒身表热者，热在表也，宜以麻黄汤类甘辛热药发散，以使腠理开通，汗泄热退而愈也。（《素问玄机原病式·六气为病·热类》）

伤寒一日，巨阳受之，故头项痛腰脊强。

刘完素： 此足太阳膀胱之经也，故于经言五日足少阴肾水为其表里。或言为手太阳者，误也。此六经之证也。或以此直云伤寒不传手经者，亦误也。岂不详《热论》云五脏六腑皆受病，又《刺热篇》皆言五脏热病。但以热病多于足经，而其病甚少于手经，而其病微，且于足经微为兼证，汗下之治，但分表里，故不单于手经，而但寄于足经而已。若针刺，则本经补泻，各分五脏手足之经矣。（《伤寒直格论方》卷中《伤寒总评》）

五日少阴受之，少阴脉贯肾络于肺，系舌本，故口燥舌干而渴。

王好古： 夫足少阴肾经，其直行者，上贯肝膈入肺中，系舌本，肾恶燥，故渴而引饮。经云：口燥舌干而渴，尺寸脉俱沉，则知肾受热邪，为阳证也，当下之。阴证口干舌燥，非热邪侵凌肾经也，乃嗜欲之人，耗散精气，真水涸竭，元气阳中脱。饮食伤冷，变为枯阴，阳从内消者，或不渴，阳游于外者，必渴而欲饮也。然欲饮，则饮汤而不饮水，或有饮水者，纵与不任，若不忍戒，误多饮者，变由是而生矣。此等舌干欲饮冷水，抑而与之汤，及得饮汤，胸中快然，其渴即解。若以渴为热，汤能解之乎？不惟不能解其渴，其热从而愈甚矣。以是知为阴证也，夫何疑之有！（《阴证略例·论阴证发渴》）

六日厥阴受之，厥阴脉循阴器而络于肝，故烦满而囊缩。

刘完素： 或言传手厥阴包络相火，则水火既济而愈，传足厥阴肝经则土败木贼而当死者，妄说也。此经言足厥阴肝经之证也。（《伤寒直格论方》卷中《伤寒总评》）

帝曰：治之奈何？岐伯曰：治之各通其脏脉，病日衰已矣。其未满三日者，可汗而已；其满三日者，可泄而已。

朱肱： 古人云：未满三日者，可汗而已；其满三日者，可泄而已。此大略之言耳。病人有虚有实，邪气传受，迟速不等，岂可拘以日数？仲景云：日数虽多，但有表证而脉浮者，由宜发汗；日数虽少，若有里证而脉沉者，即宜下之。正应随脉以汗下之。伤寒固有始得病便变阳盛之证，须便下之。

又有腠理寒，一二日便成少阴病者，须急温之。又况六气之邪，乘虚入经，自背得之则入太阳，或入少阴，缘少阴有伏脉在背。自面感之，则入阳明之类不必皆始于太阳，兼寒邪有首尾止在一经，或间传一二经，不可以一理推，但据脉与外证治之，此活法也。（《类证活人书》卷第五《三十二问》）

郭雍： 大抵受病，皆有常变。其经与日不相应者，则变也。循常则易治，既变则难通。然变当从证，常可从日。故《素问》又曰：若其未满三日者，可汗而已；其满三日者，可泄而已。此言常道也。（《仲景伤寒补亡论》卷四《六经统论二十二问》）

刘完素： 大法曰：前三日三阳病，在表，故宜汗之，汗泄热退身凉而愈。后三日三阴病，在里，故宜下之。下退里热，则怫热宣通，汗出气和而愈也。亦有内热不尽，无汗气和而愈者也。或者曰前三日寒在表者，误也，此皆热证也。（《伤寒直格论方》卷中《伤寒总评》）

刘完素： 圣人论汗下，大概言之，以脉分别，三四日脉沉伏，亦当下；六七日脉浮滑，亦可汗。（《黄帝素问宣明论方》卷四《热门》）

帝曰：热病已愈，时有所遗者何也？岐伯曰：诸遗者，热甚而强食之，故有所遗也。若此者，皆病已衰而热有所藏，因其谷气相薄，两热相合，故有所遗也。

成无己： 伤寒劳复，何以明之？劳为劳动之劳，复为再发也。是伤寒差后，因劳动再发者也。伤寒新差后，血气未平，余热未尽，劳动其热，热气还经络，遂复发也。此有二种：一者因劳动外伤，二者因饮食内伤。其饮食内伤者，为多食则遗，食肉则复也。《内经》曰：热病已愈，而时有遗者何也？以热甚而强食之，病已衰而热有所藏，因其谷气留薄，两阳相合，故有所遗。经曰：病已差，尚微烦，设不了了者，以新虚不胜谷气，故令微烦，损谷则愈。夫伤寒邪气之传，自表至里，有次第焉。发汗吐下，自轻至重，有等差焉。又其劳复则不然，见其邪气之复来也，必迎而夺之，不待其传也。（《伤寒明理论》卷三《劳复》）

帝曰：病热当何禁之？岐伯曰：病热少愈，食肉则复，多食则

遗，此其禁也。

刘完素：因热稍愈，犹未尽除，不戒饮食、劳动，情欲扰乱，奈脾胃气虚，未能消化坚食，故热复生。五脏者皆热。（《黄帝素问宣明论方》卷四《热门》）

其两感于寒而病者，必不免于死……两感于寒者，病一日则巨阳与少阴俱病，则头痛口干而烦满。

王好古：太阳者，腑也，自背俞而入，人之所共知；少阴者，脏也，自鼻息而入，人所不知也。鼻气通于天，故寒邪无形之气从鼻而入。肾为水也，水流湿，故肾受之。经曰：伤于湿者，下先受之。同气相求耳！又云：天之邪气，感则害人五脏。以是知内外两感，脏腑俱病，欲表之则有里，欲下之则有表。表里既不能一治，故死矣！故云：两感者不治。然所禀有虚实，所感有浅深，虚而感之深者必死，实而感之浅者犹或可治。治之而不救者有矣，夫未有不治而获生者也。（《此事难知》卷上《问两感邪从何道而入》）

帝曰：其病两感于寒者，其脉应与其病形何如？岐伯曰：两感于寒者，病一日则巨阳与少阴俱病，则头痛口干而烦满；二日则阳明与太阴俱病，则腹满身热，不欲食谵言；三日则少阳与厥阴俱病，则耳聋囊缩而厥，水浆不入，不知人，六日死。帝曰：五脏已伤，六腑不通，荣卫不行，如是之后，三日乃死何也？岐伯曰：阳明者，十二经脉之长也，其血气盛，故不知人，三日其气乃尽，故死矣。

王怀隐：夫两伤于寒病者，一日则巨阳与少阴俱病，故头痛口干，烦满而渴。足太阳膀胱之经足少阴肾之经也。二日足阳明与足太阴俱病，则腹满体热，不食谵语。足阳明胃之经足太阴脾之经也。三日则足少阳与足厥阴俱病，则耳聋囊缩，水浆不入口，则不知人，六日而死矣。足少阳胆之经足厥阴肝之经也。是为六经阴阳表里者也。阳为腑主表，阴为脏主里，脏腑俱病，故曰两感。三日而死者，为一日两经受病，故云两感，是表里俱病，故六日而死矣。（《太平圣惠方》卷第八《辨伤寒热病两感证候》）

庞安常：《素问》载两感于寒其脉应与其病形者，一日则巨阳与少阴俱病，头痛而烦满；二日则阳明与太阴俱病，腹满身热不欲食，谵语；三日则少阳与厥阴俱病，则耳聋囊缩而厥，水浆不入口，不知人，六日死。其言六日死者，是脏腑荣卫或有所通行，故四日少阴与太阳俱病，五日太阴与阳明俱病，六日厥阴与少阳俱病，是重传得六日死矣。其有三日死者，《素问》谓阳明为五脏十二脉之长，其邪气盛，故不知人，三日其气乃绝，故死矣。夫邪气盛则实，表里邪实，并领血气入胃，不通于荣卫气血，故气血随邪而尽，则三日死矣。其脉候《素问》已脱，今详之，凡沉者皆属阴也。一日脉当沉而大，沉者少阴也，大者太阳也。二日脉当沉而长，三日脉当沉而弦，乃以合表里之脉也。沉长沉弦皆隐于沉大，凡阴不当合病，唯三阳可以合病。今三阴与三阳合病，故其脉似沉紧而大，似沉实而长，亦类革至之死脉也。（《伤寒总病论》卷一《两感证》）

郭雍：《素问》言不知人，六日死。又言三日其气乃尽，何也？雍曰：两感之病，表里俱传，三日而六经竟，虽竟而气未绝，故经竟之后，又三日，其气乃绝。其言三日者，谓三日而阳明之气方尽故也。言六日者，通传经之日也。传经三日，气尽故言六日，何以明之？三日经竟之时，五脏已伤，六腑不通，荣卫不行，如是之后，又三日，气尽乃死。帝以疑而问之，而岐伯告以阳明气血盛不知人，三日而后死也。经既曰如是之后，则是传六经竟之后也。又曰不知人，三日，则是阳明未绝之时也，经竟甚明，而或者谓其传六经而后死，夫能再传，则不死矣。本以邪气传至少阳欲传太阴之间，而太阴已先与阳明同受邪气，不能更受后来再传之邪。虽太阴复欲以邪传之三阳，而三阳邪气亦皆满，亦不更尔容受。两邪相拒，六经皆满，俱不能留注传泄，是以六腑不通，营卫不行，水浆不入，不知人；以待阳明之气尽而后死矣。阳明，胃经也。胃为血气之海，朝夕灌注营卫六腑十二经者，皆胃之气血也。诸经虽绝，独阳明气血未尽，故又三日而后死也。六日死，三日死，只是两感一证。或者谓再传为六日死，邪气直入阳明，为三日死。遂分两证，此说甚误，未通经意，又不当改经血气盛为邪气盛，仍有血气随邪而尽之说，皆失也。（《仲景伤寒补亡论》卷十三《两感证五条》）

五脏已伤，六腑不通，荣卫不行，如是之后，三日乃死，何也？岐伯曰：阳明者，十二经脉之长也，其血气盛，故不知人，三日其气乃尽，故死矣。

成无己：谓三日六经俱病，荣卫之气，不得行于内外，腑脏之气不得通于上下，至六日腑脏之气俱尽，荣卫之气俱绝，则死矣。（《注解伤寒论》卷二《伤寒例》）

郭雍：《素问》又言三日乃死，何也？即前所谓六日死也。何以言之？两感之病，阴阳表里两经俱传，至三日，则六经阴阳已传尽，水浆不入口，不知人，是时五脏已尽伤，六腑已不通，荣卫已不仁，如是之后，三日乃死。帝疑之，故再举问，岐伯谓是时阳明之气独未尽，故又三日而后死，是以其言曰：阳明者，十二经脉之长也，其血气盛，故不知人，三日其气乃尽，故死矣。夫不知人者，则两感阴阳俱传，三日之证也。阳明为诸经之长，其血气盛，所以滋养诸经。其血气已散入诸经者，各随其经绝矣。其在阳明未散入诸经者，又须三日而后乃尽。以是知六日者，三日传阴阳诸经，又三日阳明之气方尽。是为六日。而世之读经者，以六日为阴阳再传经而死，若阴阳尚能再传，则不死矣。其曰三日死者，又别为阳明气血随邪而尽之说，与六日不相通，其误甚矣。（《仲景伤寒补亡论》卷四《六经统论二十二问》）

凡病伤寒而成温者，先夏至日者为病温，后夏至日者为病暑。暑当与汗皆出，勿止。

成无己：温暑之病，本伤于寒而得之，故太（熊校记：大医，汪本大改太，非）医均谓之伤寒也。（《注解伤寒论》卷二《伤寒例》）

刘完素：暑与其汗皆出，只言邪热随汗皆出尽而愈也。（《伤寒直格论方》卷中《伤寒总评》）

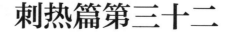

刺热篇第三十二

暂未发现宋金元医家相关散论。

评热病论篇第三十三

黄帝问曰：有病温者，汗出辄复热，而脉躁疾不为汗衰，狂言不能食，病名为何？岐伯对曰：病名阴阳交，交者死也。

成无己： 一或阴阳俱虚，与其下利新汗后，又皆恶其发热也。经云脉阴阳俱虚，热不止者死，下利发热亦死。《内经》云，汗出辄复热而脉躁疾不为汗衰，狂言不能食，此名阴阳交，交者死也。斯亦发热也，讵可与寻常发热一概而论耶。（《伤寒明理论》卷一《发热》）

郭雍： 予考阴阳交之证，大抵伤寒脉不为汗解者，皆阴阳交也。何以不为汗解？曰：独阴独阳之病，一汗则解。阴兼阳阳兼阴之病，一汗不能解。盖汗解其阴，阳脉不得退；汗解其阳，阴脉不得退；此所以不为汗衰也。然则阴兼阳阳兼阴者，何病也？余悉索之。则两感之证似之。一日太阳与少阴俱病，二日阳明与太阴俱病，皆阴兼阳阳兼阴也。阴阳相兼而病，故其病名曰交。是以太阳汗解，而少阴未得解；阳明汗解，而太阴未得解者，岂非因其相交而不为汗衰乎？观二证之言，初若不相同，合二证阴阳之理，则无异也。故《素问》言两感，本非病名，至阴阳交，则曰病名阴阳交，盖两感言其始感；阴阳交者，著其名也。故阴阳交之证，有曰复得汗，脉静者生，是邪气再出而复生也。仲景亦曰：发表攻里，本自不同，岂非再乎？故遇斯病者，当参二证而治之。（《仲景伤寒补亡论》卷十三《阴阳交十一条》）

汗出而脉尚躁盛者死。今脉不与汗相应，此不胜其病也，其死明矣。狂言者是失志，失志者死。今见三死，不见一生，虽愈必死也。

郭雍： 汗出辄复热，一死；脉尚盛，二死；狂言失志，三死也。（《仲景伤寒补亡论》卷十三《阴阳交十一条》）

帝曰：有病身热汗出烦满，烦满不为汗解，此为何病？岐伯曰：汗出而身热者风也，汗出而烦满不解者厥也，病名曰风厥。帝曰：愿卒闻之。岐伯曰：巨阳主气，故先受邪，少阴与其为表里也，得热则上从之，从之则厥也。帝曰：治之奈何？岐伯曰：表里刺之，饮之服汤。

朱肱： 发汗已，身灼热者，名风温。《素问》云：汗出而身热者，风热也。其人素伤于风，因复伤于热，风热相薄，即身热常自汗出，此名风温。（《类证活人书》卷第八《五十五问》）

郭雍： 问曰：有烦满不为汗解者何也？雍曰：《素问》三十三篇曰：有热病身热汗出，烦满不为汗解。岐伯曰：汗出而身热者风也，汗出而烦满不解者厥也，病名曰风厥。巨阳主气，故先受邪，少阴与其为表里也，得热则上从之，从之则厥也。治之者，表里刺之，饮之汤剂。雍曰：仲景言伤寒感异气，变为坏病，如风温温毒之类，则此风厥亦其类也。宜刺太溪、昆仑。服茯苓桂枝甘草大枣汤。（《仲景伤寒补亡论》卷九《汗后四十四条》）

帝曰：劳风为病何如？岐伯曰：劳风法在肺下，其为病也，使人强上冥视，唾出若涕，恶风而振寒，此为劳风之病。帝曰：治之奈何？岐伯曰：以救俯仰。巨阳引精者三日，中年者五日，不精者七日，咳出青黄涕，其状如脓，大如弹丸，从口中若鼻中出，不出则伤肺，伤肺则死也。

赵佶： 《内经》曰劳风法在肺下，其为病也，使人强上冥视，唾出若涕，恶风而振寒。夫劳风之病，肾劳则根虚于下，经所谓根弱则茎叶枯矣，故目视不明而背反强也。然肾之脉入肺中，故因皮毛感风而振栗也。肾主唾，故津液凝结，唾如涎涕。治之以救其俯仰者，戒其劳动也。所以谓劳风者如此。（《圣济总录》卷第一十三《劳风》）

王贶： 若但欲上视，目瞑不能开，开而眩，唾出若涕，恶风振寒，由肾气不足，动作劳损，风搏于肺，肾气不足，膀胱不荣于外，故使强上瞑视，因其劳而受风在肺，故唾出若涕而恶风，谓之劳风，芍药黄芪汤主之。（芍药黄芪汤：芍药、黄芪、川芎、乌头）（《全生指迷方》卷三《眩晕》）

刘完素：肾脉入肺中，振栗，故俯仰成劳风。芎枳丸主之，治劳风，强上冥视，肺热上壅，唾稠，喉中不利，头目昏眩。（芎枳丸：川芎、枳壳）（《黄帝素问宣明论方》卷一《诸证门》）

朱震亨：劳生热，唾出若涕；感风，恶风而振寒。肺主皮毛，宜通经散加半夏、归。（《脉因证治》卷下《杂治》）

月事不来者，胞脉闭也，胞脉者属心而络于胞中，今气上迫肺，心气不得下通，故月事不来也。

刘完素：先服降心火之剂，后服《局方》中五补丸，后以卫生汤，治脾养血气也。（卫生汤：当归、白芍药、黄芪、甘草。虚者，加人参）（《素问病机气宜保命集》卷下《妇人胎产论》）

月事不来者，胞脉闭也。

王好古：经云身有病而有邪脉，经闭也。又云月事不来者，胞脉闭也。经闭者，尺中不至；胞闭者，生化绝源。二者皆血病也，厥阴主之。厥阴病则少阳病矣，累及其夫也。小儿外感、内伤，若有潮作寒热等症，并同少阳治之，男女同候。已上男子、妇人、小儿、闺女，或实作大热，或变成劳，脉有浮、中、沉之不同，故药有表、里、和之不一，察其在气、在血，定其行阴、行阳，使大小不失其宜，轻重各得其所，逆从缓急，举无不当，则可以万全矣！此少阳一治，不可不知也。（《此事难知》卷上《问妇人经病大人小儿内热潮作并疟疾寒热其治同否》）

逆调论篇第三十四

帝曰：人身非衣寒也，中非有寒气也，寒从中生者何？岐伯

曰：是人多痹气也，阳气少，阴气多，故身寒如从水中出。

刘完素： 痹者气血不行，如从水中出，不必寒伤而作也。附子丸主之，治痹气中寒，阳虚阴盛，一身如从水中出。（附子丸：附子、川乌头、肉桂、川椒、菖蒲、甘草、骨碎补、天麻、白术）（《黄帝素问宣明论方》卷一《诸证门》）

刘完素： 其阴寒之为病者，脉迟细，不烦渴，小便清白，吐利腥秽，屈伸不便，厥逆禁固，体寒而不热，不恶寒，无战栗者也。此是阴寒为病。（《伤寒直格论方》卷下《诸证药石分剂》）

帝曰：人有身寒，汤火不能热，厚衣不能温，然不冻栗，是为何病？岐伯曰：是人者，素肾气胜，以水为事，太阳气衰，肾脂枯不长，一水不能胜两火。肾者水也，而生于骨，肾不生则髓不能满，故寒甚至骨也。所以不能冻栗者，肝一阳也，心二阳也，肾孤脏也，一水不能胜二火，故不能冻栗，病名曰骨痹，是人当挛节也。

赵佶：《内经》谓人有身寒，汤火不能热，厚衣不能温，然不冻栗。是人者，素肾气胜，以水为事，太阳气衰，肾脂枯不长，一水不能胜二火。肾者水也，而生于骨，肾不荣则髓不能满，故寒甚至骨也。所以不能冻栗者，肝一阳也，心二阳也，肾孤脏也，一水不能胜二火，故不能冻栗，病名曰骨痹，是人当挛节也。夫骨者肾之余，髓者精之所充也。肾水流行则髓满而骨强。迫夫天癸亏而凝涩，则肾脂不长，肾脂不长则髓涸而气不行，骨乃痹，而其证内寒也。虽寒不为冻栗，则以肝心二气为阳火，一水不能胜之，特为骨寒而已。外证当挛节，则以髓少而筋燥，故挛缩而急也。（《圣济总录》卷第二十《骨痹》）

刘完素： 肾脂枯涸不行，髓少筋弱，冻栗故挛急。附子汤主之，治肾脏风寒湿，骨痹腰脊疼，不得俯仰，两脚冷，受热不遂，头昏耳聋音浑。（附子汤：附子、独活、防风、川芎、丹参、萆薢、菖蒲、天麻、肉桂、当归、黄芪、细辛、山茱萸、白术、甘菊花、牛膝、甘草、枳壳、生姜）（《黄帝素问宣明论方》卷一《诸证门》）

刘完素：此是阴寒为病，而直云不冻栗，寒冷也。夫阳动阴静，故经云战栗动摇为阳火热气以为病也。反寒冷者，亢则害，承乃制，是火热极，而反似寒水者也。故病寒战者反渴，及杂病而寒战者多有燥粪也。及夫平人冒寒而战栗者，寒主闭藏，而外冒于寒，则里热怫郁，而表之阳和卫气，以外寒逼入于里，则阳并于阴而寒战也。（《伤寒直格论方》卷下《诸证药石分剂》）

帝曰：人之肉苛者，虽近衣絮，犹尚苛也，是谓何疾？岐伯曰：荣气虚，卫气实也，荣气虚则不仁，卫气虚则不用，荣卫俱虚，则不仁且不用，肉如故也。人身与志不相有，曰死。

赵佶：《内经》谓人之肉苛者，虽近衣絮，犹尚苛也。以荣气虚，卫气实。夫血为荣，气为卫，气血均得流通，则肌肉无不仁之疾。及荣气虚，卫气实，则血脉凝涩，肉虽如故，而其证痹重为苛也。（《圣济总录》卷第九《肉苛》）

刘完素：其证痹重，肉苛也。前胡散主之。治荣虚卫实，肌肉不仁，致令痹重，名曰肉苛，虚其气。（前胡散：前胡、白芷、细辛、肉桂、白术、川芎、川椒、吴茱萸、附子、当归）（《黄帝素问宣明论方》卷一《诸证门》）

荣气虚则不仁，卫气虚则不用，荣卫俱虚，则不仁且不用，肉如故也。

成无己：不仁，谓不柔和也。痒不知也，痛不知也，寒不知也，热不知也，任其屈伸灸刺不知所以然者，是谓不仁也。由邪气壅盛，正气为邪气闭伏，郁而不发，荣卫血气虚少，不能通行，致斯然也。《内经》曰：荣气虚则不仁。《针经》曰卫气不行，则为不仁。经曰荣卫不能相将，三焦无所仰，身体痹不仁。即是言之，知荣卫血气虚少，不能通行为不仁者明矣。（《伤寒明理论》卷三《不仁》）

疟论篇第三十五

夫痎疟皆生于风。

严用和：《素问》云夫疟疾皆生于风。又云夏伤于暑，秋必痎疟。此四时之气使然也。或乘凉过度，露卧湿处，饮冷当风，饥饱失时，致令脾胃不和，痰积中脘，遂成此疾，所谓无痰不成疟。（《严氏济生方》卷一《诸疟论治》）

阳并于阴，则阴实而阳虚，阳明虚则寒栗鼓颔也。

刘完素：注曰："阳并于阴，言阳气入于阴分也。阳明，胃脉也。胃之脉，自交承浆，却分行循颐后下廉出大迎；其支别者，从大迎前下人迎。故气不足则恶寒战栗而颐颔振动也。"然阳明经络在表，而主于肌肉，而气并于里，故言阳明虚也。（《素问玄机原病式·六气为病·热类》）

此皆得之夏伤于暑，热气盛，藏于皮肤之内，肠胃之外，此荣气之所舍也。此令人汗空疏，腠理开，因得秋气，汗出遇风，及得之以浴，水气舍于皮肤之内，与卫气并居。卫气者，昼日行于阳，夜行于阴，此气得阳而外出，得阴而内薄，内外相薄，是以日作。帝曰：其间日而作者何也？岐伯曰：其气之舍深，内薄于阴，阳气独发，阴邪内著，阴与阳争不得出，是以间日而作也。

王好古：疟之为病，以暑舍于荣卫之间，得秋之风寒所伤而后发。亦有非暑，感冒风寒而得之者。邪并于阳则发热，冰水不能凉；邪并于阴则发寒，汤火不能温。并则病作，离则病止，作止故有时。在气则发早，在血则发晏。浅则日作，深则间日。或在头顶，或在背中，或在腰脊，虽上下远近之不同，在太阳一也。或在四肢者，风淫之所及，随所伤而作，不必尽当风府也。先寒而后热者，谓之寒疟；先热而后寒者，谓之温疟，二者不当治水火，当从乎中治。中治者，少阳也。渴者，燥胜也；不渴者，湿胜也。疟虽伤暑，遇秋而发，其不应也。秋病寒甚，太阳多也；冬寒不甚，阳不争也；

春病则恶风；夏病则多汗。汗者，皆少阳虚也，其病随四时而作异形如此。又有得之于冬而发之于暑，邪舍于肾，足少阴也；有藏之于心，内热素于肺，手太阴也。至于少气烦冤，手足热而呕，但热而不寒，谓之瘅疟，足阳明也。治之奈何？方其盛矣，勿敢必毁；因其衰也，事必大昌，治法易老疟论备矣！（《此事难知》卷下《〈素问〉五脏疟证汤液之图》）

夫疟之始发也，阳气并于阴，当是之时，阳虚而阴盛，外无气，故先寒栗也。阴气逆极，则复出之阳，阳与阴复并于外，则阴虚而阳实，故先热而渴。

刘完素：然阴气逆极，则复出之阳者，是言阳为表而里为阴也。其气复出，而并之于表，非谓阴寒之气出于表而反为阳热也。（《素问玄机原病式·六气为病·热类》）

夫疟气者，并于阳则阳胜，并于阴则阴胜，阴胜则寒，阳胜则热。疟者，风寒之气不常也，病极则复。

刘完素：然气并于阳而在于表，故言阳胜；气并于阴而在于里，故言阴胜。此乃表里阴阳之虚实，非寒热阴阳之胜负，但阳气之出入耳。（《素问玄机原病式·六气为病·热类》）

刘完素：《疟论》言"阴胜则寒，阳胜则热"者，谓里气与邪热并之于表，则为阳胜而发热也；表气与邪热并之于里，则为阴胜而寒栗也。（《素问玄机原病式·六气为病·寒类》）

病在阳则热而脉躁，在阴则寒而脉静，极则阴阳俱衰，卫气相离，故病得休，卫气集则复病也。

刘完素：然气并与内，而外无气，故寒战，脉不能躁。甚而沉细欲绝，静或不见也。夫疟者，邪热与卫气并则作发，而不并则休止也。（《伤寒直格论方》卷下《诸证药石分剂》）

如是者，阴虚而阳盛，阳盛则热矣，衰则气复反入，入则阳

虚，阳虚则寒矣，故先热而后寒，名曰温疟。

刘完素：此只言表里之阴阳，气不病者为虚，而并者为实，其为病之气也，乃热之一也。俗未明之，直以经言阴盛则寒，不明其经意，以病热而反恶寒战栗便为阴寒之病，误之久矣！（《伤寒直格论方》卷下《诸证药石分剂》）

刺疟篇第三十六

诸疟而脉不见，刺十指间出血，血去必已。

张从正：会陈下有病疟二年不愈者，止服温热之剂，渐至衰羸，命予药之。余见其羸，亦不敢便投寒凉之剂，乃取《内经·刺疟论》详之，曰诸疟不已，刺十指间出血。正当发时，余刺其十指出血，血止而寒热立止。咸骇其神。（《儒门事亲》卷一《疟非脾寒及鬼神辩》）

气厥论篇第三十七

岐伯曰：肾移寒于肝，痈肿少气。脾移寒于肝，痈肿筋挛。

王好古：又云：寒痈，此皆安生？岐伯曰：生于八风之所变也。又云：地之湿气，感则害人皮肉筋脉。《圣济》云：衣服过厚，表易著寒。所得之源，大抵如此。或发不变色，或坚硬如石，或捻之不痛，久则然后变色、疼痛，渐软而成脓，如泔而稀，久不能差，疮口不合，变为瘭漏。反坏肌肉，侵损骨髓，以致痿痹。（《医垒元戎》卷十《〈素问〉寒痛疽例》）

心移寒于肺，肺消。肺消者饮一溲二，死不治。

赵佶：《内经》谓心移寒于肺为肺消，肺消者，饮一溲二，死不治。夫病必有传，传有顺逆。传其所生者顺，顺则易治。传其所胜者逆也，逆则难已。心火受邪，传之于肺，是为逆，盖寒随心火，内铄金精，肺脏销铄，气无所持，故其证饮少而溲多也。当始病之时，宜去其寒邪，使不得乘心火而移害于肺，至于肺消，则当补肺金平心火而疾可愈。（《圣济总录》卷第四十八《肺消》）

刘完素：当补肺平心，死而可治，乃心肺为贼也。黄芪汤主之，治肺消，饮少溲多。补肺平心，遗寒在肺，痿劣。（黄芪汤：黄芪、五味子、人参、桑白皮、麦门冬、枸杞子、熟地黄）（《黄帝素问宣明论方》卷一《诸证门》）

张从正：肺消者，心移寒于肺，肺主气。经曰：饮食入胃，游溢精气，上输于脾，脾之精气，上归于肺，通调水道，下输膀胱，水精四布，五经并行。以为常也。《灵枢经》亦曰：上焦如雾，中焦如沤，下焦如渎。今心为阳火，先受阳邪，阳火内郁，火郁内传，肺金受制；火与寒邪，皆来乘肺，肺为外寒所薄，气（不）得施，内为火所燥，亢极水复。故皮肤索泽而辟著，溲溺积湿而频并，上饮半升，下行十合，故曰饮一溲二者死。膈消不为寒所薄，阳气得宣散于外，故可治；肺消为寒所薄，阳气自溃于中，故不可治。此消乃消及于肺脏者也。（《儒门事亲》卷三《三消之说当从火断》）

肺移寒于肾，为涌水。涌水者，按腹不坚，水气客于大肠，疾行则鸣濯濯如囊裹浆，水之病也。

赵佶：《内经》言肺移寒于肾，为涌水。涌水者，按腹不坚，水气客于大肠，疾行则鸣濯濯如囊裹浆，水之病也。夫肾为肺之子而主水，大肠为肺之腑而为传道之官。肺受寒邪，宜传于肾，肾受寒邪则其水闭郁而不流，水无所归，故客于大肠而不下，夫水性流下，今乃客于大肠，不得宣通，而其

证涌溢，如囊裹浆也。(《圣济总录》卷第七十九《涌水》)

刘完素：或遍身肿满，按腹不坚，疾行则濯濯有声，或咳喘不定。葶苈丸主之，治涌水腹满不坚，如溢囊裹浆，疾行则濯濯有声。(葶苈丸：葶苈、泽泻、椒目、桑白皮、杏仁、木猪苓)(《黄帝素问宣明论方》卷一《诸证门》)

脾移热于肝，则为惊衄。

赵佶：《内经》谓脾移热于肝，则为惊衄。盖脾土也，肝木也。土本畏木，今脾移热于肝，则是土气反盛，热往乘木。肝所藏者血，其神为魂，虚热胜之，故惊而衄也。(《圣济总录》卷第七十《鼻衄统论》)

心移热于肺，传为鬲消。

赵佶：《内经》曰心移热于肺，传为鬲消。夫心肺二脏，皆居鬲上，心火既炽，移以烁金，二脏俱热，熏蒸鬲间，而血气消烁也。心主血，肺主气，俱受邪热，宜不息而消，故久则引饮为消渴之疾。(《圣济总录》卷第四十九《鬲消》)

刘完素：二者心膈有热，久则引饮为消渴矣。麦门冬饮子主之，治膈消，胸满烦心，津液燥少，短气，久为消渴。(麦门冬饮子：麦门冬、瓜蒌实、知母、甘草、生地黄、人参、葛根、竹叶)(《黄帝素问宣明论方》卷一《诸证门》)

张从正：此虽肺金受心火之邪，然止是膈消，未及于肺也。故饮水至斗亦不能已其渴也。其状多饮而数溲，或不数溲变为水肿者，皆是也。此消乃隔膜之消也。(《儒门事亲》卷三《三消之说当从火断》)

朱震亨：盖心火盛于上，为膈膜之消。病则舌上赤裂，大渴引饮。论云：心移热于肺，传为鬲消。是也，以白虎加参汤主之。(《脉因证治》卷下《消渴》)

肺移热于肾，传为柔痓。

庞安常：太阳病发汗太过因致痉。《素问》曰：太阳所至为寝汗痉。又云：肺移热于肾，传为柔痉。始太阳中风发热而故迫肺金，金投子而避害，故移热于肾水，水为火迫则上升复凌心位，水入火乡而为汗，若汗太多，因而熟寐，汗反为冷湿之气，复著太阳经，故发痉也。（《伤寒总病论》卷三《痉证》）

成无己：痓当作痉，传写之误也。痓者恶也，非强也。《内经》曰：肺移热于肾，传为柔痉。柔为筋柔而无力，痉为骨痉而不随。痉者，强也，《千金》以强直为痓。经曰：颈项强急，口噤背反张者痉。即是观之，痓为痉字明矣。（《注解伤寒论》卷二《辨痓湿暍脉证》）

胞移热于膀胱，则癃溺血。

赵佶：《内经》谓悲哀太甚，则胞络绝，阳气动中，数溲血。又曰：胞移热于膀胱，为癃溺血。二者皆虚热妄溢，故溲血不止也。治宜去邪热，调心气。（《圣济总录》卷第九十六《小便出血》）

膀胱移热于小肠，鬲肠不便，上为口糜。

赵佶：膀胱移热于小肠，膈肠不便，上为口糜。夫小肠之脉，络心循咽，下膈抵胃，阴阳和平，水谷入胃，小肠受之，通调水道，下输膀胱。今热气厥逆，膀胱移热于小肠，胃之水谷，不得传输于下，则令肠膈塞而不便，上则令口生疮而糜烂也。大抵心胃壅热，则必熏蒸于上，不可概以傅药，当求其本而治之。（《圣济总录》卷第一百一十七《口糜》）

刘完素：心胃壅热，水谷不化，转下小肠。柴胡地骨皮汤主之，治口糜，生疮损烂，小肠有热，胀满不便，宜服之。（柴胡地骨皮汤：柴胡、地骨皮。如有病人大便实者，加大黄、朴硝，可泻热甚）（《黄帝素问宣明论方》卷一《诸证门》）

罗天益：心胃壅热，水谷不转，下传小肠。以导赤散去小肠热，五苓散泻膀胱热。故以导赤散调五苓散主之。（《卫生宝鉴》卷十一《口糜论并治法方》）

鬲肠不便，上为口糜。

成无己：三焦主持诸气，三焦既相混乱，则内外之气，俱不得通，膻中为阳气之海，气因不得通于内外，怫郁于上焦而为热，与脏相熏，口烂食断。《内经》曰：隔热不便，上为口糜。（《注解伤寒论》卷一《辨脉法》）

小肠移热于大肠，为虙瘕，为沉。

赵佶：《内经》谓小肠移热于大肠为虙瘕。夫小肠者，受盛之官，化物出焉。大肠者，传道之官，变化出焉。二者皆以传化为事。今也小肠受热，移于大肠，则阴气虚而津液耗，津液既耗，不能滑利，故糟粕内结，沉伏而为瘕聚，肠间菀结，大便秘涩是也。（《圣济总录》卷第五十《虙瘕》）

刘完素：大肠、小肠遗热，名虙瘕。津液耗散，不能滑利，宛结而大肠闭涩。槟榔丸主之，治大肠有遗热，津液壅滞，腹痛闭涩。（槟榔丸：槟榔、大黄、枳壳、木香、桃仁、大麻仁）（《黄帝素问宣明论方》卷一《诸证门》）

刘完素：然则经言瘕病亦有热也。或阳气郁结，怫热壅滞，而坚硬不消者，非寒癥瘕也，宜以脉证别之。（《素问玄机原病式·六气为病·寒类》）

张从正：夫妇人月事沉滞，数日不行，肌肉不减。《内经》曰此名为瘕为沉也。沉者，月事沉滞不行也。急宜服桃仁承气汤加当归，大作剂料服，不过三服立愈。后用四物汤补之。更可用《宣明方》槟榔丸。（《儒门事亲》卷五《妇人月事沉滞》）

大肠移热于胃，善食而瘦入，谓之食亦。胃移热于胆，亦曰食亦。

赵佶：《内经》曰大肠移热于胃，善食而瘦，谓之食亦。胃移热于胆，亦曰食亦。夫胃为水谷之海，所以化气味而为荣气者也。胃气冲和则食饮有节，气血盛而肤革充盈。若乃胃受邪热，消铄谷气，不能变精血，故善食而瘦也。病名食亦，言虽能食，亦若饥也。胃移热于胆，亦曰食亦，以胆为阳

木，热气乘之，则铄土而消谷也。(《圣济总录》卷第四十五《食㑊》)

寇宗奭：儿病虚滑，食略化，大便日十余次，四肢柴瘦，腹大，食讫又饥。此疾正是大肠移热于胃，善食而瘦，又谓之食㑊者。时五六月间，脉洪大，按之则绝。今六脉既单洪，则夏之气独然，按之绝，则无胃气也。经曰：夏脉洪，洪多胃气少曰病，但洪无胃气曰死。夏以胃气为本，治疗失于过时，后不逾旬，果卒。(《本草衍义》卷之三《序例下》)

刘完素：大肠移热于胃，善食而瘦，或胃热移于胆，能食善饮，木胜土也。参苓丸主之，治食㑊，胃中结热，消谷善食，不生肌肉。(参苓丸：人参、菖蒲、远志、赤茯苓、地骨皮、牛膝)(《黄帝素问宣明论方》卷一《诸证门》)

胆移热于脑，则辛颏鼻渊。鼻渊者，浊涕下不止也，传为衄蔑瞑目，故得之气厥也。

赵佶：《内经》谓胆移热于脑，则辛颏鼻渊，传为衄蔑瞑目。夫血得热则涌溢，得寒则凝泣，胆受胃热，循脉而上，乃移于脑。盖阳络溢则血妄行，在鼻为衄，在汗孔为蔑。二者不同，皆热厥血溢之过也。今之治衄蔑者，专于治血，不知血之流行，气为之本；犹海水潮汐，阴阳之气使然也。明夫经络顺逆，则血与气俱流通，而无妄行之患矣。(《圣济总录》卷第七十《衄蔑》)

赵佶：《内经》谓胆移热于脑，则辛颏鼻渊者，浊涕不止也。夫脑为髓海，藏于至阴，故藏而不泻，今胆移邪热上入于脑，则阴气不固，而藏者泻矣。故脑液下渗于鼻，其证浊涕出不已，若水之有渊源也。治或失时，传为衄蔑瞑目。(《圣济总录》卷第一百一十六《鼻渊》)

刘完素：防风汤主之，治鼻渊脑热，渗下浊涕不止，久而不已，必成衄血之疾。(防风汤：黄芩、人参、甘草、麦门冬、川芎、防风)
胆受胃热，循脉上于脑，阳络溢，血妄行，在鼻空蔑、目瞑者，定命散。治胆受热，血妄行，鼻中衄蔑并血汗不止。(定命散：朱砂、水银、麝香，新汲水调下)(《黄帝素问宣明论方》卷一《诸证门》)

刘完素：头旋、脑热、鼻塞、浊涕时下，（防风通圣散）每一两加薄荷、黄连各二钱半。（《加减灵秘十八方》）

罗天益：宜以防风汤主之。（防风、人参、黄芩、麦门冬、甘草、川芎）（《卫生宝鉴》卷十《鼻中诸病并方》）

咳论篇第三十八

黄帝问曰：肺之令人咳何也？岐伯对曰：五脏六腑皆令人咳，非独肺也。帝曰：愿闻其状？岐伯曰：皮毛者肺之合也。皮毛先受邪气，邪气以从其合也。其寒饮食入胃，从肺脉上至于肺则肺寒，肺寒则外内合邪因而客之，则为肺咳。

陈言：世谓五嗽，且以五脏而言之。要之内因七情，外合六淫，饮食、起居、房劳、叫呼，皆能单复倚互而为病。故经云：五脏六腑，感寒热风湿，皆令人咳。（《三因极一病证方论》卷之十二《咳嗽叙论》）

成无己：咳之由来，有肺寒而咳者，有停饮而咳者，有邪气在半表半里而咳者，虽同曰咳，而治各不同也。《内经》曰肺之令人咳何也？皮毛者，肺之合也。皮毛先受寒气，寒气以从其合也。其寒饮食入胃，从肺脉上至于肺，肺寒则外内合邪，邪因而客之，则为咳嗽者，是肺寒而咳也。（《伤寒明理论》卷一《咳》）

张从正：嗽与咳，一证也。后人或以嗽为阳，咳为阴，亦无考据。且《内经·咳论》一篇，纯说嗽（朴按：嗽疑咳之刻误）也，其中无咳（朴按：咳疑嗽之刻误）字。由是言之，咳即嗽也，嗽即咳也。《阴阳应象大论》云秋伤于湿，冬生咳嗽。又《五脏生成篇》云咳嗽上气。又《诊要经终》云春刺秋分，环为咳嗽。又《示从容篇》云咳嗽烦冤者，肾气之逆也。《素问》

惟以四处连言咳嗽，其余篇中，止言咳，不言嗽，乃至咳、嗽一证也。或言嗽为别一证，如《伤寒》书中说咳逆，即咽中作梯磴之声者是也。此一说非，《内经》止以嗽为咳。《生气通天论》云秋伤于湿，上逆而咳，与《大象论》文义同，而无嗽字，乃知咳即是嗽，明矣！余所以苦论此者，孔子曰"必也正名乎"。（《儒门事亲》卷三《嗽分六气毋拘于寒述》）

曾世荣：故《难经》云：形寒饮冷则伤肺，使气上而不下，逆而不收，冲壅咽膈，淫淫如痒，习习如梗，是令咳也。乍暖脱著，暴热遇风，邪气侵于皮肤，肺先受之，而为咳嗽。（《活幼心书·明本论·咳嗽》）

皮毛者肺之合也，皮毛先受邪气，邪气以从其合也……五脏各以其时受病，非其时各传以与之……乘秋则肺先受邪，乘春则肝先受之，乘夏则心先受之，乘至阴则脾先受之，乘冬则肾先受之……岐伯曰：肺咳之状，咳而喘息有音，甚则唾血。心咳之状，咳则心痛，喉中介介如梗状，甚则咽肿喉痹。肝咳之状，咳则两胁下痛，甚则不可以转，转则两胠下满。脾咳之状，咳则右胁下痛阴阴引肩背，甚则不可以动，动则咳剧。肾咳之状，咳则腰背相引而痛，甚则咳涎。帝曰：六腑之咳奈何？安所受病？岐伯曰：五脏之久咳，乃移于六腑。脾咳不已，则胃受之，胃咳之状，咳而呕，呕甚则长虫出。肝咳不已，则胆受之，胆咳之状，咳呕胆汁。肺咳不已，则大肠受之，大肠咳状，咳而遗失。心咳不已，则小肠受之，小肠咳状，咳而失气，气与咳俱失。肾咳不已，则膀胱受之，膀胱咳状，咳而遗溺。久咳不已，则三焦受之，三焦咳状，咳而腹满，不欲食饮，此皆聚于胃，关于肺，使人多涕唾而面浮肿气逆也。

王怀隐：夫咳嗽者，由肺感于寒，而成咳嗽也。肺主气，合于皮毛，邪之初伤，先客于皮毛，故肺先受之，五脏与六腑为表里，皆禀气于肺，以四时更王。五脏六腑皆有咳嗽，各以其时，感于寒而受病。故以咳嗽形证不同。

五脏之嗽者，乘秋则肺先受之，肺嗽之状，嗽而喘息，有音声，甚则唾血。乘夏则心受之，心嗽之状，嗽则心痛，喉中介介如哽，甚则咽肿喉痹。乘春则肝受之，肝嗽之状，嗽则两胁下痛，甚则不可转动，两胁下满。乘季夏则脾受之，脾嗽之状，嗽则右胁下痛，阴阴引肩膊，甚则不可动，动则嗽。冬则肾受之，肾嗽之状，嗽则腰背相引而痛，甚则嗽而唾。此五脏之嗽也。

五脏嗽久不已，则传与六腑。脾嗽不已则胃受之，胃嗽之状，嗽而呕，甚则长虫出。肝嗽不已则胆受之，胆嗽之状，嗽即呕吐胆汁。肺嗽不已大肠受之，大肠嗽之状，嗽而大肠利也。心嗽不已则小肠受之，小肠嗽之状，嗽而失气，气与嗽俱出。肾嗽不已膀胱受之，膀胱嗽之状，嗽而遗溺。久嗽不已，则三焦受之，三焦嗽之状，嗽而腹满，不欲食饮。此皆寒气聚于胃，关于肺，使人多涕唾而面浮肿气逆也。（《太平圣惠方》卷第四十六《咳嗽论》）

赵佶：《内经》谓久咳不已，则三焦受之，三焦咳状，咳嗽腹满，不欲食饮，此皆聚于胃关于肺，使人多涕唾而面浮气逆也。盖三焦之气，以胃气为本，水谷之道路，气之所终始也。今咳而久者，以寒气蕴结，关播胃中，故腹满不食，气逆上行，涕唾多而面目虚浮也。（《圣济总录》卷第五十四《三焦咳》）

王贶：孙氏《仁存活法秘方》云：心咳之状，上引心痛，喉介介然如梗，甚则咽喉肿痛，脉浮恶风，宜桂心汤。（桂心汤：人参、桂、白茯苓、麻黄、贝母、远志、甘草）（《全生指迷方》卷四《咳嗽》）

王贶：若肝咳，恶风脉浮弦，射干汤主之。孙氏《仁存活法秘方》云：肝咳之状，咳则两胁痛，甚则不可转侧，转则两胁下满。（射干汤：射干、麻黄、五味子、半夏、款冬花、甘草）（《全生指迷方》卷四《咳嗽》）

严用和：夫嗽者，古人所谓咳是也。盖皮毛者，肺之合也，皮毛先受邪气，邪气以从其合也。又经云：五脏六腑皆令人咳，非独肺也。由是观之，皮毛始受邪气，邪气先从其合，然后传为五脏六腑之咳。（《严氏济生方》卷二《咳嗽论治》）

人与天地相参，故五脏各以治时感于寒则受病，微则为咳，甚者为泄为痛。

成无己：肺感微寒为咳，则脉亦微也。（《注解伤寒论》卷九《辨不可

下病脉证并治法》）

陈自明：经曰：微寒为咳，寒甚为肠澼。古人立方治咳嗽，未有不本于温药，如干姜、桂心、细辛之属。以寒气入里，非辛甘不能发散，以此推之，未有不因寒而嗽也。（《妇人大全良方》卷六《妇人咳嗽用温药方论》）

陈自明：经曰：人感于寒则受病，微则为咳，甚则为泄为痛。凡咳嗽，五脏六腑皆有之，唯肺先受邪。盖肺主气，合于皮毛。邪之初伤，先客皮毛，故咳为肺病。（《妇人大全良方》卷六《妇人劳嗽方论》）

陈自明：《三因》：夫妇人泄泻者，经中所谓洞泄、飧泄、溏泄、濡泄、胃泄、脾泄、大肠泄、大瘕泄、小肠泄、水谷注下，其实一也。原疾之由，皆因肠胃虚冷，而邪气乘之。经云：寒甚则泄。春伤于风，下必飧泄。又云：寒则溏，热则垢。此得于外也。（《妇人大全良方》卷八《妇人泄泻方论》）

帝曰：治之奈何？岐伯曰：治脏者治其俞，治腑者治其合，浮肿者治其经。

刘完素：治俞者，治其土也；治合者，亦治其土也。如兵家围魏救赵之法也。（《素问病机气宜保命集》卷下《咳嗽论》）

举痛论篇第三十九

帝曰：愿闻人之五脏卒痛，何气使然？岐伯对曰：经脉流行不止，环周不休。寒气入经而稽迟，泣而不行。客于脉外则血少，客于脉中则气不通，故卒然而痛。……得炅则痛立止，因重中于寒，则痛久矣。

李杲：夫心胃痛及腹中诸痛，皆因劳役过甚，饮食失节，中气不足，寒邪乘虚而入客之，故卒然而作大痛。经言得炅则止。炅者热也，以热治寒，治之正也。（《东垣先生试效方》卷第二《心胃及腹中诸痛论》）

寒气客于五脏，厥逆上泄，阴气竭，阳气未入，故卒然痛死不知人，气复反则生矣。

李杲：《举痛论》云：寒气客于五脏，厥逆上泄，阴气竭，阳气未入，故卒然痛死不知人，气复反则生矣。夫六气之胜，皆能为病，惟寒毒最重，阴主杀故也。圣人以辛热散之，复其阳气，故曰寒邪客之，得炅则痛立止，此之谓也。（《内外伤辨惑论》卷中《肾之脾胃虚方》）

帝曰：善。余知百病生于气也，怒则气上，喜则气缓，悲则气消，恐则气下，寒则气收，炅则气泄，惊则气乱，劳则气耗，思则气结。九气不同，何病之生？岐伯曰：怒则气逆，甚则呕血及飧泄，故气上矣。喜则气和志达，荣卫通利，故气缓矣。悲则心系急，肺布叶举，而上焦不通，荣卫不散，热气在中，故气消矣。恐则精却，却则上焦闭，闭则气还，还则下焦胀，故气不行矣。寒则腠理闭，气不行，故气收矣。炅则腠理开，荣卫通，汗大泄，故气泄。惊则心无所倚，神无所归，虑无所定，故气乱矣。劳则喘息汗出，外内皆越，故气耗矣。思则心有所存，神有所归，正气留而不行，故气结矣。

王怀隐：夫百病皆生于气。喜则气缓，悲则气消，恐则气下，寒则气收聚，热则腠理开气泄也，忧则气乱，思则气留，怒则气逆。喜则气和，荣卫通利，故气缓焉。悲则心系急，肺布叶举，使上焦不通，热气在内，故气消也。恐则精却，精却则上焦闭，闭则气还，还则下焦胀，故气不行。寒则经络凝涩，故气收聚。热则腠理开，荣卫通，故汗大泄也。忧则心无所寄，神无所归，虑无所定，故气乱矣。劳则喘而汗，外内迅，故气耗矣。思则身心有乱，止气留不行，故气咽矣。怒则气逆，甚则呕血及食，而气逆上也。（《太平圣惠方》卷第四十二《上气论》）

王衮：人之生，禀于荣卫。人之本皆系于气。气若和平，邪正不能干犯；气若盛衰，百病由是生焉。故怒则气上，喜则气缓，悲则气消，恐则气下，寒则气收聚，热则腠理开而气泄，忧则气乱，劳则气耗，思则气结。经曰九气七气，及言诸气者，皆不出此也。(《博济方》卷二《诸气》)

陈言：夫喜伤心者，自汗，不可疾行，不可久立，故经曰喜则气散。怒伤肝者，上气，不可忍，热来烫心，短气欲绝，不得息，故经曰怒则气上。忧伤肺者，心系急，上焦闭，荣卫不通，夜卧不安，故经曰忧则气聚。思伤脾者，气留不行，积聚在中脘，不得饮食，腹胀满，四肢怠惰，故经曰思则气结。悲伤心胞者，善忘，不识人，置物在处，还取不得，筋挛，四肢浮肿，故经曰悲则气急。恐伤肾者，上焦气闭不行，下焦回还不散，犹豫不决，呕逆恶心，故经曰恐则精却。惊伤胆者，神无所归，虑无所定，说物不竟而迫，故经曰惊则气乱。

七者虽不同，本乎一气，脏气不行，郁而生涎，随气积聚，坚大如块，在心腹中，或塞咽喉如粉絮，吐不出，咽不下，时去时来，每发欲死状，如神灵所作，逆害饮食，皆七气所生所成。治之各有方。七气汤治脏腑神气不守正位，为喜怒忧思悲恐惊忤郁不行，遂聚涎饮，结积坚牢，有如瘀块，心腹绞痛，不能饮食，时发时止，发则欲死。(七气汤：半夏、人参、桂心、甘草、生姜、大枣)(《三因极一病证方论》卷之八《七气证治》)

刘完素：炅，音桂，热也；旧音耿，非。……缓，犹和也，故令人气散也。……越，散越也。……结者，滞而不通也。(《伤寒直格论方》卷上《九气》)

严用和：《内经》云百病皆生于气。经有所谓七气，有所谓九气。喜、怒、忧、思、悲、恐、惊者，七气也。七情之外，益之以寒、热二证，而为九气也。(《严氏济生方》卷十《血气论治》)

悲则气消……惊则气乱。

朱震亨：经曰悲则气消。脉虚心火来乘，金气自虚，故悲则泪下。或因风寒饮食之气上逆留于胸中，留而不去，久为寒中；或曰肺金乘肝木而为泪，故悲则右寸脉虚。

凡惊则气乱。惊则肝气散乱，乘其脾土，故小儿惊则泻青、大人惊则面青者，肝血乱而下降故青，其肝脉亦乱。一曰惊则肝气乘心，故大惊者，心脉易位向里；惊气入心者，多尿也。脉应于气口，左关散乱。（《丹溪脉诀指掌·辨五志脉》）

恐则气下。

刘完素：阳主出行舒荣，故心火之志喜，则身心放肆；而阴主收藏，故肾水之志恐，则身心收敛也。夫恐则肾虚，心实而热，正气收藏，陷下于里，亦是阳并于阴而寒战也。（《伤寒直格论方》卷下《诸证药石分剂》）

炅则气泄。

李杲：今暑邪干卫，故身热自汗。（《内外伤辨惑论》卷中《暑伤胃气论》）

李杲：今暑邪干卫，故身热自汗。以黄芪甘温补之为君；人参、橘皮、当归、甘草甘微温，补中益气为臣；苍术、白术、泽泻渗利而除湿；升麻、葛根甘苦平，善解肌热，又以风胜湿也。湿胜则食不消而作痞满，故炒曲甘辛、青皮辛温，消食快气。肾恶燥，急食辛以润之，故以黄柏苦辛寒，借甘味泻热补水。虚者滋其化源，以人参、五味子、麦门冬酸甘微寒，救天暑之伤于庚金为佐，名曰清暑益气汤。（黄芪、苍术、升麻、人参、泽泻、神曲、橘皮、白术、麦门冬、当归、炙甘草、青皮、黄柏、葛根、五味子）（《脾胃论》卷中《长夏湿热胃困尤甚用清暑益气汤论》）

悲则心系急，肺布叶举，而上焦不通，荣卫不散，热气在中，故气消矣。

张从正：夫妇人年及四十以上，或悲哀太甚。《内经》曰：悲哀太甚则心系急，心系急则肺布叶举，而上焦不通，热气在中。故经血崩下。心系者，血山也。如久不愈，则面黄肌瘦。慎不可与燥热之药治之，岂不闻血得热而流散？先与黄连解毒汤，次以凉膈散、四物汤等药，治之而愈。《痿论篇第四十四》云："悲哀太甚则胞络绝，胞络绝则阳气内动，发则心下崩，数溲血也。"（《儒门事亲》卷五《血崩》）

腹中论篇第四十

黄帝问曰：有病心腹满，旦食则不能暮食，此为何病？岐伯对曰：名为鼓胀。帝曰：治之奈何？岐伯曰：治之以鸡矢醴，一剂知，二剂已。帝曰：其时有复发者，何也？岐伯曰：此饮食不节，故时有病也。虽然其病且已，时故当病，气聚于腹也。

唐慎微： 屎白微寒。主消渴，伤寒，寒热，破石淋及转筋，利小便，止遗溺，灭瘢痕。《素问》心腹满，旦食则不能暮食，名为鼓胀，治之以鸡矢醴。一剂知，二剂已。注云：今《本草》鸡矢，利小便，微寒，并不治鼓胀。今方制法，当取用处，汤渍服之耳。（《证类本草》卷第十九《鸡矢白》）

赵佶：《内经》谓有病心腹满，旦食不能暮食，名为鼓胀。夫水谷入口，则胃实肠虚，食下则肠实胃虚。若乃饮食不节，寒温失宜，胃满气逆，聚而不散，大肠无以传道而变化，故心腹逆满，气鼓而胀也。旦食不能暮食，则以至阴居中，五阳不布，水谷化迟而然也。（《圣济总录》卷第五十七《鼓胀》）

刘完素： 胃逆不散，大肠不传，逆满，鸡屎醴散。治鼓胀，旦食不能暮食，痞满。古法用此，可择焉。（鸡屎醴散：大黄、桃仁、鸡屎醴、生姜）（《黄帝素问宣明论方》卷一《诸证门》）

严用和： 胀满者，俗谚所谓膨亨是也。《内经》问：人有病，旦食不能暮食，此为何病？岐伯对曰：名曰鼓胀。治之以鸡矢醴，一剂至，二剂已。治法虽详，而不论其病之所由生，故窃有疑焉。大抵人之脾胃，主于中州，大腹小腹是其候也。若阳气外强，阴气内正，则脏气得其平，病何由生！苟或将理失宜，风寒暑湿得以外袭，喜怒忧思得以内伤，食啖生冷，过饮寒浆，扰动冲和，如是阴气当升而不升，阳气当降而不降，中焦痞结，必成胀满。（《严氏济生方》卷五《胀满论治》）

帝曰：有病胸胁支满者，妨于食，病至则先闻腥臊臭，出清液，先唾血，四支清，目眩，时时前后血，病名为何？何以得之？岐伯曰：病名血枯，此得之年少时，有所大脱血。若醉入房中，气竭肝伤，故月事衰少不来也。帝曰：治之奈何？复以何术？岐伯曰：以四乌鲗骨一藘茹二物并合之，丸以雀卵，大小如豆，以五丸为后饭，饮以鲍鱼汁，利肠中及伤肝也。

唐慎微： 鹊卵味酸，温，无毒。主下气，男子阴痿不起，强之令热，多精有子。《素问》云：胸胁支满者，妨于食，病至则先闻腥臊臭，出清液，先唾血，四肢青，目眩，时时前后血。病名血枯，得之年少时，有所大脱血。若醉入房，中气竭肝伤，故月事衰少不来。治之以乌鲗骨、藘茹，二物并合之，丸以鹊卵，大如小豆，以五丸为后饭，饮鲍鱼汁，以利肠中及伤肝也。饭后药先，谓之后饭。按古本草乌鲗鱼骨、藘茹等，并不治血枯，然经法用之，是攻其所生所起耳。（《证类本草》卷第十九《鹊卵》）

唐慎微： 乌贼鱼骨味咸，微温，无毒。主女子漏下赤白经汁，血闭，阴蚀肿痛，寒热，癥瘕，无子，惊气入腹，腹痛环脐，阴中寒肿，令人有子。又止疮多脓汁不燥。《素问》云：乌贼骨，主女子血枯。（《证类本草》卷第二十一《乌贼鱼骨》）

赵佶： 《内经》曰有病胸胁支满者，妨于食，病至则先闻腥臊臭，出清液，先唾血，四肢清，目眩，时时前后血，病名血枯。此得之年少时，有所大脱血，若醉入房中，气竭肝伤，故月事衰少不来也。夫肝藏血，受天一之气，以为滋荣者也，其经上贯膈布胁肋。今脱血失精，肝气已伤，故血枯涸而不荣。胸胁支满，以经络所贯然也。妨于食，则以肝病传于脾胃。病至则先闻腥臊臭，出清液，以肝病而肺乘之。先唾血，四肢清，目眩，时时前后血，皆肝病血伤之证也。（《圣济总录》卷第一百五十三《血枯》）

王贶： 若吐血时，先闻腥臊臭，出清液，胸胁支满，妨于食，目眩，时时前后血，此由素经大夺血，或醉入房中，气竭伤肝，女子则月事衰少不来，病名血枯，栀子檗皮汤主之。（栀子檗皮汤：黄檗、栀子、甘草）（《全生指迷方》卷二《血证》）

刘完素：肝伤则血涸，脾胃相传，大脱其血，目眩心烦，故月事不来也。乌鲗骨丸主之，治血涸，胸胁支满，妨饮食，变则闻腥臊之气，唾血，出清液，前后泄血。（乌鲗骨丸：蘆茹、乌鲗骨、雀卵，鲍鱼汁下）（《黄帝素问宣明论方》卷一《诸证门》）

陈自明：《腹中论》曰：有病胸胁支满者，妨于食，病至则先闻腥臊臭，出清液，四肢清，目眩，时时前后血，病名曰血枯。此得之年少时，有所大脱血。若醉入房中，气竭肝伤，故月事衰少不来也。注云：夫肝藏血受天一之气，以为滋荣者也。其经上贯膈，布胁肋，今脱血失精，肝气已伤，故血枯涸而不荣；胸胁满，以经络所贯然也；妨于食，则以肝病传脾胃，病至则先闻腥臊臭，出清液，则以肝病而肺乘之；先唾血，四肢清，目眩，时时前后血，皆肝病血伤之证也。

乌贼鱼骨丸治妇人血枯，胸膈四肢满，妨于饮食，病至则先闻腥臊臭气，先唾血，出清液，或前后泄血，目眩转，月事衰少不来。（乌贼鱼骨丸：乌贼鱼骨、蘆茹）

苁蓉丸治妇人胸胁支满，闻腥臊气，唾血，目眩，不能饮食，泄血不已，日久血枯。（苁蓉丸：苁蓉、熟地黄、白茯苓、菟丝子、附子、当归、白石英、五味子、禹余粮、乌贼鱼骨、人参）

干地黄汤治妇人先有所脱血，或醉入房劳伤，故月事衰少不来。（干地黄汤：干地黄、泽兰叶、白茯苓、人参、五味子、附子、禹余粮、当归、生姜）

磁石丸治妇人阴气衰弱，血枯不荣，月事不来。（磁石丸：磁石、白茯苓、附子、干地黄、人参、当归）（《妇人大全良方》卷一《血枯方论》）

帝曰：病有少腹盛，上下左右皆有根，此为何病？可治不？岐伯曰：病名曰伏梁。

帝曰：伏梁何因而得之？岐伯曰：裹大脓血，居肠胃之外，不可治，治之每切按之致死。帝曰：何以然？岐伯曰：此下则因阴，必下脓血，上则迫胃脘，生鬲，侠胃脘内痈，此久病也，难治。居脐上为逆，居脐下为从，勿动亟夺，论在《刺法》中。

帝曰：人有身体髀股胻皆肿，环脐而痛，是为何病？岐伯曰：病名伏梁，此风根也。其气溢于大肠而著于肓，肓之原在脐下，故环脐而痛也。不可动之，动之为水溺涩之病。

赵佶：《内经》谓病有少腹盛，上下左右皆有根，名曰伏梁，裹大脓血，居肠胃之外，不可治，治之每切按之至死。又曰人有身体髀股胻皆肿，环脐而痛，病名伏梁，此风根也。夫气之所聚名曰聚，气之所积名曰积。聚，阳气也，故无所留止；积，阴气也，故有形。伏梁，心之积也，起于脐上，故少腹盛；上下左右皆有根，裹大脓血，居肠胃之外，故环脐而痛。此为风水之病，故身体髀胻皆肿。名曰伏梁，以其若梁之隐伏也。其证有浅深，居脐上为逆，以邪气之逆上行也；居脐下为从，以邪气之顺下行也。治法不可动，动之为水溺涩之病。（《圣济总录》卷第七十一《伏梁》）

王贶：若脉大而散，时一结，谓之伏梁，伏梁丸主之。若身体及髀股胻皆肿，环脐而痛不可动，动之为水，亦名伏梁，椒仁丸主之。（伏梁丸：青皮、巴豆）（椒仁丸：五灵脂、吴茱萸、延胡索、芫花、续随子、郁李仁、牵牛、砒、石膏、椒仁、甘遂、附子、木香、胆矾）（《全生指迷方》卷三《诸积》）

刘完素：若梁之伏隐也，居脐上逆，脐下顺，不可移动，为水溺涩，故有二等。鳖甲汤主之，治伏梁积气，心下如臂，痞痛不消，小便不利。（鳖甲汤：鳖甲、京三棱、大腹子皮、芍药、当归、柴胡、生地黄、肉桂、生姜、木香）（《黄帝素问宣明论方》卷二《诸证门》）

张从正：况伏梁证有二，名同而实异，不可不详焉。其一伏梁，上下左右皆有根，在肠胃之外，有大脓血，此伏梁义同肚痈。其一伏梁，身体髀股胻皆肿，环脐而痛，是为风根，不可动，动则为水溺涩之病。此二者，《内经》虽言不可动，止谓不可大下，非谓全不可下，恐病去而有害。（《儒门事亲》卷三《五积六聚治同郁断》）

戴起宗：心之积，名伏梁。出《难经》。若《内经·腹中论》所载，伏梁乃风根也，非心积也。（《脉诀刊误》卷上《五脏歌》）

帝曰：夫子数言热中消中，不可服高梁芳草石药。石药发瘨，芳草发狂。夫热中消中者，皆富贵人也，今禁高梁，是不合其心，禁芳草石药，是病不愈，愿闻其说。岐伯曰：夫芳草之气美，石药之气悍，二者其气急疾坚劲，故非缓心和人，不可以服此二者。帝

曰：不可以服此二者，何以然？岐伯曰：夫热气慓悍，药气亦然，二者相遇，恐内伤脾，脾者土也而恶木，服此药者，至甲乙日更论。

刘完素：盖服膏粱、芳草、石药，则热气坚劲疾利，而为热中、消中，发为癫狂之疾，夫岂癫为重阴者欤！（《素问玄机原病式·六气为病·火类》）

帝曰：善。有病膺肿颈痛胸满腹胀，此为何病？何以得之？岐伯曰：名厥逆。帝曰：治之奈何？岐伯曰：灸之则喑，石之则狂，须其气并，乃可治也。帝曰：何以然？岐伯曰：阳气重上，有余于上，灸之则阳气入阴，入则喑；石之则阳气虚，虚则狂；须其气并而治之，可使全也。

赵佶：《内经》曰有病膺肿颈痛胸满腹胀，病名厥逆。夫阴阳升降，则气流而顺，若上实下虚，则气逆而厥。今阳气有余于上，抑郁于胸腹间，故膺肿颈痛胸满腹胀而为气逆之证也。治法不可灸焫，亦不可针石，惟调顺阴阳，使升降无碍，则病自愈。（《圣济总录》卷第五十六《厥逆》）

刘完素：上实下虚，气厥而逆，阳气有余，郁于胸也，不可针灸，宜服顺气汤。小茯苓汤主之，治厥逆病，三焦不调升降，胸膈膺肿，胸满腹胀，冷气冲注刺痛。（小茯苓汤：赤茯苓、人参、陈皮、桔梗、生姜）（《黄帝素问宣明论方》卷二《诸证门》）

帝曰：善。何以知怀子之且生也？岐伯曰：身有病而无邪脉也。

戴起宗：所谓身有病，谓经闭也。尺脉来而断绝者，经闭月水不利。今病经闭，而脉反如常不断绝者，妊娠也。（《脉诀刊误》卷下《诊妇人有妊歌》）

刺腰痛篇第四十一

大便难，刺足少阴。

李杲：《金匮真言论》云：北方黑色，入通于肾，开窍于二阴，藏精于肾。又云：大便难者，取足少阴。夫肾主五液，津液润则大便如常。若饥饱劳役，损伤胃气，及食辛热味厚之物，而助火邪，伏于血中，耗散真阴，津液亏少，故大便结燥。然结燥之病不一，有热燥、有风燥，有阳结、有阴结，又有年老气虚津液不足而结者。治法云：肾恶燥，急食辛以润之，结者散之。如少阴不得大便，以辛润之；太阴不得大便，以苦泻之。阳结者散之，阴结者温之。(《东垣先生试效方》卷第七《大便燥结论》)

风论篇第四十二

黄帝问曰：风之伤人也，或为寒热，或为热中，或为寒中，或为疠风，或为偏枯，或为风也，其病各异，其名不同。或内至五脏六腑，不知其解，愿闻其说。岐伯对曰：风气藏于皮肤之间，内不得通，外不得泄。风者，善行而数变，腠理开则洒然寒，闭则热而闷。其寒也，则衰食饮；其热也，则消肌肉。故使人怢栗而不能食，名曰寒热。

刘完素：因于露风，寒热之始腠理，次入胃，食不化，热则消中，寒栗振动也。解风散主之，治风成寒热，头目昏眩，肢体疼痛，手足麻痹，上膈壅滞。(解风散：人参、川芎、独活、麻黄、甘草、细辛、生姜、薄荷)(《黄帝素问宣明论方》卷二《诸证门》)

风气藏于皮肤之间，内不得通，外不得泄。风者，善行而数变，腠理开则洒然寒，闭则热而闷。其寒也，则衰食饮；其热也，则消肌肉。故使人怢栗而不能食，名曰寒热。

刘完素：经云风者百病之始，善行而数变。行者，动也。风本生于热，以热为本，以风为标。凡言风者，热也。叔和云：热则生风，冷生气。是以热则风动。（《素问病机气宜保命集》卷中《中风论》）

风者，善行而数变。

张从正：《内经》曰：诸风掉眩，皆属肝木。掉摇眩运，非风木之象乎？纡曲劲直，非风木之象乎？手足掣颤，斜目㖞口，筋急挛搐，瘛纵惊痫，发作无时，角弓反张，甚则吐沫，或泣或歌，喜怒失常，顿僵暴仆，昏不知人，兹又非风木之象乎？故善行而数变者，皆是厥阴肝之用也。夫肝木所以自甚而至此者，非独风为然。盖肺金为心火所制，不能胜木故也。此病之作，多发于每年十二月大寒中气之后及三月四月之交、九月十月之交。何以言之？大寒中气之后，厥阴为主气，己亥之月，亦属厥阴用事之月，皆风主之时也。（《儒门事亲》卷一《指风痹痿厥近世差互说》）

张从正：曲直动摇，风之用也。阳主动，阴主静。由火盛制金，金衰不能平木，肝木旺而自病。（《儒门事亲》卷六《风搐反张》）

张从正：甲乙木也，木郁达之。（《儒门事亲》卷十四《病机》）

罗天益：行者，动也，风本为热，热胜则风动，宜以静胜其躁，是养血也。治须少汗，亦宜少下。多汗则虚其卫，多下则损其荣。汗下各得其宜，然后宜治其在经。（《卫生宝鉴》卷七《中风论》）

风气与阳明入胃，循脉而上至目内眦，其人肥则风气不得外泄，则为热中而目黄；人瘦则外泄而寒，则为寒中而泣出。

赵佶：《内经》曰：风气与阳明入胃，循脉而上至目内眦，其人肥则风气不得外泄，为热中而目黄。夫风者阳气也，善行而数变，风气客于胃中，内不得通，外不得泄，蒸郁于中，故谓之热中。阳明之脉起于鼻，交頞中，下循鼻外，热气循入，故令人目黄也。（《圣济总录》卷第一十三《风成热中》）

赵佶：《内经》曰：风气与阳明入胃，循脉而上至目内眦，其人瘦则外泄而寒，为寒中而泣出。风邪客于胃中，胃脉者，足阳明之脉也，起于鼻，交頞中，下循鼻外，风气循脉至于目内眦，其人瘦则腠理开疏，风邪投虚而入，故津液化为目泪泣出也。（《圣济总录》卷第一十三《风成寒中》）

刘完素：肥人气不外泄为热中，目黄之病也。青龙散主之，治风气，邪传化腹内，瘀结而目黄，风气不得泄为热中，烦渴引饮。（青龙散：地黄、仙灵脾、何首乌、防风、荆芥穗）

津液所生，为泣也。当归汤主之，治风邪所伤，寒中，目泣自出，肌瘦，泄汗不止。（当归汤：当归、人参、肉桂、干姜、白术、白茯苓、甘草、川芎、白芍药、细辛、陈皮、生姜、枣）（《黄帝素问宣明论方》卷二《诸证门》）

疬者，有荣气热胕，其气不清，故使其鼻柱坏而色败，皮肤疡溃。风寒客于脉而不去，名曰疬风，或名曰寒热。

刘完素：《内经》曰：疬风者，有荣气热胕，其气不清，故使鼻柱坏而色败，皮肤疡溃，故先风寒客于脉而不去，名曰疬风。又云"脉风成为疬"，俗云"癞病"也。……然非止肺脏有之。俗云鼻属肺而病发于肺，端而言之，不然。如此者，既鼻准肿、赤、胀，但为疮之类，乃谓血随气化，既气不施化，则血聚矣。然血既聚，使肉腐烂而生虫也。谓厥阴主生五虫，厥阴为风木，故木主生五虫。盖三焦相火热甚而制金，金衰故木来克侮。经曰：侮，胜也。宜泻火热利气之剂，虫自不生也。故此疾血热明矣。当以药缓疏泄之。煎《局方》内升麻汤，下钱氏内泻青丸，余各随经言之。（《素问病机气宜保命集》卷中《疬风论》）

以春甲乙伤于风者为肝风……肝风之状，多汗恶风，善悲，色微苍，嗌干善怒，时憎女子，诊在目下，其色青。

赵佶：《内经》谓以春甲乙中风为肝风。肝风之状，多汗恶风，善悲，嗌干善怒，时憎女子者；有头目瞤两胁痛，行常伛偻，嗜甘如阻妇状者；有但踞坐，不得低头，绕两目连额色微青，唇青面黄者。治法宜灸肝俞，后以药治之。（《圣济总录》卷第五《肝中风》）

风气循风府而上，则为脑风。

赵佶：《内经》谓风气循风府而上，则为脑风。夫风生高远，始自阳经，然督脉阳维之会，自风府而上至脑户。脑户者，督脉足太阳之会也。又太阳之脉，起于目内眦，上额交巅，上入络脑。今风邪客搏其经，稽而不行，则脑髓内弱，故项背怯寒，而脑户多风冷也。（《圣济总录》卷第一十五《脑风》）

刘完素：风气循风府而上，则为脑风。顶背怯寒，脑户极冷，以此为病。神圣散主之，治脑风，邪气留饮不散，顶背怯寒，头疼不可忍者。（神圣散：麻黄、细辛、干蝎、藿香叶，为末，煮荆芥、薄荷酒调下）（《黄帝素问宣明论方》卷二《诸证门》）

风入系头，则为目风，眼寒。

刘完素：风入系头，则血脉凝滞，不能上下流通于目，令风寒客之，风眼寒也。石膏散主之，治目风眼寒，及偏正头痛，夹脑风，鼻出清涕，目泪，疼痛不已。（石膏散：石膏、川芎、甘草、葱白）（《黄帝素问宣明论方》卷二《诸证门》）

饮酒中风，则为漏风。……漏风之状，或多汗，常不可单衣，食则汗出，甚则身汗，喘息恶风，衣常濡，口干善渴，不能劳事。

王怀隐：夫人䐃肉不生，而无分理，粗而皮不致者，腠理疏也。此则易生于风，风入于阳，阳虚则汗出也。若少气口干而渴，近衣则身热如火，临食则汗流如雨，骨节懈惰，不欲自营，此为漏风，由酒醉当风之所致也。（《太平圣惠方》卷第二十三《治风虚多汗诸方》）

赵佶：《内经》曰饮酒中风，则为漏风。漏风之状，或多汗常不可单衣，食则汗出，甚则身寒喘息恶风，衣常濡，口干善渴，不能劳事。又曰：

143

身热解惰，汗出如浴，恶风少气，病名酒风。夫酒所以养阳，酒入于胃，与谷气相薄，热盛于中，其气慓悍，与阳气俱泄，使人腠理虚而中风。故其证多汗恶风，不可单衣。其喘息而少气者，热熏于肺，风客于皮毛故也。口干善渴者，汗出多而亡津液故也。解惰而不能劳事者，精气耗竭，不能营其四肢故也。谓之漏风者，汗出不止，若器之漏，久而不治，转为消渴。（《圣济总录》卷第一十三《漏风》）

刘完素：食则汗出，多如液漏，久不治，为消渴疾。牡蛎白术散主之，治漏不久，虚风多汗，食之汗出如洗，少者痿劣。（牡蛎白术散：牡蛎、白术、防风）（《黄帝素问宣明论方》卷二《诸证门》）

新沐中风，则为首风。……首风之状，头面多汗恶风，当先风一日则病甚，头痛不可以出内，至其风日则病少愈。

赵佶：《内经》谓新沐中风，则为首风。首风之状，头面多汗恶风，当先风一日则病甚，头痛不可以出内，至其风日则病少愈。夫诸阳之脉，皆会于头，平居安静，则邪无自而入。新沐之人，皮腠既疏，肤发濡渍，不慎于风，风邪得以乘之，故客于首而为病。其证头面多汗，恶风头痛，不可以出内者，以邪气之客也，当先风一日则病甚，至其风日则少愈者，阳之气以天地之疾风名之，风行阳化，头者诸阳之会，与之相应也。（《圣济总录》卷第一十五《首风》）

刘完素：大川芎丸主之，治首风，旋晕眩急，外合阳气，风寒相搏，胃膈痰饮，偏正头疼，身拘倦。（大川芎丸：川芎、天麻）（《黄帝素问宣明论方》卷二《诸证门》）

久风入中，则为肠风飧泄。

张从正：中者，脾胃也。风属甲乙，脾胃属戊己，甲乙能克戊己，肠中有风故鸣。经曰：岁木太过，风气流行，脾土受邪，民病飧泄。（《儒门事亲》卷六《飧泄》）

肺风之状，多汗恶风，色皏然白，时咳短气，昼日则差，暮则

甚，诊在眉上，其色白。

赵佶：肺中风之状，多汗恶风，色皏然白，时咳短气，昼日则差，暮则甚，诊在眉上，其色白。夫热生风，风盛则热。腠理开多汗者，热胜故也。风薄于内，所以恶风。色皏然而白，金之色也。在变动为咳，又肺主气，故时咳短气也。风，阳也。阳，昼则在表，暮则在里，阳里而风应之，故暮则甚也。诊在眉上，其色白，肺之色也。（《圣济总录》卷第五《肺中风》）

心风之状，多汗恶风，焦绝善怒吓，赤色，病甚则言不可快，诊在口，其色赤。

赵佶：心中风之状，多汗恶风，焦躁善怒吓，赤色，病甚则言不快，诊在口，其色赤。夫心受风，风盛则生热，热盛则汗不止，心之液为汗故也；汗多则腠理疏，疏则真邪相薄，是以恶风。又心恶热，热极则唇焦内躁多怒。心之声为言，病甚则言不快，心气通于舌故也。（《圣济总录》卷第五《心中风》）

脾风之状，多汗恶风，身体怠堕，四支不欲动，色薄微黄，不嗜食，诊在鼻上，其色黄。

赵佶：脾风之状，多汗恶风，身体怠惰，四肢不欲举，色薄微黄，不嗜食，诊在鼻上，其色黄。脾坤诸脏灌四旁者也，所主四肢，故脾中风则身体怠惰，四肢不欲动。脾者，仓廪之官，故病则不嗜食。诊在鼻，中央之位也。其色黄，黄，土之色也。（《圣济总录》卷第五《脾中风》）

肾风之状，多汗恶风，面痝然浮肿，脊痛不能正立，其色焰，隐曲不利，诊在肌上，其色黑。

赵佶：肾风之状，多汗恶风，脊痛不能正立，其色焰，隐曲不利，诊在肌上，其色黑。夫身之本在肾，受五脏六腑之精神，以养百骸九窍。肾受风，则诸阳之气，不能上至于头面，故有面痝然浮肿之证。阳气虚者，则多汗恶风。肾主骨，骨不强，则脊痛不能立，精神衰弱，则隐曲之事不利。肌上色黑如焰色。又踞而腰疼不可俯仰，或为冷痹，或为偏枯，耳鸣声浊，志

意昏沉，善恐多忘，皆肾风证也。（《圣济总录》卷第五《肾中风》）

胃风之状，颈多汗恶风，食饮不下，鬲塞不通，腹善满，失衣则䐜胀，食寒则泄，诊形瘦而腹大。

赵佶： 胃风之状，颈多汗恶风，食饮不下，隔塞不通，腹善满，失衣则䐜胀，食寒则泄注，形瘦而腹大。盖胃者，水谷之海，五脏六腑之大源，因于食寒失衣，则风邪易感，故其证颈多汗恶风者，以人迎胃脉之所动也。食饮不下，隔塞不通，腹善满者，其经循腹里，其病在中焦也。失衣则䐜胀者，重感于风邪，伤肌肉也。食寒则泄者，风寒交伤于胃，故泄注也。形瘦者，精不营也。腹大者，气不通也。（《圣济总录》卷第一十七《胃风》）

刘完素： 因于失衣，风感之，颈汗多，恶风，膈塞不同，寒则胃泄，腹满气不通，大豆蔻丸、胃风汤主之。大豆蔻丸治胃风，颈多汗，恶风，饮食不下，小腹善满，失衣则腹胀，食寒则泻，形瘦。（大豆蔻丸：肉豆蔻、草豆蔻、陈皮、独活、薏苡仁、人参、川芎、羌活、防风、桔梗、甘草、木香）胃风汤治风冷乘虚，入客肠胃，水谷不化，腹胁虚满䐜痛，及肠胃泄毒，或下瘀血。（胃风汤：人参、白茯苓、白芍药、芎劳、肉桂、当归、白术）（《黄帝素问宣明论方》卷二《诸证门》）

痹论篇第四十三

风寒湿三气杂至，合而为痹也。其风气胜者为行痹，寒气胜者为痛痹，湿气胜者为著痹也……以冬遇此者为骨痹，以春遇此者为筋痹，以夏遇此者为脉痹，以至阴遇此者为肌痹，以秋遇此者为皮痹……五脏皆有合，病久而不去者，内舍于其合也。故骨痹不已，复感于邪，内舍于肾。筋痹不已，复感于邪，内舍于肝。脉痹不已，复感于邪，内舍于心。肌痹不已，复感于邪，内舍于脾。皮痹不已，复感于邪，内舍于肺……肺痹者，烦满喘而呕。心痹者，脉不通，烦则心下鼓，暴上气而喘，嗌干善噫，厥气上则恐。肝痹者，夜卧则惊，多饮数小便，上为引如怀。肾痹者，善胀，尻以代踵，脊以代头。脾痹者，四支解堕，发咳呕汁，上为大塞。

王贶：若始觉肌肉不仁，久而变生他证，病名曰痹。此由风寒湿三气客于经络，舍于血脉，搏于荣卫，故令皮肤痹而不仁。有热则肌肉骨节烦疼，有寒则冷。以春得之在筋，夏得之在脉，秋得之在皮，冬得之在骨，四季得之在肌肉。又久而不去，各传其脏。筋痹不已，舍之于肝，夜卧则惊，饮食多，小便数，上为引如怀妊。脉痹不已，舍之于心，其脉不通，烦满，心下鼓，暴上气。肌痹不已，舍之于脾，其状四肢懈惰，发咳，呕汁，上为大塞。皮痹不已，舍之于肺，其状烦满而喘呕。骨痹不已，舍之于肾，其状善胀，尻以代踵，脊以代头。（《全生指迷方》卷二《痹证》）

黄帝问曰：痹之安生？岐伯对曰：风寒湿三气杂至，合而为痹也。其风气胜者为行痹，寒气胜者为痛痹，湿气胜者为著痹也。

刘完素：风寒湿三气合而为痹，风气胜者行痹，上下左右无留，随所至作。防风汤主之，治行痹，行走无定。（防风汤：防风、甘草、当归、赤茯苓、杏仁、桂、黄芩、秦艽、葛根、麻黄、枣、姜）（《黄帝素问宣明论方》卷二《诸证门》）

刘完素：痹乃风寒湿三气相合为痹。风者百疾之长，善行数变，当汗恶风，目瞑胁痛，或走注四肢，皮肤不仁，屈伸不便。升麻前胡汤主之，治肝风，虚所中，头痛目眩，胸膈壅滞，心烦痛，昏闷，屈伸不便。（升麻前胡汤：升麻、前胡、玄参、地骨皮、羚羊角、葛根、酸枣仁）（《黄帝素问宣明论方》卷二《诸证门》）

张从正：夫痹之为状，麻木不仁，以风寒湿三气合而成之。故《内经》曰：风气胜者为行痹。风则阳受之，故其痹行，且剧而夜静。世俗莫知，反呼为走注疼痛虎咬之疾。寒气胜者为痛痹。寒则阴受之，故其痹痛，且静而夜剧。世俗不知，反呼为鬼忤。湿气胜者为著痹。湿胜则筋脉皮肉受之，故其痹著而不去，肌肉削而著骨。世俗不知，反呼为偏枯。此疾之作，多在四时阴雨之时，及三月九月太阳寒水用事之月，故草枯水寒为甚。或濒水之地，劳力之人，辛苦失度，触冒风雨，寝处津湿，痹从外入。（《儒门事亲》卷一《指风痹痿厥近世差互说》）

刘完素： 寒胜者为痛痹，大宜宣通，阴寒为痛，宜通气温经而愈。加减茯苓汤治痛痹，四肢疼痛，拘倦浮肿。（加减茯苓汤：赤茯苓、桑白皮、防风、肉桂、川芎、芍药、麻黄）（《黄帝素问宣明论方》卷二《诸证门》）

刘完素： 湿气胜者为著痹，湿地水气甚，重著而不去，多汗而濡者，茯苓川芎汤主之。治著痹留注不去，四肢麻，拘挛浮肿。（茯苓川芎汤：赤茯苓、桑白皮、防风、肉桂、川芎、麻黄、芍药、当归、甘草）（《黄帝素问宣明论方》卷二《诸证门》）

肠痹者，数饮而出不得，中气喘争，时发飧泄。

赵佶：《内经》曰肠痹者，数饮而出不得，中气喘争，时发飧泄。夫大肠者，传导之官，其所以传导者，皆冲和之气。今风寒湿三气，乘虚客于肠间，则邪留而和气闭矣，故其证数饮而出不得，中气喘争，时发飧泄，大小肠气痹，水道不通，故虽多饮而不得溲便，并气于大肠，使糟粕不化，故中气喘争，时发飧泄也。（《圣济总录》卷第二十《肠痹》）

刘完素： 虽多饮不多溲，不成大便，使糟粕不化，故气喘急而飧泄。木香丸主之，治肠痹，腹疠痛，时发飧泄，气不消化，小便秘涩。（木香丸：木香、白术、肉桂、芜荑、良姜、诃子皮、附子、厚朴、肉豆蔻、干姜、甘草）（《黄帝素问宣明论方》卷二《诸证门》）

胞痹者，少腹膀胱按之内痛，若沃以汤，涩于小便，上为清涕。

赵佶：《内经》谓胞痹者，少腹膀胱按之内痛，若沃以汤，涩于小便，上为清涕。夫膀胱为州都之官，津液藏焉，气化则能出矣。今风寒湿邪气客于胞中，则气闭不能化出，故胞满而水道不通，其证少腹膀胱按之内痛，若沃以汤，涩于小便，以足太阳经不得下流，故热而痛也。上为清涕，以足太

阳经，其直行者，从巅入络脑，脑气下灌，出于鼻窍则为清涕矣。(《圣济总录》卷第五十三《胞痹》)

刘完素：肾著汤主之，治胞痹，小便不利，鼻出清涕者。(肾著汤：赤茯苓、白术、甘草、干姜)(《黄帝素问宣明论方》卷二《诸证门》)

阴气者，静则神藏，躁则消亡。饮食自倍，肠胃乃伤。

李杲：此混言之也。分之为二：饮也，食也。又经云：因而大饮则气逆。因而饱食，筋脉横解，则肠澼为痔。饮者，无形之气，伤之则宜发汗、利小便，使上下分消其湿，解酲汤、五苓散之类主之。食者，有形之物，伤之则宜损其谷；其次莫若消导，丁香烂饭丸、枳术丸之类主之；稍重则攻化，三棱消积丸、木香见睍丸之类主之；尤重者，则或吐或下，瓜蒂散、备急丸之类主之。以平为期。(《内外伤辨惑论》卷下《饮食自倍肠胃乃伤分而治之》)

罗天益：谓食物无务于多，贵在能节，所以保冲和而遂颐养也。若贪多务饱，饫塞难消，徒积暗伤，以召疾患。盖食物饱甚，耗气非一。或食不下而上涌，呕吐以耗灵源，或饮不消而作痰，咯唾以耗神水，大便频数而泄，耗谷气之化生，溲便滑利而浊，耗源泉之浸润，至于精清冷而下漏，汗淋漓而外泄，莫不由食物之过伤，滋味之太厚。如能节满意之食，省爽口之味，常不至于饱甚者，即顿顿必无伤，物物皆为益。糟粕变化，早晚溲便按时，精华和凝上下津液含蓄，神藏内守，荣卫外固，邪毒不能犯，疾疢无由作。故圣人立言垂教，为养生之大经也。(《卫生宝鉴》卷四《饮食自倍肠胃乃伤论》)

饮食自倍，肠胃乃伤。

许叔微：经云：饮食自倍，肠胃乃伤。又云：阴之所生，本在五味；阴之五宫，伤在五味。若妊子饮食不节，生冷毒物，恣性食啖，必致肠胃之疾。故妊娠伤食，难得妥药，惟木香丸、白术散最稳捷。(木香丸：木香、京三棱、人参、白茯苓)(白术散：白术、干紫苏、白芷、人参、川芎、诃子皮、青皮、甘草)(《普济本事方》卷第十《妇人诸疾》)

陈自明：经云：饮食自倍，肠胃乃伤。又云：阴之所生，本在五味；阴之五宫，伤在五味。若妊子饮食不节，生冷毒物，恣性食啖，致伤脾胃。故妊娠伤食，最难得药，唯此二方最稳捷。木香丸治妇人有孕伤食。（木香丸：木香、三棱、人参、白茯苓）白术散治妊娠气不调和，饮食易伤。（白术散：白术、干紫苏、人参、白芷、川芎、诃子皮、青皮、甘草、生姜）（《妇人大全良方》卷十五《妊娠伤食方论》）

李杲：夫脾者行胃津液，磨胃中之谷，主五味也。胃既伤则饮食不化，口不知味，四肢困倦，兀兀欲吐而恶食，或为飧泄，或为肠澼，此胃伤脾亦伤明矣。大抵伤饮、伤食，其治不同，伤饮者无形之气也，宜发汗、利小便以导其湿；伤食者有形之物也，轻则消化，或损其谷，此为最妙也，重则方可吐下。（《脾胃论》卷下《饮食伤脾论》）

其不痛不仁者，病久入深，荣卫之行涩，经络时疏，故不通，皮肤不营，故为不仁。

成无己：一身以荣卫为充，形体不仁者，荣卫绝也；不仁为痛痒俱不知也。（《注解伤寒论》卷一《辨脉法》）

皮肤不营，故为不仁。

赵佶：风不仁之状，皮肤搔之如隔衣是也。由荣气虚卫气实，风寒入于肌肉，血气不相与，凝痹结滞，皮肤痛厚，无所知觉。《内经》曰：皮肤不营，故为不仁。此之谓也。（《圣济总录》卷第一十一《风不仁》）

风寒湿三气杂至，合而为痹也。其风气胜者为行痹，寒气胜者为痛痹，湿气胜者为著痹也……痹在于骨则重，在于脉则血凝而不流，在于筋则屈不伸，在于肉则不仁，在于皮则寒……凡痹之类，逢寒则虫，逢热则纵。

陈言：夫风寒湿三气杂至，和而为痹。虽曰合痹，其用自殊。风胜则为行痹，寒胜则为痛痹，湿胜则为着痹。三气袭入经络，入于筋脉、皮肉、肌肤，久而不已，则入五脏。凡使人烦满，喘而吐者，是痹客于肺。烦心，上气，嗌干，恐噫，厥胀满者，是痹客于心。多饮，数小便，小腹痛如怀妊，夜卧则惊者，是痹客于肝。善胀，尻以代踵，脊以代头者，是痹客于肾。四肢解惰，发咳，呕沫，上为大塞者，是痹客于脾。又有肠痹者，数饮而小便不利，中气喘急，时发飧泄。又有胞痹者，小腹按之内痛，若沃以汤，涩于小便，上为清涕。又六腑各有俞，风寒湿中其俞，而食饮应之，故循俞而入，各舍其腑。治之，随其腑俞，以施针灸之法。仍服逐风湿寒发散等药，则病自愈。

大抵痹之为病，寒多则痛，风多则行，湿多则着。在骨则重而不举，在脉则血凝不流，在筋则屈而不伸，在肉则不仁，在皮则寒。逢寒则急，逢热则纵。又有血痹，以类相从。附子汤治风湿寒痹。骨节疼痛，皮肤不仁，肌肉重着，四肢缓纵。黄芪五物汤治尊荣人骨弱肌重，因疲劳汗出，卧不时动摇，加以微风，遂作血痹。脉当阴阳俱微。（附子汤：附子、白芍药、桂心、甘草、白茯苓、人参、白术）（黄芪五物汤：黄芪、芍药、桂心、生姜、大枣）（《三因极一病证方论》卷之三《叙痹论》）

严用和： 风寒湿三气杂至，合而为痹。皆因体虚腠理空虚，受风寒湿气而成痹也。痹之为病，寒多则痛，风多则行，湿多则著。在骨则重而不举，在脉则血凝而不流，在筋则屈而不伸，在肉则不仁，在皮则寒。逢寒则急，逢热则纵。此皆随所受邪气而生证也。（《严氏济生方》卷一《五痹论治》）

痿论篇第四十四

五脏因肺热叶焦，发为痿躄，此之谓也。……治痿者独取阳明。

陈言： 病者肺热，皮虚弱薄著，足痿躄。其色白而毛败，名曰皮痿。由肺热叶焦使然也。肺为五脏长，有所失亡，所求不得，则发肺鸣，肺鸣则肺叶焦。五脏因肺热叶焦，发为痿痹。（《三因极一病证方论》卷之九《五痿证例》）

朱震亨： 盖肺金体燥居上而主气，畏火者也。脾土性湿居中而主四肢，畏木者也。火性炎上。若嗜欲无节则水失所养，火寡于畏而侮所胜，肺得火邪而热矣。木性刚直，肺受热则金失所养，木寡于畏而侮所胜，脾得木邪而伤矣。肺热则不能管摄一身，脾伤则四肢不能为用而诸痿作矣。泻南方则肺金清而东方不实，何脾伤之有？补北方则心火降而西方不虚，何肺热之有？故阳明实则宗筋润，能束骨而利机关矣。治痿之法无出于此。虽然，天产作阳，厚味发热。凡痿病者，若不淡薄食味，必不能保其全安也。(《丹溪纂要》卷之三《痿》)

大经空虚，发为肌痹，传为脉痿。

陈言： 病者心下热，膝腕枢纽，如折去而不相提挈，胫筋纵缓，不能任其地。其色赤而络脉溢，名曰肌痿。由悲哀太甚，阳气内动，数溲血。故本病大经空虚，发为肌痹，传为脉痿。(《三因极一病证方论》卷之九《五痿证例》)

筋痿者，生于肝，使内也。

陈言： 病者肝热，口苦，筋膜干，筋急而挛。其色苍，其爪枯，名曰筋痿。由思想无穷，所愿不得，意淫于外，入房太甚，宗筋迟纵，及为白淫。故《下经》曰：筋痿者，生于肝，使内也。(《三因极一病证方论》卷之九《五痿证例》)

肉痿者，得之湿地也。

陈言： 病者脾热，胃干而渴，肌肉不仁。其色黄、而肉蠕动，名曰肉痿。由渐于湿地，以水为事，居处下泽，濡渍，痹而不仁。故《下经》曰：肉痿者，得之湿地也。(《三因极一病证方论》卷之九《五痿证例》)

骨痿者，生于大热也。

陈言： 病者肾热，腰脊不举，骨枯而髓减。其色黑而齿槁，名曰骨痿。因有所远行，劳倦，遇大热而渴，阳气内乏，热舍于肾，故水不胜火，则骨

152

枯而髓减。故《下经》曰：骨痿者，生于大热也。（《三因极一病证方论》卷之九《五痿证例》）

脾气热，则胃干而渴，肌肉不仁，发为肉痿。

赵佶：论曰胃气实则生热，热则土气内燥，津液不通，咽膈烦满，故渴而多饮。《内经》谓脾气热，则胃干而渴。盖脏真濡于脾，脾合为胃行其津液者也，脾既受热，津液不濡于胃，胃干则渴不止也。（《圣济总录》卷第五十九《胃热渴》）

悲哀太甚，则胞络绝，胞络绝则阳气内动，发则心下崩，数溲血也。

赵佶：《内经》谓悲哀太甚，则胞络绝，阳气动中，数溲血。又曰：胞移热于膀胱，为癃溺血。二者皆虚热妄溢，故溲血不止也。治宜去邪热，调心气。（《圣济总录》卷第九十六《小便出血》）

思想无穷，所愿不得，意淫于外，入房太甚，宗筋弛纵，发为筋痿，及为白淫。故《下经》曰：筋痿者，生于肝，使内也。

赵佶：《内经》曰思想无穷，所愿不得，意淫于外，入房太甚，宗筋弛纵，发为筋痿，及为白淫。夫肾藏天一，以悭为事，志意内治，则精全而啬出。思想外淫，房室太甚，则固者摇矣，故淫泆不守，随溲而下也。然本于筋痿者，以宗筋弛纵故也。（《圣济总录》卷第九十二《白淫》）

刘完素：太过者，白物为淫，随溲而下，故为劳弱。秘真丸主之，治白淫小便不止，精气不固及有余沥，或梦寝阴人通泄耳。（秘真丸：龙骨、诃子皮、缩砂仁、朱砂）（《黄帝素问宣明论方》卷二《诸证门》）

张从正：淫衍白物，如精之状，男子因溲而下，女子绵绵而下。《左传》曰：少男惑长女，风落山之象。是为惑蛊之疾。其文三虫同皿曰蛊。乃是思慕色欲，内生后蚀，慎不可便用燥热之药攻之。渐至形削羸瘦脉大者，必死而不救。且赤白痢者，是邪热传于大肠，下广肠出赤白也；带下者，传于小肠，入脬经下赤白也。据此二证，皆可同治湿法治之。先以导水、禹功泻讫，次以淡剂降心火、益肾水、下小溲、分水道，则自愈矣。（《儒门事亲》卷一《证妇人带下赤白错分寒热解》）

罗天益：夫肾藏天一，以悭为事，志意内治，则精全而涩。若思外淫，于房室太甚，则固有淫泆不守，随溲溺而下也。然本于筋痿者，以宗筋弛纵也。（《卫生宝鉴》卷十五《白淫诸证》）

有所远行劳倦，逢大热而渴，渴则阳气内伐，内伐则热舍于肾，肾者水脏也；今水不胜火，则骨枯而髓虚，故足不任身，发为骨痿。故《下经》曰：骨痿者，生于大热也。

王贶：若腰脊不举，由远行劳倦，逢大热而渴，阳气内伐，热舍于肾，水不胜火，则骨枯而髓减。盖阳明并于肾，则肾脂枯，而宗筋主束骨而利机关也，是谓骨痿，菟丝子丸、补肾散主之。（菟丝子丸：菟丝子、干地黄、杜仲、牛膝、萆薢）（补肾散：杜仲、桂、牡丹皮、猪肾）（《全生指迷方》卷三《诸痛》）

李杲：此湿热成痿，令人骨乏无力，故治痿独取阳明。时当长夏，湿热大胜，蒸蒸而炽。人感之多四肢困倦，精神短少，懒于动作，胸满气促，肢节沉疼；或气高而喘，身热而烦，心下膨痞，小便黄而少，大便溏而频，或痢出黄糜，或如泔色；或渴或不渴，不思饮食，自汗体重；或汗少者，血先病而气不病也。其脉中得洪缓，若湿气相搏，必加之以迟，迟病虽互换少差，其天暑湿令则一也。宜以清燥之剂治之。（《内外伤辨惑论》卷中《暑伤胃气论》）

脾热者，色黄而肉蠕动。

罗天益：盖心火实则身体蒸热、胸膈烦满，脾湿胜则皮肤如渍橘之黄。有余之气，必乘己所胜而侮不胜，是肾肝受邪，而筋骨痿弱，不能行立。《内经》言脾热者色黄而肉蠕动，又言湿热成痿，信哉斯言也。此所谓子能令母实，实则泻其子也。若脾土退其本位，肾水得复，心火自平矣。（《卫生宝鉴》卷十九《小儿季夏身热痿黄治验》）

肾热者，色黑而齿槁。

刘完素：凡色黑齿槁之人，必身瘦而耳焦也。所以然者，水虚则火实，而热亢极则害，承乃制，故反兼水之黑也。肾水衰少，不能润泽，故黑干焦槁也。齿、耳属肾，故甚也。（《素问玄机原病式·六气为病·火类》）

帝曰：如夫子言可矣。论言治痿者独取阳明何也？岐伯曰：阳明者，五脏六腑之海，主润宗筋，宗筋主束骨而利机关也。

张从正：束骨在脐下阴毛际上是也。又主大利机关。机关者，身中大关节也，以司屈伸。是以阳明虚则宗脉纵，宗脉纵则大脉不伸，两足痿弱。然取阳明者，胃脉也。胃为水谷之海，人之四季，以水谷为本，本固则精化，精化则髓充，髓充则足能履也。（《儒门事亲》卷一《指风痹痿厥近世差互说》）

治痿者独取阳明。

罗天益：盖心火实则身体蒸热、胸膈烦满，脾湿胜则皮肤如渍橘之黄。有余之气，必乘己所胜而侮不胜，是肾肝受邪，而筋骨痿弱，不能行立。《内经》言脾热者色黄而肉蠕动，又言湿热成痿，信哉斯言也。此所谓子能令母实，实则泻其子也。若脾土退其本位，肾水得复，心火自平矣。又《内经》曰治痿独取于阳明，正此谓也。予用加减泻黄散主之。

加减泻黄散：此药退脾土，复肾水，降心火。……论曰：《内经》云土位之主，其泻以苦。又云：脾苦湿，急食苦以燥之，故用黄连、茵陈之苦寒，除湿热为君。肾欲坚，急食苦以坚之，故以黄柏之苦辛寒强筋骨为臣。湿热成烦，以苦泻之，故以黄芩、栀子之苦寒止烦除满为佐。湿淫于内，以淡泻之，故以茯苓、泽泻之甘淡利小便，导湿热为使也。（黄连、茵陈、黄柏、黄芩、茯苓、栀子、泽泻）（《卫生宝鉴》卷十九《小儿季夏身热痿黄治验》）

各补其荥而通其俞，调其虚实，和其逆顺，筋脉骨肉。各以其时受月，则病已矣。

陈言：诸治痿法，当养阳明与冲脉。阳明主胃，乃五脏六腑之海。主润宗筋，束骨，以利机关。冲脉者，诸经之海。主渗灌溪谷，与阳明合养于宗筋，会于气街，属于带脉，络于督脉。故阳明虚则宗筋纵，带脉不引，故足痿不用也。治之，各补其荥而通其输，调其虚实，和其逆顺，至筋脉骨肉各得其胜时，病乃已矣。（《三因极一病证方论》卷之九《五痿治法》）

厥论篇第四十五

黄帝问曰：厥之寒热者何也？岐伯对曰：阳气衰于下，则为寒厥；阴气衰于下，则为热厥。……热厥之为热也，必起于足下……寒厥之为寒也……则从五指至膝上寒。

郭雍：世之论厥者，皆不达其源。厥者，逆也。凡逆皆为厥。伤寒所论，盖手足厥逆之一证也。凡阴阳正气偏胜而厥者，一寒不复可热，一热不复可寒。伤寒之厥，非本阴阳偏胜，暂为毒气所苦而然。毒气并于阴，则阴盛而阳衰，阴经不能容其毒，必溢于阳，故为寒厥。毒气并于阳，则阳盛而阴衰，阳经不能容其毒，必溢于阴，故为热厥。其手足逆冷，或有温时，手足虽逆冷，而手足掌心必暖。（《仲景伤寒补亡论》卷七《厥阴经证治六十三条》）

寒厥何失而然也……热厥何如而然也……厥或令人腹满，或令人暴不和人，或至半日远至一日乃知人者……愿闻六经脉之厥状病能也……

陈言：经云厥者，逆也。有寒厥，有热厥，有六经厥，有尸厥。寒厥者，阴气起于足五指之里，集于膝下，聚于膝上，故阴气胜，则从五指至膝上寒，阳气衰，不能渗营其经络，阳气日损，阴气独在，故手足为之寒，名曰寒厥。热厥者，阳气起于足五指之表，集于足下，聚于足心，故阳气胜，则从五指至足心热，热入于胃，络脉满，经脉虚，阴虚阳入，肾气衰，阳气独胜，故手足为之热，名曰热厥。六经厥者，头重，足弱，发为瞑仆，名曰太阳厥；妄言，走呼，腹满，面赤，名阳明厥；暴聋，颊肿，胁胕拘痛，名少阳厥；腹胀，后闭，食为寒呕，名太阴厥；口干，溺赤，腹满，心痛，名少阴厥；泾溲不利，胕热，阴缩，名厥阴厥；尸厥者，胀满，暴不知人，或至半日，远至一日，此以阴气胜于上，则下虚，下虚则腹胀，腹胀则下气重上而邪气逆，逆则阳气乱而不知人矣，名曰尸厥。

经论如此，虽粗分六经，殊不出寒热二证所因，欲求备治，当历明之。寒厥，则因多欲而夺其精，故致阳衰阴盛。热厥，则因醉饱入房，精虚而热入，故致阴虚阳盛。考其厥因，多以不胜乘其所胜，气不得行，遂致于逆。如肾移寒于脾，则水乘于土，水既不行，乃成寒厥。如心移热于肾，则火乘于水，火既不行，乃成热厥。六经皆然。可次第论也。所谓得其要者，一言而终矣。尸厥亦然，正由脏气相刑或与外邪相忤，则气遏不行，闭于经络，诸脉匿伏，昏不知人。唯当随其脏气而通之，寒则热，热则寒，闭则通。如经所谓盛则泻，虚则补，不盛不虚，以经取之。其旨一也。经中以数醉为热厥之因，学者不可拘于此。盖伤寒温病，皆有热厥。

四逆汤治寒厥，或表热里寒，下利清谷，食入则吐，或干呕，或大汗大吐大下之后，四肢冰冰，五内拘急，举体疼痛，不渴，脉沉伏。（四逆汤：附子、干姜、甘草）

白虎汤治热厥，腹满，身重，难以转侧，面垢，谵语，遗溺，手足厥冷，自汗，脉沉滑，里有热也。（白虎汤：石膏、知母、甘草、粳米）

承气汤亦治热厥。（承气汤：大黄、芒硝、厚朴、枳实）（《三因极一病证方论》卷之七《叙厥论》）

帝曰：厥或令人腹满，或令人暴不知人，或至半日远至一日乃知人者何也？岐伯曰：阴气盛于上则下虚，下虚则腹胀满，阳气盛于上则下气重上而邪气逆，逆则阳气乱，阳气乱则不知人也。

张从正：是少阴肾脉不至也。肾气微少，精血奔逸，使气促迫，上入胸膈，宗气反结心下，阳气退下，热归阴股，与阴相助，令身不仁。（《儒门事亲》卷一《指风痹痿厥近世差互说》）

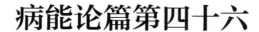

病能论篇第四十六

黄帝问曰：人病胃脘痈者，诊当何如？岐伯对曰：诊此者当候胃脉，其脉当沉细，沉细者气逆，逆者人迎甚盛，甚盛则热；人迎者胃脉也，逆而盛，则热聚于胃口而不行，故胃脘为痈也。

朱肱：人迎属太阴肺之经，而黄帝乃云人迎亦胃脉何也？左手关前一分者，人迎之位；挟喉咙两旁者，人迎之穴。人迎之位属手太阴肺之经，人迎之穴属足阳明胃之经，故《素问》云人迎亦胃脉也。（《类证活人书》卷第二《脉穴图》）

赵佶：《内经》谓人病胃脘痈者，当候胃脉，其脉沉细者气逆，气逆者人迎甚盛，甚盛则热。人迎者胃脉也，逆而盛，则热聚于胃口而不行，故胃脘为痈也。夫阴阳升降，则荣卫流通，气逆而隔，则留结为痈。胃脘痈者，由寒气隔阳，热聚胃口，寒热不调，故血肉腐坏。以气逆于胃，故胃脉沉细。以阳气不得下通，故颈人迎甚盛，令人寒热如疟，身皮甲错，或咳或呕，或唾脓血，观伏梁之病，亦有侠胃脘内痈者，以其裹大脓血，居肠胃之外故也。（《圣济总录》卷第一百二十九《胃脘痈》）

许叔微：治积聚停饮，痰水生虫，久则成反胃，及变为胃痈，其说在《灵枢》及《巢氏病源》，芫花丸。（芫花、干漆、狼牙根、桔梗、藜芦、槟榔、巴豆）

第六卷《病能论》云：黄帝问曰：人病胃脘痈者，诊当何如？岐伯对曰：诊此者当得胃脉，其脉当沉细，沉细气逆，逆者人迎甚盛，甚盛则热，人迎者胃脉也，逆而盛则热聚于胃口而不行，故胃脘为痈也。（《普济本事方》卷第三《风痰停饮痰癖咳嗽》）

刘完素：胃脉沉细，阳气不得下通，寒痛，阳热聚胃口，腐坏成脓。射干汤主之，治胃脘痛，人迎脉逆而甚，嗽脓血，荣卫不流，热聚胃口成痈。（射干汤：射干、栀子仁、赤茯苓、升麻、赤芍药、白术、地黄）（《黄帝素

问宣明论方》卷二《诸证门》）

夫痛气之息者，宜以针开除去之。夫气盛血聚者，宜石而泻之。

刘完素： 凡疮疡已觉，微漫肿硬，皮血不变色，脉沉不痛者，当外灸之，引邪气出而方止；如已有脓水者不可灸，当刺之；浅者，亦不灸。（《素问病机气宜保命集》卷下《疮疡论》）

同病异治

朱肱： 虽然，桂枝汤，自西北二方居人，四时行之，无不应验。自江淮间，唯冬及春初可行，自春末及夏至已前，桂枝证可加黄芩半两。夏至后有桂枝证，可加知母一两、石膏二两，或加升麻半两。若病人素虚寒者，正用古方，不在加减也。岐伯所谓同病异治者此也。（《类证活人书》卷第六《三十九问》）

帝曰：有病怒狂者，此病安生？岐伯曰：生于阳也。帝曰：阳何以使人狂？岐伯曰：阳气者，因暴折而难决，故善怒也，病名曰阳厥。帝曰：何以知之？岐伯曰：阳明者常动，巨阳少阳不动，不动而动大疾，此其候也。帝曰：治之奈何？岐伯曰：夺其食即已。夫食入于阴，长气于阳，故夺其食即已。使之服以生铁洛为饮，夫生铁洛者，下气疾也。

许叔微： 《素问》言阳厥狂怒，治以铁落饮。金制木之意也，此亦前人未尝论及。（《普济本事方》卷第二《心小肠脾胃病》）

陈言： 夫三阳并三阴，则阳虚而阴实，故癫；三阴并三阳，则阴虚而阳实，故狂。阳入阴，其病静。阴入阳，其病怒，怒则狂矣。病者发狂不食，弃衣奔走，或自称神圣，登高笑歌，逾墙上屋，所至之处，非人所能，骂詈妄言，不避亲疏，病名狂。多因阳气暴折，蓄怒不决之所致。故经曰：阳明常动，太阳少阳不动，不动而动为大疾，此其候也。（《三因极一病证方论》卷之九《狂证论》）

刘完素：怒狂者，生于阳也。阳盛则气逆，狂怒上气，夺食即已，食入于阴，养于阳，则平其气，若阳盛气逆，多怒。羚羊角汤主之，治阳厥，气逆多怒，而颈脉复动，已食阴养于阳，平其气。（羚羊角汤：羚羊角、人参、赤茯苓、远志、大黄、甘草）（《黄帝素问宣明论方》卷二《诸证门》）

陈自明：《素问》云阳厥狂怒，饮以铁落。狂怒出于肝经，肝属木。铁落，金也。以金制木之意。（《妇人大全良方》卷三《妇人风邪癫狂方论》）

帝曰：善。有病身热解堕，汗出如浴，恶风少气，此为何病？岐伯曰：病名曰酒风。帝曰：治之奈何？岐伯曰：以泽泻、术各十分，麋衔五分，合以三指撮为后饭。

唐慎微：薇衔味苦，平、微寒，无毒。主风湿痹历节痛，惊痫吐舌，悸气贼风，鼠瘘痈肿，暴癥，逐水，疗痿蹶。久服轻身明目。一名麋衔，一名承膏，一名承肌，一名无心，一名无颠。生汉中川泽及冤句、邯郸。七月采茎、叶，阴干。得秦皮良。《素问》云：黄帝曰：有病者身热解堕，汗出如浴，恶风少气，此为何病？岐伯曰：病名酒风。帝曰：治之奈何？岐伯曰：以泽泻、术各十分，麋衔五分，合以三指撮为后饭。（《证类本草》卷第七《薇衔》）

赵佶：《内经》曰饮酒中风，则为漏风。漏风之状，或多汗常不可单衣，食则汗出，甚则身寒喘息恶风，衣常濡，口干善渴，不能劳事。又曰：身热解惰，汗出如浴，恶风少气，病名酒风。夫酒所以养阳，酒入于胃，与谷气相薄，热盛于中，其气慓悍，与阳气俱泄，使人腠理虚而中风。故其证多汗恶风，不可单衣。其喘息而少气者，热熏于肺，风客于皮毛故也。口干善渴者，汗出多而亡津液故也。解惰而不能劳事者，精气耗竭，不能营其四肢故也。谓之漏风者，汗出不止，若器之漏，久而不治，转为消渴。（《圣济总录》卷第一十三《漏风》）

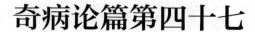

奇病论篇第四十七

黄帝问曰：人有重身，九月而喑，此为何也？岐伯对曰：胞之络脉绝也。帝曰：何以言之？岐伯曰：胞络者系于肾，少阴之脉，贯肾系舌本，故不能言。帝曰：治之奈何？岐伯曰：无治也，当十月复。

张从正： 夫妇人身重，九月而喑哑不言者，是胞之络脉不相接也，则不能言。经曰：无治也。虽有此论，可煎玉烛散二两，水一碗，同煎至七分，去滓，放冷，入蜜少许，时时呷之。则心火下降，而肺金自清，故能作声也。（《儒门事亲》卷五《身重喑哑》）

陈自明： 孕妇不语，非病也。间有如此者，不须服药。临产月但服保生丸、四物汤之类，产下便语得，亦自然之理，非药之功也。医家不说与人，临月则与寻常之药，产后能语则以为医之功，岂其功也哉！（《妇人大全良方》卷十五《妊娠不语方论》）

帝曰：病胁下满气逆，二三岁不已，是为何病？岐伯曰：病名曰息积，此不妨于食，不可灸刺，积为导引服药，药不能独治也。

赵佶：《内经》谓病胁下满气逆，二三岁不已，病名曰息积。夫消息者，阴阳之更事也。今气聚胁下，息而不消，积而不散，故满逆而为病。然气客于外，不在于胃，故不妨食，特害于气息也。其法不可灸刺，宜为导引服药。药不能独治者，盖导引能行积气，药力亦借导引而行故也。（《圣济总录》卷第五十七《息积》）

刘完素： 气聚胁下，息而不消，积而不散，气元在胃，不妨饮食，不可针灸，宜导引服药耳。白术丸，治息积，胁下气逆，妨闷喘息，不便呼吸，引痛不已。（白术丸：白术、枳实、肉桂、人参、陈皮、桔梗、甘草）（《黄帝素问宣明论方》卷二《诸证门》）

帝曰：人有尺脉数甚，筋急而见，此为何病？岐伯曰：此所谓**疹筋**，是人腹必急，白色黑色见，则病甚。

刘完素：数也为虚，筋见以名耳。柏子仁散主之，治疹筋，肝虚生寒，脉寒数，筋急腹胁痞闷，筋见于外。（柏子仁散：柏子仁、茯苓、细辛、防风、白术、肉桂、枳壳、川芎、附子、当归、槟榔、生姜、枣）（《黄帝素问宣明论方》卷二《诸证门》）

帝曰：人有病头痛以数岁不已，此安得之，名为何病？岐伯曰：当有所犯大寒，内至骨髓。髓者以脑为主，脑逆故令头痛，齿亦痛，病名曰厥逆。帝曰：善。

赵佶：《内经》曰厥逆头痛者，头痛齿亦痛，数岁不已是也。盖脑为髓海，系于头；齿为骨余，属于肾。因犯大寒，寒气内著骨髓，髓以脑为主，脑逆故令头痛齿亦痛也。（《圣济总录》卷第五十一《厥逆头痛》）

刘完素：肾虚犯大寒，头痛齿亦痛，痛之甚，数岁不已者是也。以天南星丸主之，治厥头痛，齿痛骨寒，胃脉同肾脉厥逆，头痛不可忍者。（天南星丸：天南星、硫黄、石膏、硝石）（《黄帝素问宣明论方》卷二《诸证门》）

有病口甘者，病名为何？何以得之？岐伯曰：此五气之溢也，名曰**脾瘅**。

赵佶：《内经》曰有病口甘者，此五气之溢也，名曰脾瘅。夫食入于阴，长气于阳。肥甘之过，令人内热而中满，则阳气盛矣。故单阳为瘅。其证口甘，久而弗治，转为消渴，以热气上溢故也。（《圣济总录》卷第四十五《脾瘅》）

帝曰：有病口苦，取阳陵泉。口苦者，病名为何？何以得之？岐伯曰：病名曰**胆瘅**。夫肝者，中之将也，取决于胆，咽为之使。此人者，数谋虑不决，故胆虚气上溢而口为之苦，治之以胆募俞，治在《阴阳十二官相使》中。

赵佶：《内经》谓有病口苦，名曰胆瘅。夫胆为中正之官，清净之府，十一脏之所取决，咽为之使。若数谋虑不决，则胆虚气上溢，而口为之苦。胆主藏而不泻，今数谋不断，则清净者浊而扰矣，故气上溢而其证为口苦也。经所谓是动则病口苦，以气为是动也。（《圣济总录》卷第四十二《胆瘅》）

成无己：《甲乙经》曰：胆者中精之府，为五脏取决于胆，咽为之使。少阳之脉，起于目锐眦。少阳受邪，故口苦、咽干、目眩。（《注解伤寒论》卷五《辨少阳病脉证并治法》）

刘完素：是清净之府，浊扰之气上溢。溢胆汤主之，治胆瘅，肝虚，热气上冲，口中常苦，泄热不已，脏腑固虚致然。（溢胆汤：黄芩、甘草、人参、肉桂、苦参、茯神）（《黄帝素问宣明论方》卷二《诸证门》）

罗天益：乃肝主谋虑，胆主决断，盛汁三合，为清静之府。肝取决于胆，或不决为之患怒，怒则气逆，胆汁上溢，故口苦。或热盛使然也。主之以龙胆泻肝汤。（龙胆泻肝汤：黄芩、柴胡、甘草、人参、天门冬、黄连、知母、龙胆草、山栀子、麦门冬、五味子）（《卫生宝鉴》卷十二《胆瘅治验》）

帝曰：人生而有病颠疾者，病名曰何？安所得之？岐伯曰：病名为胎病，此得之在母腹中时，其母有所大惊、气上而不下，精气并居，故令子发为颠疾也。

张从正：夫小儿三五岁时，或七八岁至十余岁，发惊潮搐，涎如拽锯，不省人事，目瞪喘急，将欲死者，《内经》曰此皆得于母胎中所受悸惕怕怖惊骇恐惧之气。故令小儿轻者为惊吊，重者为痫病、风搐、为腹中积热、为脐风。以上证候，可用吐涎及吐之药。如吐讫，宜用朱、犀、脑、麝清凉坠涎之药。若食乳之子，母亦宜服安魂定魄之剂，定志丸之类。如妇人怀孕之日，大忌惊忧悲泣。纵得子，必有诸疾。（《儒门事亲》卷五《发惊潮搐》）

大奇论篇第四十八

肺之雍，喘而两胠满。

赵佶：《内经》谓肺之痈，喘而两胠满。盖肺主气而合于息。其脉支别者，从肺经横出腋下，故邪气蕴积于肺，则上为喘急，下连两胠满。治宜泻其肺脏之邪毒也。（《圣济总录》卷第五十《肺痈喘息胠满》）

心脉满大，痫瘛筋挛。肝脉小急，痫瘛筋挛。肝脉骛暴，有所惊骇，脉不至若喑，不治自已。肾脉小急，肝脉小急，心脉小急，不鼓皆为瘕。肝肾并沉为石水，并浮为风水，并虚为死，并小弦欲惊。肾脉大急沉，肝脉大急沉，皆为疝。心脉搏滑急为心疝。肺脉沉搏为肺疝。三阳急为瘕，三阴急为疝。二阴急为痫厥，二阳急为惊。脾脉外鼓，沉为肠澼，久自已。肝脉小缓为肠澼，易治。肾脉小搏沉，为肠澼下血，血温身热者死。心肝澼亦下血，二脏同病者可治，其脉小沉涩为肠澼，其身热者死，热见七日死。胃脉沉鼓涩，胃外鼓大，心脉小坚急，皆鬲偏枯……年不满二十者，三岁死。脉至而搏，血衄身热者死……脉至如喘，名曰暴厥，暴厥者不知与人言。脉至如数，使人暴惊，三四日自已。

王贶：心脉满大，痫瘛筋变。肝脉小急，痫痉筋挛。肝脉骛暴，有所惊骇。无故而喑，脉不至，不治自已，谓气暴厥也，气复则已。肾脉小急，肝脉小急，皆为瘕。肝脉并沉为石水，并浮为风水，并虚为死，并小弦为惊。肾脉大急沉，肝脉大急沉，皆为疝。肺沉搏为肺疝。太阳急为瘕，膀胱气也。太阴急为脾疝，少阴急为痫厥，心病也。少阳急为惊，胆病也。脾脉沉鼓为肠澼，由饱食而筋脉横解，肠癖为痔。胃脉沉鼓涩，胃外鼓大。心脉小急，皆为偏枯，年不满二十者，三岁死。脉至而搏，血衄身热者死。心肝脉小沉涩，为肠癖。心脉至如喘，名曰暴厥，不知与人言。脉至如数，使人暴惊，三四日自已。（《全生指迷方》卷一《诊诸病证脉法》）

肝脉小急，痫瘛筋挛。

罗天益：盖小儿血气未定，神气尚弱，因而惊恐，神无所依，又动于肝，肝主筋，故痫瘛筋挛。病久气弱小儿，易为虚实。(《卫生宝鉴》卷九《惊痫治验》)

肝脉骛暴，有所惊骇，脉不至若喑，不治自已。

许叔微：经云无故而喑，脉不至，不治自已。谓气暴逆也，气复则已。审如是，虽不服药亦可。(《普济本事方》卷第一《气厥与中风论证》)

肾脉大急沉，肝脉大急沉，皆为疝。心脉搏滑急为心疝。肺脉沉搏为肺疝。三阳急为瘕，三阴急为疝。

陈言：经论虽云七疝，诸疝等更不见名状，但出寒疝、癫疝而已。唯《大奇论》列五脏脉为五疝证。所谓肾脉大急沉为肾疝，肝脉大急沉为肝疝，心脉搏滑急为心疝，肺脉沉搏为肺疝，三阴急为脾疝。三阴，即太阴脾脉也。大抵血因寒泣则为瘕气，因寒聚则为疝。但五脏脉理不同，不可不辨。且肾脉本沉，心脉本滑，受寒则急，于理乃是。肝脉本弦，肺脉本涩，并谓之沉，未为了义。又脾不出本脉，但云急为疝，亦文义之缺也。凡云急者，紧也。紧为寒，亦可类推。且贼风入腹亦为疝，冒暑，履湿皆能为疝。当随四气改易急字。风则浮弦，暑则洪数，湿则缓细，于理甚明。要知疝虽兼脏气，皆外所因也。(《三因极一病证方论》卷之七《疝叙论》)

曾世荣：盖疝者，寒气结聚之所为，故令脐腹绞痛者是也。又巢元方曰：诸疝者，阴气积于内，复为寒气所伤，荣卫不调，二气虚弱，风冷入腹而成。……皆因本脏气虚外感于寒湿，内伤于生冷，遂使脐腹绞刺激搏而痛，无有定处，仓促之际，不堪忍者，谓之疝也。并宜先用五苓散沸汤调服和解，轻则但以白芍药汤、乌梅散、钩藤膏为治，重者金茱丸、散气丸，未有不愈者也。(《活幼心书·明本论·疝证》)

脉解篇第四十九

所谓耳鸣者，阳气万物盛上而跃，故耳鸣也。

刘完素：耳鸣，有声，非妄闻也。耳为肾窍，手太阳、少阳，足厥阴、少阴、少阳之经。若水虚火实，而热气上甚，客其经络，冲于耳中，则鼓其听户，随其脉气微甚，而作诸音声也。（《素问玄机原病式·六气为病·火类》）

所谓入中为喑者，阳盛已衰，故为喑也。内夺而厥，则为喑俳，此肾虚也，少阴不至者，厥也。

赵佶：《内经》谓内夺而厥，则为喑俳，此肾虚也。喑俳之状，舌喑不能语，足废不为用。盖肾脉侠舌本，肾气内夺，气厥不至舌本，故不能语为喑。肾脉循阴股循行内踝，入足下，肾气不顺，故足废而为俳。（《圣济总录》卷第五十一《喑俳》）

刘完素：内夺而厥，舌喑不能言，二足废不为用，肾脉虚弱，其气厥不至，舌不仁。经云喑痱，足不履用，音声不出者。地黄饮子主之，治喑痱，肾虚弱厥逆，语声不出，足软不用。（地黄饮子：熟干地黄、巴戟、山茱萸、石斛、肉苁蓉、附子、五味子、肉桂、白茯苓、麦门冬、菖蒲、远志、生姜、枣、薄荷）（《黄帝素问宣明论方》卷二《诸证门》）

刘完素：暴喑，犹猝哑也。金肺主声，故五行唯金响。金应于乾，乾为天，天为阳、为健、为动。金本燥，为涸、为收、为敛、为劲切、为刚洁。故诸能鸣者，无越此也。凡诸发语声者，由其形气之鼓击也。鼓击者，乃健动之用也。所谓物寒则能鸣者，水实制火，火不克金也。其或火旺水衰，热乘金肺，而神浊气郁，则暴喑无声也。……俳者，废也。（《素问玄机原病式·六气为病·火类》）

少气善怒者，阳气不治，阳气不治则阳气不得出，肝气当治而未得，故善怒，善怒者名曰煎厥。

赵佶：《内经》谓阳气者烦劳则张，精绝，辟积于夏，使人煎厥，目盲不可以视，耳闭不可以听，溃溃乎若坏都，汩汩乎不可止。夫阳气者，卫外而为固也，起居有常，喜怒调节，则志气治而阳不扰。若动作烦劳，气乃张大，阳气张大则真气耗而精绝，积至于夏，阳气益盛，则卫外者躁而不静，此其证所以煎迫而厥逆，视听昏塞，溃溃汩汩，莫知所以然也。《内经》又曰：少气善怒者，阳气不治，则阳气不得出，肝气当治而未得，故善怒，名曰煎厥。亦以谓阳气抑郁于内，不得其平，故气煎迫而厥逆也。（《圣济总录》卷第四十一—《煎厥》）

刺要论篇第五十

病有浮沉，刺有浅深，各至其理，无过其道。

窦默：然春夏为阳，其气在外，人气亦浮，凡刺者，故浅取之。秋冬为阴，其气在内，人气在脏，凡刺者，故当深取之。又言：春夏各致一阴，秋冬各致一阳。秋冬各致一阳者，谓春夏为阳，谓阴所养，故刺之各致一阳。秋冬为阴，谓阳所养，故刺之各致一阴。春夏温必致一阴者，谓下针深刺至肾肝之部，得其气，针便出之，是以引持之阴也。秋冬寒以致一阳者，谓下针浅则刺至心肺之部，得气推而纳之良久出针，是推纳之阳也。故《素问》曰：春夏养阳，秋冬养阴也。（《针经指南·真言补泻手法·春夏刺浅秋冬刺深》）

刺齐论篇第五十一

暂未发现宋金元医家相关散论。

刺禁论篇第五十二

脾为之使，胃为之市。

张从正：人之食饮，酸咸甘苦百种之味，杂凑于此，壅而不行。荡其旧而新之，亦脾胃之所望也。况中州之人，食杂而不劳者乎！中州土也，兼载四象，木、金、水、火，皆聚此中，故脾胃之病。奈何中州之医不善扫除仓廪，使陈莝积而不能去也。（《儒门事亲》卷二《凡在下者皆可下式》）

李杲：饮食失节，寒温不适，所生之病，或溏泄无度，或心下痞闷，腹胁䐜胀，口失滋味，四肢困倦，皆伤于脾胃所致而然也，肠胃为市，无物不受，无物不入。若风、寒、暑、湿、燥一气偏胜，亦能伤脾损胃，观证用药者，宜详审焉。（《脾胃论》卷下《脾胃损在调饮食适寒温》）

胃为之市。

朱震亨：以其无物不有，而谷为最多，故谓之仓，若积谷之室也。（《格致余论·倒仓论》）

七节之傍，中有小心。

刘完素： 杨上善注《太素》曰：人之脊骨有二十一节，从下第七节之傍，左者为肾，右者为命门。命门者，小心也。《难经》言：心之原，出于太陵。然太陵穴者，属手厥阴包络相火，小心之经也。《玄珠》言刺太陵穴曰：此泻相火小心之原也。然则右肾命门为小心，乃手厥阴相火包络之藏也。《仙经》曰：先生右肾则为男，先生左肾则为女。谓男为阳火、女为阴水故也。或言女子左肾为命门者，误也。《难经》止言"右肾为命门，男子以藏精，女子以系胞"，岂相反也！然右肾命门小心，为手厥阴包络之藏，故与手少阳三焦合为表里，神脉同出，见手右尺也。二经俱是相火，相行君命，故曰命门尔。故《仙经》曰"心为君火，肾为相火"，是言右肾属火而不属水也。是以右肾火气虚，则为病寒也。君相虽为二火，论其五行之气，则一于为热也。（《素问玄机原病式·六气为病·火类》）

无刺大劳人。

阎明广： 劳则喘息汗出，里外皆越，故气耗乱、神隳散也。（《子午流注针经》卷上《流注指微针赋》）

刺客主人内陷中脉，为内漏为聋。

王执中： 注云：言刺太深，则交脉破决，故为耳内之漏，脉内漏则气不营，故聋。审若是，又不止，令人欠而不得欮而已。用针者所当知也。（《针灸资生经·侧面部左右十四穴更二穴》）

刺志论篇第五十三

脉虚血虚。

李杲： 当归补血汤治肌热，燥热，困渴引饮，目赤面红，昼夜不息。其脉洪大而虚，重按全无。《内经》曰：脉虚血虚。又云：血虚发热。（当归补血汤：黄芪、当归）（《内外伤辨惑论》卷中《暑伤胃气论》）

罗天益：当归补血汤治肌热躁热，困渴引饮，目赤面红，昼夜不息。其脉洪大而虚，重按全无。《内经》曰：脉虚则血虚，血虚则发热。证象白虎，惟脉不长实为辨也。误服白虎汤必危，此病得之于饥困劳役。（当归补血汤：黄芪、当归）（《卫生宝鉴》卷五《劳倦所伤虚中有热》）

戴起宗：虚脉，因按而知其虚，其诊法与芤同，皆以按而见，浮大而软，按之中无旁有为芤；迟大而软，按之隐指，豁豁然空为虚。《内经》曰脉虚血虚。二脉皆因血而见。失血则中无，血虚则中空。《脉诀》言寻之不足，举指亦然，乃微濡之脉，非所以形容虚也。虚与实对，实于中为实，故浮中沉皆有力，内不足为虚，故按之豁豁然空。（《脉诀刊误》卷上《九道》）

气虚者，寒也。

朱震亨：虽见热中，蒸蒸为汗，终传大寒。知始为热中，表虚亡阳，不任外寒，终传寒中，多成痹寒矣。色以候天，脉以候地。形者，乃候地之阴阳也，故以脉气候之，皆有形无形之可见者也。（《丹溪心法》卷三《自汗》）

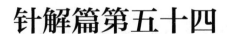

针解篇第五十四

暂未发现宋金元医家相关散论。

长刺节论篇第五十五

病大风，骨节重，须眉堕，名曰大风。刺肌肉为故，汗出百日；刺骨髓，汗出百日。凡二百日，须眉生而止针。

刘完素：佛热屏退，阴气内复，故多汗出，须眉生也。先桦皮散，从少至多，服五七日后，灸承浆穴七壮，灸疮轻再灸，疮愈再灸。后服二圣散泄热、祛血之风邪，戒房室三年，针灸、药止。述类象形，此治肺风之法也。（桦皮散：桦皮、荆芥穗、甘草、杏仁、枳壳）（二圣散：大黄、皂角刺）（《素问病机气宜保命集》卷中《疠风论》）

皮部论篇第五十六

阳明之阳，名曰害蜚。

刘完素：蜚，虫也。……大肠名害蜚，谓金能害五虫。（《素问病机气宜保命集》卷下《痔疮论》）

其留于筋骨之间，寒多则筋挛骨痛，热多则筋弛骨消。

李杲：内伤等病，是心肺之气已绝于外，必怠惰嗜卧，四肢沉困不收，此乃热伤元气。脾主四肢，既为热所乘，无气以动。经云：热伤气。又云：热则骨消筋缓。

若外伤风寒，是肾肝之气已绝于内。肾主骨，为寒；肝主筋，为风。自古肾肝之病同一治，以其递相维持也。或中风，或伤寒，得病之日，便著床枕，非扶不起，筋骨为之疼痛，不能动摇，乃形质之伤。经云：寒伤形。又云：寒则筋挛骨痛。(《内外伤辨惑论》卷上《辨筋骨四肢》)

经络论篇第五十七

寒多则凝泣，凝泣则青黑；热多则淖泽，淖泽则黄赤。

王好古： 厥阴有遍身青黑如花厥状，何也？答曰：阳气不能营运于四肢，身表经络遏绝，气欲行而不得行，及其得行而遽止之，故行处微紫色，不得行而止处不青则黑也。所以身如被杖，有有处，有无处也。遍身俱黑，阳气全无也。故《经络论》云：寒多则凝泣，凝泣则青黑；热多则淖泽，淖泽则黄赤。(《阴证略例·论阴证始终形状杂举例·遍身青黑如花厥》)

气穴论篇第五十八

暂未发现宋金元医家相关散论。

气府论篇第五十九

暂未发现宋金元医家相关散论。

骨空论篇第六十

任脉为病，男子内结七疝，女子带下瘕聚。

刘完素：王注曰："任脉自胞上过带脉，贯脐而上。故男子为病，内结七疝；女子为病，则带下瘕聚也。"带脉起于季胁章门，如束带状，令湿热冤结不散，故为病也。（《素问病机气宜保命集》卷下《妇人胎产论》）

水热穴论篇第六十一

故其本在肾，其末在肺，皆积水也。

陈言：今肾虚则火亏，致阳水凝滞，肺满则土溢，使阳金沉潜，沉潜则气闭，凝滞则血淖，经络不通，上为喘急，下为肿满。故经曰：肾为少阴，肺为太阴，其本在肾，其末在肺。皆至阴以积水也。所以能聚水而生病者，盖肾为胃关，关键不利，枢机不转，水乃不行。渗透经络，皮肤浮肿。（《三

因极一病证方论》卷之十四《水肿叙论》）

杨士瀛：水包天地，前辈常有是说矣。然则中天地而为人，水亦可以包润五脏乎？曰天一生水，肾实主之，膀胱为津液之府，所以宣行肾水，上润与肺，故识者以肺为津液之藏，自上而下，三焦脏腑皆囿乎天一真水之中，《素问》以水之本在肾、末在肺者此也。（《仁斋直指方论》卷之十七《消渴方论》）

上下溢于皮肤，故为胕肿……水病下为胕肿大腹。

赵佶：《内经》言水病下为胕肿大腹。又曰：上下溢于皮肤，故为胕肿。其证腹大四肢小，阴下湿，手足逆冷，腰痛，上气，咳嗽，烦疼是也。盖三焦闭塞，水道不通，留溢皮肤，荣卫否涩；内连腹膜，则至阴内动，胀急如鼓。得病之本，多因大病之后，或积虚劳损；或新热食毕，入水自渍；及浴冷水，故令水气不散，理宜然也。（《圣济总录》卷第七十九《大腹水肿》）

肺为喘呼，肾为水肿，肺为逆不得卧。

赵佶：《内经》谓肾为水肿，肺为喘呼气逆不得卧。盖肾主水，肺主气，肾虚不能制水，水气胀满，上乘于肺，肺得水而浮，故上气而咳嗽。（《圣济总录》卷第七十九《水肿咳逆上气》）

帝曰：人伤于寒，而传为热，何也？岐伯曰：夫寒盛则生热也。

王好古：寒气外凝内郁之理。腠理坚致，玄府闭致，则气不宣通，湿气内结，中外相薄，寒盛热生，故人伤于寒转而为热，汗之而愈，则外凝内郁之理可知。斯乃新病数日者也。（《医垒元戎》卷一《伤寒之源》）

调经论篇第六十二

神有余则笑不休。

赵佶：《内经》谓神有余则笑不休。盖心藏神，在声为笑，在志为喜，今心气实则神有余，神有余则阳气越，所以有善笑之证。（《圣济总录》卷第四十三《善笑》）

张从正：此所谓神者，心火是也。火得风而成焰，故笑之象也。五行之中，惟火有笑矣。（《儒门事亲》卷六《笑不止》）

肌肉蠕动，命曰微风。

刘完素：故中风者，具有先兆之征。凡人如觉大拇指及次指麻木不仁，或手足不用，或肌肉蠕动者，三年内必有大风之至。（《素问病机气宜保命集》卷中《中风论》）

刘完素：肌肉蠕动者，（防风通圣散）调羌活末一钱。（《加减灵秘十八方》）

血并于下，气并于上，乱而喜忘。

成无己：此下本有久瘀血，所以喜忘也。津液少，大便硬，以畜血在内。屎虽硬，大便反易，其色黑也。与抵当汤，以下瘀血。（《注解伤寒论》卷五《辨阳明病脉证并治法》）

成无己：血瘀于下，所以喜忘者，《内经》曰血并于下，乱而喜忘者是也。如狂也，喜忘也，皆蓄血之甚者，须抵当汤丸下之。（《伤寒明理论》卷三《蓄血》）

有者为实，无者为虚，故气并则无血，血并则无气。

成无己： 风则伤卫，数则无血。浮数之脉，风邪并于卫，卫胜则荣虚也。卫为阳，风搏于卫，所以为热。荣为阴，荣气虚，所以为寒。风并于卫者，发热、恶寒之证具矣。（《注解伤寒论》卷一《辨脉法》）

其生于阳者，得之风雨寒暑；其生于阴者，得之饮食居处，阴阳喜怒。

王好古： 其变又有不可深数者。元感风寒与新伤各合而变，有有形无形内外之异。所以治之当从其变，而药不一也，轻重寒暑在其中矣。

岐伯曰：平旦人气生，日中而阳气隆，日西而阳气已虚，气门乃闭，是故暮而收拒，无扰筋骨，无见雾露，反此三时，形乃困薄。《扁鹊》脉一呼一吸皆四至而涩者，邪中雾露之气也。仲景曰：清邪中于上焦。又曰：霜降已后春分已前，中雾露者皆为伤寒也。又曰：清邪中于上焦，浊邪中于下焦，与饮冷同伤也。且伤风者恶风，伤雨者恶湿，伤寒者发热恶寒，伤暑者心热畏日，此皆伤于阳也。

饮食不节者，或饥或饱，或冷或硬。居处不时，或塞或通，或劳或逸。阴阳太过者，隐相易之，形状或一或二。喜怒不常者，须心腹之逆满，或隔或痞，此皆伤于阴也。

旧有冬伏之寒邪在经，春夏之复伤而作。伤于阳者，则邪气外并，伤于阴者，则邪气内并，新伤引出旧伤也。或四季之中，有一日两伤，有一时并伤，则内外相合，其变至多矣。（《医垒元戎》卷一《伤寒之源》）

帝曰：经言阳虚则外寒，阴虚则内热，阳盛则外热，阴盛则内寒，余已闻之矣，不知其所由然也。

朱肱：《素问》云：阳虚则外寒，阴虚则内热，阳盛则内热，阴盛则外寒。故治伤寒者，阳虚阴盛，汗之则愈，下之则死。阳盛阴虚，汗之则死，下之则愈也。阴阳虚盛，非谓分脉尺寸也。表，阳也；里，阴也。《外台》云：表病里和，汗之则愈；表和里病，下之则愈。亦只是论表里阴阳以汗下之。《难经》云阴阳虚实者，说脉也。《素问》云阴阳虚盛者，说表里也。仲景论伤寒汗下，故引《素问》表里之义，与《外台》所论合矣。

大抵荣卫为表属阳，胃腑为里属阴，寒毒争于荣卫之中，必发热而恶寒，尺寸俱浮大，内必不躁，设有微烦，其人饮食欲温而恶冷，为阳虚阴盛也，汗之则愈，误下则死。若寒毒相薄于荣卫之内，而阳胜阴衰，极阴变阳，寒盛生热，而阳热之气盛而入里，热毒居胃，水液干涸，燥粪结聚，其人外不恶寒，必蒸蒸发热而躁，甚则谵语，其脉浮滑而数，或洪实，为阳盛阴虚也，下之则愈，误汗则死。

按《黄帝素问·调经论》云：阳虚则外寒，阴虚则内热，阳盛则外热，阴盛则内寒。盖阳主外而阴主内。又曰：阳虚阴盛，汗出而愈，下之则死；阳盛阴虚，汗出而死，下之则愈。今《三十三问》误写作阳盛则内热，阴盛则外寒。窃详内外寒热不同，则汗下差误，便分死生。

又按：将作监簿王宗正《难经疏义》有阴阳盛虚汗下图，与《素问》合，以理考之，此是《三十三问》误写。（《类证活人书》卷第五《三十三问》）

刘完素： 经云阳虚则外寒，阴虚则内热。此言不并者也。正气虚而受邪热，故言虚也。又曰阳胜则外热，阴胜则内寒。此言并也。夫表里阴阳之分，受其邪热之所在，其冲和正阳之卫气，又为邪热相并，而为病之所，正气转实而不虚，故经言胜也。故经《疟论》云：阳气并于阴，当是之时，阳虚而阴实，外无气，故先寒栗也；阴气逆极，则复出之阳，阳与阴复并于外，则阴虚而阳实，故先热而渴。又曰：并于阳则阳胜，并于阴则阴胜，阴胜则寒，阳胜则热。是言表里之阴阳，热气之虚实，非寒热阴阳之虚实也。（《伤寒直格论方》卷下《诸证药石分剂》）

帝曰：阴虚生内热奈何？岐伯曰：有所劳倦，形气衰少，谷气不盛，上焦不行，下脘不通。胃气热，热气熏胸中，故内热。

李杲： 脾胃一伤，五乱互作，其始病遍身壮热，头痛目眩，肢体沉重，四肢不收，怠惰嗜卧，为热所伤，元气不能运用，故四肢困怠如此。（《脾胃论》卷上《脾胃虚实传变论》）

李杲： 夫喜怒不节，起居不时，有所劳伤，皆损其气。气衰则火旺，火旺则乘其脾土，脾主四肢，故困热无气以动，懒于语言，动作喘乏，表热自汗，心烦不安。当病之时，宜安心静坐，以养其气，以甘寒泻其热火，以酸

味收其散气，以甘温补其中气。(《兰室秘藏》卷上《劳倦所伤论》)

王履：嗟夫，此内伤之说之原乎？请释其义如左。夫人身之阴阳，有以表里言者，有以上下之分言者，有以气血言者，有以身前后言者，有以脏腑言者，有以升降呼吸之气言者。余如动静，语默，起居之类甚多，不必悉举。

此所谓阴虚之阴，其所指与数者皆不同。盖劳动之过，则阳和之气，皆亢极而化为火矣。况水谷之味又少入，是故阳愈盛，而阴愈衰也。此阴虚之阴，盖指身中之阴气，与水谷之味耳。或以下焦阴分为言，或以肾水真阴为言，皆非也。

夫有所劳役者，过动属火也；形气衰少者，壮火食气也；谷气不盛者，劳伤元气，则少食而气衰也。上焦不行者，清阳不升也；下脘不通者，浊阴不降也。夫胃受水谷，故清阳升，而浊阴降，以传化出入，滋荣一身也。今胃不能纳，而谷气衰少，则清无升，而浊无降矣。故曰：上焦不行，下脘不通。然非谓绝不行不通也，但比之平常无病时，则谓之不行不通耳。上不行下不通则郁矣，郁则少火皆成壮火，而胃居上焦下脘两者之间，故胃气热，热则上炎，故熏胸中，而为内热也。

东垣所谓劳役形体，所谓饮食失节，而致热者，此言正与《调经论篇》之旨相合，故宜引此段经文，于内外伤辨，以为之主，而乃反不引此，却谓阴火承土位，故内热及胸中。此不能无疑者也。

夫阴火二字，《素问》《灵枢》《难经》未尝言，而东垣每每言之，《素问》只有七节之旁、中有小心二句。而刘守真推其为命门属火不属水。引《仙经》心为君火、肾为相火之说，以为之证，然亦不以阴火名之，是则名为阴火者，其东垣始欤！窃意内热之作，非皆阴火也，但气有郁，则成热耳。虽曰心为君火，君不主令，然《素问》所叙诸病之属热者甚众，皆君火之病也，岂君火不能为病，而直欲纯归之于阴火乎？(《医经溯洄集·内伤余议》)

阴虚则内热。

朱震亨：阳在外为阴之卫，阴在内为阳之守。精神外驰，嗜欲无节，阴气耗散，阳无所附，遂致浮散于肌表之间而恶热也，当作阴虚治之。(《丹溪纂要》卷之二《恶寒》)

帝曰：阴盛生内寒奈何？岐伯曰：厥气上逆，寒气积于胸中而不泻，不泻则温气去，寒独留，则血凝泣，凝则脉不通，其脉盛大以涩，故中寒。

李杲：太阳寒气细细如线，逆太阳，寒气上行，充顶入额，下鼻尖，入手太阳于胸中。手太阳者，丙、热气也。足膀胱者，壬、寒气也。壬能克丙，寒热逆于胸中，故脉盛大。其手太阳小肠热气不能交入膀胱经者，故十二经之盛气积于胸中，故其脉盛大。其膀胱逆行，盛之极，子能令母实。手阳明大肠经金，既其母也，故燥旺。其燥气挟子之势，故脉涩而大便不通。以此言脉盛大以涩者，手阳明大肠脉也。（《脾胃论》卷中《饮食劳倦所伤始为热中论》）

缪刺论篇第六十三

邪客于足少阴之络，令人嗌痛，不可内食。

成无己：少阴寒甚，是当咽痛而复吐利。病人脉阴阳俱紧，反汗出者，亡阳也，此属少阴，法当咽痛，而复吐利。（《注解伤寒论》卷六《辨少阴病脉证并治法》）

邪客于手足少阴太阴足阳明之络，此五络皆会于耳中，上络左角，五络俱竭，令人身脉皆动，而形无知也，其状若尸，或曰尸厥，刺其足大指内侧爪甲上，去端如韭叶，后刺足心，后刺足中指爪甲上各一痏，后刺手大指内侧，去端如韭叶，后刺手心主，少阴锐骨之端各一痏，立已，不已，以竹管吹其两耳，鬄其左角之发方一寸，燔治，饮以美酒一杯，不能饮者灌之，立已。

赵佶：《内经》谓邪客于手足少阴太阴足阳明之络，五络俱竭，令人身脉皆动而形无知，其状若尸，故曰尸厥。盖五络皆会于耳中，苟为邪所客，则其厥逆，上下暴隔，五络闭结而不通，故俱竭而令人状若尸焉。治法当先刺其足大指内侧爪甲上，去端如韭叶，后刺足心，后刺足中指爪甲上，各一痏，后刺手大指内侧去端如韭叶，后刺手心主少阴锐骨之端，各一痏立已，不已以竹管吹两耳，使气脉流通，内助五络，然后以药石治之。（《圣济总录》卷第一百《尸厥》）

四时刺逆从论篇第六十四

厥阴有余病阴痹，不足病生热痹。

刘完素： 阳气多，阴气少，阳热其阴寒故痹。脏腑热，熻然而闷也。升麻汤主之，治热痹，肌肉热极，体上如鼠走，唇口反纵，皮色变。兼诸风皆治。（升麻汤：升麻、茯神、人参、防风、犀角、羚羊角、羌活、肉桂、生姜、竹沥）（《黄帝素问宣明论方》卷二《诸证门》）

厥阴有余病阴痹，不足病生热痹……少阴有余皮痹隐轸，不足病肺痹……太阴有余病肉痹寒中，不足病脾痹……阳明有余病脉痹身时热，不足病心痹……太阳有余病骨痹身重，不足病肾痹……少阳有余病筋痹胁满，不足病肝痹。

王贶： 肺脉有余，病皮痹，闭不通而生癃疹；不足，病肺痹寒湿。脾脉有余，病肉痹，寒中，阴隔塞也。肝脉有余，病筋痹，胁满不利；不足，病肝痹。肾脉有余，病骨痹，身重；不足，病肾痹。（《全生指迷方》卷一《诊诸病证脉法》）

秋刺经脉，血气上逆，令人善忘。

杨士瀛： 经曰血上逆则忘，血下蓄则狂。上焦瘀血，小便必难；下焦瘀

血，小便必自利。血之所在，当以此推。(《仁斋直指方论》卷之一《男女气血则一论》)

标本病传论篇第六十五

治反为逆，治得为从。先病而后逆者，治其本；先逆而后病者，治其本。先寒而后生病者，治其本；先病而后生寒者，治其本。先热而后生病者，治其本；先热而后生中满者，治其标。先病而后泄者，治其本；先泄而后生他病者，治其本。必且调之，乃治其他病。先病而后生中满者，治其标；先中满而后烦心者，治其本。人有客气有同气。小大不利，治其标；小大利，治其本。病发而有余，本而标之，先治其本，后治其标。病发而不足，标而本之，先治其标，后治其本。谨察间甚，以意调之；间者并行，甚者独行。先小大不利而后生病者，治其本。

李杲：夫治病者，当知标本。以身论之，则外为标，内为本；阳为标，阴为本。故六腑属阳为标，五脏属阴为本，此脏腑之标本也。又五脏六腑在内为本，各脏腑之经络在外为标，此脏腑经络之标本也。更人身之脏腑、阴阳、气血、经络，各有标本也。以病论之，先受病为本，后传流病为标。凡治病者，必先治其本，后治其标。若先治其标，后治其本，邪气滋甚，其病益畜；若先治其本，后治其标，虽病有十数证皆去矣。谓如先生轻病，后滋生重病，亦先治轻病，后治重病，如是则邪气乃伏，盖先治本故也。若有中满，无问标本，先治中满，谓其急也。若中满后，有大小便不利，亦无问标本，先利大小便，次治中满，谓尤急也。除大小便不利及中满三者之外，皆治其本，不可不慎也。(《东垣先生试效方》卷第一《标本阴阳论》)

病发而有余，本而标之，先治其本，后治其标。病发而不足，标而本之，先治其标，后治其本。

李杲：既肝受火邪，先于肝经五穴中泻荥心，行间穴是也。后治其标者，于心经五穴内泻荥火，少府穴是也。以药论之，入肝经药为之引，用泻心火药为君，是治实邪之病也。假令肝受肾邪，是从后来者，为虚邪，虚则当补其母。（《药类法象·标本阴阳论》）

天元纪大论篇第六十六

天地者，万物之上下也。左右者，阴阳之道路也。

王好古：气血者，父母也；父母者，天地也。血气周流于十二经，总包六子于其中，六气、五行是也。无形者包有形，而天总包地也。天左行而西气随之，百川并进而东血随之。（《此事难知》卷上《人肖天地》）

阴阳相错，而变由生也。

成无己：天地阴阳之气，既交错而不正，人所以变病。（《注解伤寒论》卷二《伤寒例》）

五运行大论篇第六十七

地者，所以载生成之形类也。……帝曰：地之为下，否乎？岐伯曰：地为人之下，太虚之中者也。帝曰：冯乎？岐伯曰：大气举之也。

王好古：帝曰：地之为下，否乎？岐伯曰：地为人之下，太虚之中者也。帝曰：冯乎？岐伯曰：大气举之也。是地如卵黄在其中矣！又曰：地者，所以载生成之形类也。《易》曰：坤厚载物，德合无疆。信乎！天之包地，形如卵焉。故人首之上，为天之天；足之下，为地之天。人之浮于地之上，如地之浮于太虚之中也。（《此事难知》卷上《人肖天地》）

大气举之也。

朱震亨：夫清浊肇分，天以气运于外而摄水，地以形居中而浮于水者也。是气也，即天之谓也。自其无极者观之，故曰大气，至清、至刚、至健，属乎金者也。非至刚不能摄此水，非至健不能运行无息以举地之重，非至清其刚健不能长上古而不老。（《格致余论·天气属金说》）

怒伤肝，悲胜怒；……喜伤心，恐胜喜；……思伤脾，怒胜思；……忧伤肺，喜胜忧；……恐伤肾，思胜恐。

张从正：夫怒伤肝，肝属木，怒则气并于肝，而脾土受邪；木太过，则肝亦自病。喜伤心，心属火，喜则气并于心，而肺金受邪；火太过，则心亦自病。悲伤肺，肺属金，悲则气并于肺，而肝木受邪；金太过，则肺亦自病。恐伤肾，肾属水，恐则气并于肾，而心火受邪；水太过，则肾亦自病。思伤脾，脾属土，思则气并于脾，而肾水受邪；土太过，则脾亦自病。……故悲可以治怒，以怆恻苦楚之言感之；喜可以治悲，以谑浪亵狎之言娱之；恐可以治喜，以恐惧死亡之言怖之；怒可以治思，以污辱欺罔之言触之；思可以治恐，以虑彼志此之言夺之。凡此五者，必诡诈谲怪，无所不至，然后可以动人耳目，易人视听。若胸中无材器之人，亦不能用此五法也。（《儒门事亲》卷三《九气感疾更相为治衍》）

气有余，则制己所胜而侮所不胜；其不及，则己所不胜侮而乘之，己所胜轻而侮之。侮反受邪，侮而受邪，寡于畏也。

朱震亨：凡怒则魂门弛张，木气奋激，侮其脾土，甚则土之子金乘其肝之侮土之隙，虚来复母仇，克其肝木，是侮反受邪。肝脉反涩者，金也。（《丹溪脉诀指掌·辨五志脉》）

六微旨大论篇第六十八

帝曰：善。愿闻地理之应六节气位何如？岐伯曰：显明之右，君火之位也。君火之右，退行一步，相火治之；复行一步，土气治之。复行一步，金气治之。复行一步，水气治之。复行一步，木气治之。复行一步，君火治之。相火之下，水气承之；水位之下，土气承之；土位之下，风气承之；风位之下，金气承之；金位之下，火气承之；君火之下，阴精承之。

刘完素：夫五行之理，甚而无以制之，则造化息矣。如风木旺而多风，风大则反凉，是反兼金化制其木也。大凉之下，天气反温，乃火化承于金也。夏火热极而体反出液，是反兼水化制其火也。因而湿蒸云雨，乃土化承于水也。雨湿过极，而兼烈风，乃木化制其土也。飘骤之下，秋气反凉，乃金化承于木也。凉极而万物反燥，乃火化制其金也。因而以为冬寒，乃水化承于火也。寒极则水凝如地，乃土化制其水也。凝冻极而起东风，乃木化承土而周岁也。凡不明病之标本者，由未知此变化之道也。（《素问玄机原病式·六气为病·寒类》）

岐伯曰：**亢则害，承乃制。制则生化，外列盛衰，害则败乱，生化大病。**

刘完素：谓亢过极，则反兼胜己之化，制其甚也。如以火烁金，热极则反为水。又如六月热极，则物反出液而湿润，林木流津。（《素问玄机原病式·六气为病·热类》）

刘完素：故病湿过极则为痉，反兼风化制之也；风病过极则反燥，筋脉劲急，反兼金化制之也；病燥过极则烦渴，反兼火化制之也；病热过极，而反出五液，或战栗恶寒，反兼水化制之也。（《素问玄机原病式·六气为病·寒类》）

刘完素：《素问》亢则害、承乃制，谓亢过极而反兼胜己之化，制其甚也。则如火炼金，热极则反化为水。及六月热极，则物反出液而湿润，林木流津。故肝热则出泣，心热则出汗，脾热则出涎，肺热则出涕，肾热甚则唾。大凡俗论，已煎热汤，煮极则沸溢，及热气熏蒸于物，而生津液也。故下部任脉湿热甚者，津液涌而溢，已为带下。见俗医曰带下者，但依方论，而用辛热之药，虽有误中，致令郁结热聚，不能宣通，旧病转加，世传误之久矣。（《黄帝素问宣明论方》卷十一《妇人门》）

刘完素：谓五行之道，微者当其本化，实甚过亢，则反兼胜己之化，以制其甚。老子云："天之道，其张弓乎，高者抑之。"斯其道也。（《伤寒直格论方》卷下《诸证药石分剂》）

朱震亨：气之来也，既以极而成灾，则气之乘也，必以复而得平。物极则反，理之自然也。大抵寒暑燥湿风火之气、木火土金水之形，亢极则所以害其物，承乘则所以制其极。然则极而成灾，复而得平，气运之妙灼然而明矣。此亢则害、承乃制之意。原夫天地阴阳之机，寒极生热，热极生寒，鬼神不测，有以斡旋宰制于其间也。故木极而似金，火极而似水，土极而似木，金极而似火，水极而似土。盖气之亢极，所以承之者反胜于己也。夫惟承其亢而制其害者，造化之功可得而成也。（《丹溪心法·亢则害承乃制》）

王履：尝观夫阴阳五行之在天地间也，高者抑之，下者举之，强者折之，弱者济之，盖莫或使然，而自不能不然也。不如是，则高者愈高，下者愈下，强者愈强，弱者愈弱，而乖乱之政，日以极矣。天地其能位乎，虽然，高也，下也，弱与强也，亦莫或使然，而自不能不然也。故易也者，造化之不可常也，惟其不可常，故神化莫能以测，莫测故不息也；可常则息矣。亢则害，承乃制者，其莫或使然，而自不能不然者欤。夫太仆河间已发挥者，兹不赘及，其未悉之旨，请推而陈之。

夫自显明之右，止君火治之十五句，言六节所治之位也；自相火之下，止阴精承之十二句，言地理之应乎岁气也。亢则害、承乃制二句，言抑其过也；制生则化，止生化大病四句，言有制之常，与无制之变也。承犹随也，然不言随，而曰承者，以下言之，则有上奉之象，故曰承；虽谓之承，而有防之之义存焉。亢者过极也，害者害物也，制者克胜之也。然所承也，其不亢，则随之而已，故虽承而不见；既亢，则克胜以平之，承斯见矣。然而迎之不知其所来，迹之不知其所止，固若有不可必者，然可必者，常存乎杳冥恍惚之中，而莫之或欺也。

河间曰：已亢过极，则反似胜己之化，似也者，其可以形质求哉，故后篇厥阴所至为风生，终为肃；少阴所至为热生，终为寒之类，其为风生为热生者，亢也；其为肃为寒者，制也。又水发而为雹雪，土发而为飘骤之类，其水发土发者，亢也；其雹雪飘骤者，制也。若然者，盖造化之常，不能以无亢，亦不能以无制焉耳。夫前后二篇，所主虽有岁气运气之殊，然亢则害、承乃制之道，盖无往而不然也。

惟其无往而不然，故求之于人，则五脏更相平也。一脏不平，所不胜平之，五脏更相平，非不亢而防之乎？一脏不平，所不胜平之，非既亢而克胜之乎？姑以心火而言，其不亢，则肾水虽心火之所畏，亦不过防之而已，一或有亢，既起而克胜之矣，余脏皆然。

制生则化，当作制则生化，盖传写之误。而释之读之者，不觉求之不通，遂并遗四句而弗取，殊不知上二句，止言亢而害，害则制耳。此四句，乃害与制之外之余意也。苟或遗之，则无以见经旨之周悉矣。制则生化，正与下文害则败乱相对，辞理俱顺，不劳曲说，而自通。制则生化者，言有所制，则六气不至于亢而为平，平则万物生生，而变化无穷矣。化为生之盛，故生先于化也。外列盛衰者，言六气分布主治，迭为盛衰，昭然可见，故曰外列；害则败乱，生化大病者，言既亢为害，而无所制，则败坏乖乱之政行矣。败坏乖乱之政行，则其变极矣，其灾甚矣，万物其有不病者乎？生化，指所生所化者言，谓万物也，以变极而灾甚，故曰大病。上生化，以造化之用言；下生化，以万物言。

以人论之，制则生化，犹元气周流，滋营一身，凡五脏六腑四肢百骸九窍，皆借焉以为动静云；为之主生化大病，犹邪气恣横，正气耗散，凡五脏六腑四肢百骸九窍，举不能遂其运用之常也。或以害为自害；或以承为承袭；或以生为自无而有，化为自有而无；或以二生化为一意；或以大病为喻造化之机息；此数者皆非也。

且夫人之气也，固亦有亢而自制者，苟亢而不能自制，则汤液针石导引之法以为之助。若天地之气，其亢而自制者，固复于平；亢而不制者，其孰助哉？虽然，造化之道，苟变至于极，则亦终必自反，而复其常矣。学者能本之太仆河间，而参之此论，则造化枢纽之详，亦庶矣乎。

然张戴人《治法心要》则曰：假令水为母，木为子，当春旺之时，冬令犹在，即水亢也；水亢极，则木令不至矣。木者，继冬而承水也，水既亢，则害其所承矣。所以木无权也，木无权，则无以制土，土既旺，则水乃受制也。土者，继长夏之令也，水受土制，热克其寒也，变而为湿，此其权也。又如火为母，土为子。当长夏之时，暄令犹在，即火亢也，火既亢极，则湿令不至矣。湿者，继夏而承火也。火既亢，则害其所承矣。所以湿无权也，湿无权，则无以制水，水既旺，则火乃受制也。水者，严冬之令也。火受水制，寒克其热也，变而为土湿，土斯得其权也。斯言也推之愈详，而违经愈远矣。或曰：《心要》者，他人成之，盖得于所闻之伪耳。（《医经溯洄集·亢则害承乃制论》）

出入废则神机化灭，升降息则气立孤危。故非出入，则无以生、长、壮、老、已；非升降，则无以生、长、化、收、藏。是以升降出入，无器不有。

刘完素： 人之眼、耳、鼻、舌、身、意、神识，能为用者，皆有升降出入之通利也。有所闭塞者，不能为用也。若目无所见、耳无所闻、鼻不闻臭、舌不知味、筋痿骨痹、齿腐、毛发堕落、皮肤不红、肠不能渗泄者，悉有热气怫郁，玄府闭密，而致气液、血脉、荣卫、精神，不能升降出入故也。各随郁结微甚，而察病之轻重也。（《素问玄机原病式·六气为病·火类》）

气交变大论篇第六十九

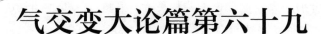

六经波荡，五气倾移，太过不及，专胜兼并。

陈言： 夫五运六气，乃天地阴阳运行升降之常道也。五运流行，有太过不及之异。六气升降，则有逆从胜负之差。凡不合于德化政令者，则为变生，皆能病人。故经云：六经波荡，五气倾移，太过不及，专胜兼并。（《三因极一病证方论》卷之五《五运论》）

陈言：凡遇六壬年，发生之纪。岁木太过，风气流行，脾土受邪，民病飧泄，食减，体重，烦闷，肠鸣，胁支满，甚则忽忽善怒，眩冒，癫疾，为金所复，则反胁痛而吐，甚则冲阳厥者，死。苓术汤治肠胃感风，飧泄，注下，肠鸣，腹满，四肢重滞，忽忽善怒，眩冒，颠晕，或左胁偏疼。（苓术汤：白茯苓、厚朴、白术、青皮、干姜、半夏、草果、甘草）

凡遇六戊年，赫羲之纪，岁火太过，炎暑流行，肺金受邪，民病疟，少气，咳喘，血溢，泄泻，嗌燥，耳聋，中热，肩背热甚，胸中痛，胁支满，背髀并两臂痛，身热、骨痛、而为浸淫。为水所复，则反谵妄，狂越，咳喘，息鸣，血溢，泄泻不止，甚则太渊厥者，死。麦门冬汤治肺经受热，上气，咳喘，咯血，痰壅，嗌干，耳聋，泄泻，胸胁满，痛连肩背，两臂膊疼，息高。（麦门冬汤：麦门冬、白芷、半夏、竹叶、甘草、钟乳粉、桑白皮、紫菀、人参）

凡遇六甲年，敦阜之纪，岁土太过，风湿流行，肾水受邪，民病腹痛，清厥，意不乐，体重，烦闷，甚则肌肉痿，足痿不收，行善瘈，脚下痛，中满，食减，四肢不举，为风所复，则反腹胀，溏泄，肠鸣，甚则太溪厥者，死。附子山茱萸汤治肾经受湿，腹痛，寒厥，足痿不收，腰脽痛，行步艰难，甚则中满，食不下，或肠鸣，溏泄。（附子山茱萸汤：附子、山茱萸、木瓜干、乌梅、半夏、肉豆蔻、丁香、藿香、生姜、大枣）

凡遇六庚年，坚成之纪，岁金太过，燥气流行，肝木受邪，民病胁、小腹痛，目赤，眦痒，耳无闻，体重，烦闷，胸痛引背，胁满引小腹，甚则喘咳，逆气，肩、背、尻、阴、股、髀、腨、胻、足痛，为火所复，则暴痛，胠胁不可反侧，咳逆甚而血溢，太冲厥者，死。牛膝木瓜汤治肝虚遇岁气，燥湿更胜，胁连小腹拘急，疼痛，耳聋，目赤，咳逆，肩背连尻、阴、股、髀、腨、胻皆痛，悉主之。（牛膝木瓜汤：牛膝、木瓜、芍药、杜仲、枸杞子、黄松节、菟丝子、天麻、甘草、生姜、大枣）

凡遇六丙年，流衍之纪，岁水太过，寒气流行，邪害心火，民病身热，烦心，躁悸，阴厥，上下中寒，谵妄，心痛，甚则腹大，胫肿，喘咳，寝汗，憎风，为土所复，则反腹满，肠鸣，溏泄，食不化，渴而妄冒，甚则神门厥者，死。川连茯苓汤治心虚为寒冷所中，身热，心躁，手足反寒，心腹肿病，喘咳，自汗，甚则大肠便血。（川连茯苓汤：黄连、茯苓、麦门冬、车前子、通草、远志、半夏、黄芩、甘草、生姜、大枣）

凡遇六丁年，委和之纪，岁木不及，燥乃盛行，民病中清，胠胁小腹痛，肠鸣，溏泄，为火所复，则反寒热，疮疡痤痱痈肿，咳而鼽。苁蓉牛膝汤治肝虚为燥热所伤，胠胁并小腹痛，肠鸣，溏泄或发热，遍体疮疡，咳嗽，肢满，鼻衄。（苁蓉牛膝汤：肉苁蓉、牛膝、木瓜干、白芍药、熟地黄、当归、甘草、生姜、乌梅）

遇六癸年，伏明之纪，岁火不及，寒乃盛行，民病胃痛，胁支满，膺背肩胛两臂内痛，郁冒，蒙昧，心痛，暴喑，甚则屈不能伸，髋髀如别，为土所复，则反惊、溏，食饮不下，寒中，肠鸣，泄注，腹痛，暴挛，痿痹，足不能任身。黄芪茯神汤治心虚挟邪，胸心中痛，两胁连肩背支满，噎塞，郁冒，蒙昧，髋髀挛痛，不能屈伸，或下利溏泄，饮食不进，腹痛，手足痿痹，不能任身。（黄芪茯神汤：黄芪、茯神、远志、紫河车、酸枣仁、生姜、大枣）

遇六己年，卑监之纪，岁土不及，风气盛行，民病飧泄，霍乱，体重，腹痛，筋骨摇复，肌肉𥆧酸，善怒，为金所复，则反胸胁暴痛，下引小腹，善太息，气客于脾，食少，失味。白术厚朴汤治脾虚风冷所伤，心腹胀满，疼痛，四肢筋骨重弱，肌肉𥆧动酸瘈，善怒，霍乱吐泻，或胸胁暴痛，下引小腹，善太息，食少，失味。（白术厚朴汤：白术、厚朴、半夏、桂心、藿香、青皮、干姜、甘草、生姜、大枣）

遇六乙年，从革之纪，虽金不及，炎火盛行，民病肩背瞀重，鼽嚏，血便注下，为水所复，则反头脑户痛，延及囟顶，发热，口疮，心痛。紫菀汤治肺虚感热，咳嗽，喘满，自汗，衄血，肩背瞀重，血便注下，或脑户连囟顶痛，发热，口疮，心痛。（紫菀汤：紫菀茸、白芷、人参、甘草、黄芪、地骨皮、杏仁、桑白皮、生姜、大枣）

遇六辛年，涸流之纪，岁水不及，湿乃盛行，民病肿满，身重，濡泄，寒疡，腰、腘、腨、股、膝痛不便，烦闷，足痿，清厥，脚下痛，甚则跗肿，肾气不行，为木所复，则反面色时变，筋骨并辟，肉𥆧瘛，目视荒荒，肌肉疹发，气并膈中，痛于心腹。五味子汤治肾虚坐卧湿地，腰膝重着疼痛，腹胀满，濡泄无度，行步艰难，足痿，清厥，甚则浮肿，面色不常，或筋骨并辟，目视荒荒，膈中咽痛。（五味子汤：五味子、附子、巴戟、鹿茸、山茱萸、熟地黄、杜仲、生姜、盐）（《三因极一病证方论》卷之五《五运时气民病证治》）

陈言：静顺汤治辰戌岁太阳司天，太阴在泉，病身热，头痛，呕吐，气郁，中满，瞀闷，少气，足痿，注下赤白，肌腠疮疡，发为痈疽。（静顺汤：白茯苓、木瓜干、附子、牛膝、防风、诃子、甘草、干姜）

审平汤治卯酉之岁，阳明司天，少阴在泉，病者中热，面浮，鼻鼽，小便赤黄，甚则淋，或疠气行，善暴仆，振栗，谵妄，寒疟，痈肿，便血。（审平汤：远志、紫檀香、天门冬、山茱萸、白术、白芍药、甘草、生姜）

升明汤治寅申之岁，少阳相火司天，厥阴风木在泉，病者气郁热，血溢，目赤，咳逆，头痛，胁满，呕吐，胸臆不利，聋、瞑、渴，身重，心痛，阳气不藏，疮疡，烦躁。（升明汤：紫檀香、车前子、青皮、半夏、酸枣仁、蔷薇、生姜、甘草）

备化汤治丑未之岁，太阴湿土司天，太阳寒水在泉，病者关节不利，筋脉拘急，身重，痿弱，或温疠盛行，远近咸若，或胸腹满闷，甚则浮肿，寒疟，血溢，腰脽痛。（备化汤：木瓜干、茯神、牛膝、附子、熟地黄、覆盆子、甘草、生姜）

正阳汤治子午之岁，少阴君火司天，阳明燥金在泉，病者关节禁固，腰痛，气郁热，小便淋，目赤，心痛，寒热更作，咳喘，或鼻鼽，嗌咽吐饮，发黄疸，喘甚，则连小腹而作寒中，悉主之。（正阳汤：白薇、玄参、川芎、桑白皮、当归、芍药、旋覆花、甘草、生姜）

敷和汤治己亥之岁，厥阴风木司天，少阳相火在泉，病者中热，而反右胁下寒，耳鸣，泪出，掉眩，燥湿相搏，民病黄疸，浮肿，时作温疠。（敷和汤：半夏、枣子、五味子、枳实、茯苓、诃子、干姜、橘皮、甘草）（《三因极一病证方论》卷之五《六气时行民病证治》）

岁土太过，雨湿流行，肾水受邪。民病腹痛，清厥意不乐，体重烦冤，上应镇星。甚则肌肉萎，足痿不收，行善瘛，脚下痛，饮发中满食减，四支不举。

张从正：《内经》曰：岁土太过，雨湿流行，肾水受邪，甚则饮发中满。太阳司天，湿气变物，水饮内蓄，中满不食。注云：此年太阴在泉，湿监于地。病之原始，地气生焉。少阴司天，湿土为四之气，民病鼽衄饮发。又土郁之发，民病饮发注下，胕肿身重；又太阴所至为积阴否隔；又太阴所至蓄满；又太阴之胜与太阴之复，皆云饮发于中。以此考之，土主湿化，不主寒；水主寒化，不主湿。天多黔雨，地有积潦，皆以为水，在《内经》属土。冰霜凝冱，风气凄凛，此水之化也。故曰丑未太阴湿土，辰戌太阳寒水，二化本自不同，其病亦异。夫湿土太过，则饮发于中。今人以为脾土不足，则轩岐千古之书，可从乎？不可从乎？（《儒门事亲》卷三《饮当去水

温补转剧论》)

岁火不及，寒乃大行……民病……肠鸣泄注。

朱肱： 又问大便溏者何也？古人云：岁火不及，寒乃大行，民病骛溏。大率病人肠中有寒，即大便鸭溏。盖溏者，胃中冷，水谷不别故也。华佗云：寒即溏，热即垢。仲景说初硬后溏有二证，小便不利，小便少，皆水谷不分耳。（《类证活人书》卷第十一《九十八问》）

夫五运之政，犹权衡也，高者抑之，下者举之，化者应之，变者复之，此生长化成收藏之理，气之常也，失常则天地四塞矣。

李杲： 失常之理，则天地四时之气，无所运行，故动必有静，胜必有复，乃天地阴阳之道也。假令高者抑之，非高者固当抑也，以其本下，而失之太高，故抑之而使下。若本高，何抑之有？假令下者举之，非下者固当举之也，以其本高，而失之太下，故举而使之高。若本下，何举之有？（《用药心法·治法纲要》）

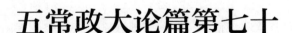

五常政大论篇第七十

土曰备化……备化之纪……其养肉，其病否。

李杲： 夫痞者，心下满而不痛者是也。太阴者，湿土也。主壅塞，乃土来心下为痞满也。伤寒下之太早亦为痞，乃因寒伤其荣。荣者，血也。心主血，邪入于本，故为心下痞。（《东垣先生试效方》卷第二《心下痞论》）

水曰静顺。

刘完素： 谓静而自己无为，但顺物之气味也。及方圆不与物争，乃至柔顺者也。水本寒，寒极则水冰如地，而能载物。（《伤寒直格论方》卷下《诸证药石分剂》）

帝曰：其不及奈何？岐伯曰：木曰委和，火曰伏明，土曰卑监，金曰从革，水曰涸流。帝曰：太过何谓？岐伯曰：木曰发生，火曰赫曦，土曰敦阜，金曰坚成，水曰流衍。

刘完素： 法曰"四肢不举"，俗曰"瘫痪"，故经所谓太过令人"四肢不举"，又曰土太过则敦阜。阜，高也；敦，厚也。既厚而又高，则令除去。此真所谓膏粱之疾，非肝肾经虚。……经所谓土不及则卑陷。卑，下也；陷，坑也。故脾病四肢不用。（《素问病机气宜保命集》卷中《中风论》）

汗之则疮已。

罗天益： 信哉斯言，或人以仲景言：疮家虽身肿痛，不可发汗。其理何也？予曰：此说乃营气不从，逆于肉理而患疮肿，作身疼痛。非外感寒邪而作疼痛，故戒之以不可发汗。若汗之，则成痉也。（《卫生宝鉴》卷十三《汗之则疮已》）

阴精所奉其人寿，阳精所降其人夭。

刘完素： 冬肾水阴王而寒，复以天地寒则腠理闭密，而阳气收藏固守于内，则适当其平，而以能内外之寒。夏心火阳王而热，复以天气热则肤腠开泄，而阳热散越于外，适当其平，而以能内外之热。万物皆然。此阴阳否泰大道。造化之理，盖莫大乎此也。然随秋冬否闭，此以其肺肾阴王而得其所，故康强省病，而病亦轻微也；春夏开泰，以其肝心阳王，故怯弱多病，而病热怫郁，则阳气散越，故病甚则多死亡。及夫地理方位高下，四时寒热温凉，安危寿夭病同。（《伤寒直格论方》卷中《伤寒总评》）

李杲： 阴精所奉谓脾胃既和，谷气上升，春夏令行，故其人寿。阳精所降，谓脾胃不和，谷气下流，收藏令行，故其人夭。（《脾胃论》卷上《脾胃虚实传变论》）

李杲：夫阴精所奉者，上奉于阳，谓春夏生长之气也；阳精所降者，下降于阴，谓秋冬收藏之气也。且如地之伏阴，其精遇春而变动，升腾于上，即曰升发之气；升极而浮，即曰蕃莠之气。此六气右迁于天，乃天之清阳也，阳主生，故寿。天之元阳，其精遇秋而退，降坠于下，乃为收敛殒杀之气；降极而沉，是为闭藏之气，此五运左迁入地，乃地之浊阴也，阴主杀，故夭。（《脾胃论》卷下《阴阳寿夭论》）

根于中者，命曰神机，神去则机息；根于外者，命曰气立，气止则化绝。

刘完素：土为万物之母，水为万物之元，故水土同在于下，而为万物之根本也。地干而无水湿之性，则万物根本不润，而枝叶衰矣。经言动物神机为根在于中，故食入于胃，而脾为变磨，布化五味，以养五脏之气，而养荣百骸，固其根本，则胃中水谷润泽而已。亦不可水湿过与不及，犹地之旱涝也。故五脏六腑、四肢百骸，受气皆在于脾胃，土湿润而已。（《素问玄机原病式·六气为病·火类》）

李杲：皆不升而降也。地气者人之脾胃也，脾主五脏之气，肾主五脏之精，皆上奉于天，二者俱主生化以奉升浮，是知春生夏长皆从胃中出也。故动止饮食各得其所，必清必静，不令损胃之元气，下乘肾肝，及行秋冬殒杀之令，则亦合于天数耳。（《脾胃论》卷下《阴阳寿夭论》）

病在中，傍取之。

李杲：傍者，少阳甲胆是也；中者，脾胃也。脾胃有疾，取之于足少阳。甲胆者，甲风是也，东方风也。胃中之谷气者，便是风化也。一体休作两认，故曰胃中湿盛而成泄泻。助甲胆风胜以克之，又是升阳助清气上行者也。（《东垣先生试效方》卷第四《每日水泻三两行米谷有时不化论》）

必先岁气，无伐天和。

李杲：夫诸病四时用药之法，不问所病，或温或凉，或热或寒，如春时有疾，于所用药内加清凉风药，夏月有疾加大寒之药，秋月有疾加温气药，冬月有疾加大热药，是不绝生化之源也。钱仲阳医小儿深得此理。《内经》必先岁气，毋伐天和，是为至治。（《脾胃论》卷下《脾胃将理法》）

六元正纪大论篇第七十一

用寒远寒，用凉远凉，用温远温，用热远热。

朱肱：大抵用温药当避春，用热药当避夏。《素问》所谓用温远温、用热远热者也。（《类证活人书》卷第六《三十九问》）

李杲：故冬不用白虎，夏不用青龙，春、夏不服桂枝，秋、冬不服麻黄，不失气宜。如春、夏而下，秋、冬而汗，是失天信，伐天和也。有病则从权，过则更之。（《脾胃论》卷上《用药宜禁论》）

帝曰：水发而雹雪，土发而飘骤，木发而毁折，金发而清明，火发而曛昧，何气使然？岐伯曰：气有多少，发有微甚。微者当其气，甚者兼其下，征其下气而见可知也。

刘完素：经曰"水发而雹雪"，是水寒亢极，而反似克己之土化，是谓兼化也。故病寒极者而反坚满也。

夫土主湿，云雨而安静，雨湿极甚则飘骤散落，是反兼风水制其土湿也。故经言痓为湿极而反似风强病也。

木主生荣而旺于春，其气湿，其本风。风大则反凉而毁折，是兼金化而制其本也。故风病过极，则中外燥涩，皮肤皴揭，反气运行之燥涩而筋脉瘛缓，是反兼金化也。

金主于秋而属于阴，其气凉，凉极则天气清明，而万物反燥。燥物莫若火，是金极反兼火化制之也。故为病血液衰少，燥金之化极甚，则反热也。

燥物莫若火，夏月火盛热极，甚则天气曛昧而万物反润，以出水液，林木流津，及体热极而反出汗液，以火炼金，热极而反化为水，是火极而反兼水化制之也。故病热极，则反出五湿。妇人带下淋漓及厥逆身冷，或为恶寒战栗，而反冷痛也。俗以带下直言冷病及恶寒战栗便为阴寒者，俗医未知此也。

夫天道造化，病微必当其本化，寒见水化、热见火化也；病甚者反似胜己之化，如寒极反似湿土、热极反似寒水之化也。（《伤寒直格论方》卷下《诸证药石分剂》）

厥阴所至，为风府，为璺启。

刘完素： 经言厥阴所至，为风府，为璺启。由风胜湿而为燥也。所谓寒月甚而暑月衰者，由寒能收敛，腠理闭密，无汗而燥，故病甚也。热则皮肤纵缓，腠理疏通而汗润，故病衰也。或以水湿皮肤，而反喜皱揭者，水湿自招风寒故也。（《素问玄机原病式·六气为病·燥类》）

阳明所至为司杀府。

刘完素： 司杀府，谓金主杀。（《素问病机气宜保命集》卷下《痔疮论》）

少阴所至为惊惑，恶寒战栗。

刘完素： 经曰少阴所至为惊，或恶寒战栗，谵妄。谓少阴君火热气之所至，而为此等之病也。又经曰"诸禁鼓栗，如丧神守，皆属于火。"注云"热之内作然"。禁，俗作噤；鼓，振摇而动也。言禁冷振栗反寒战也。（《伤寒直格论方》卷下《诸证药石分剂》）

太阳所至为寝汗痉。

庞安常： 太阳病发汗太过因致痉。《素问》曰：太阳所至为寝汗痉。又云：肺移热于肾，传为柔痉。始太阳中风发热而故迫肺金，金投子而避害，故移热于肾水，水为火迫则上升，复凌心位，水入火乡而为汗，若汗太多，因而熟寐，汗反为冷湿之气复著太阳经，故发痉也。（《伤寒总病论》卷三《痉证》）

发表不远热，攻里不远寒。

朱肱：均是发热，身热不渴为表有热，小柴胡加桂主之。厥而脉滑者为里有热，白虎加人参主之。黄帝所谓发表不远热、攻里不远寒也。（《类证活人书》卷第三）

朱震亨：外施贴药，亦发表之意。《精要》谓贴冷药有神效。夫气得热则散，得冷则敛，何谓神效？经曰发表不远热是也。贴冷药，唯轻小疖毒可也。（《丹溪纂要》卷之四《疮疡》）

黄帝问曰：妇人重身，毒之何如？岐伯曰：有故无殒，亦无殒也。帝曰：愿闻其故何谓也？岐伯曰：大积大聚，其可犯也，衰其太半而止，过者死。

陈自明：凡妊娠有疾，投以汤药，有伤胎破血者之忌。何也？《内经》云：妇人重身，毒之奈何？岐伯答曰：有故无殒，衰其大半而已也。盖妊妇有疾，不可不投药也，必在医者审度疾势轻重，量度药性高下，处以中庸，不必多品。视其疾势已衰，药宜便止。则病去母安，子亦无殒，复何惧于攻治哉？（《妇人大全良方》卷十《妊子论》）

陈自明：若妊妇伤寒，药性须凉，慎不可行桂枝、半夏、桃仁等药。小柴胡去半夏名黄龙汤，盖为妊妇而去也。大抵产前先安胎，产后先补益，次服伤寒药。若病稍退则止药，不可尽剂，此为大法。（《妇人大全良方》卷六《妇人伤寒伤风方论》）

王好古：此所以有从轻之义。《活人》注中举以似言，甚当。仲景不言男子、妇人有异，其意盖由诸此。已知半夏、桃仁可用处，必用不可全无，但当从轻则可以。保安丸中有桂枝、附、牛膝，皆堕胎之剂，以其数多之中些少，是亦从轻而无妨也。又为引用必须少而不可无也，大意如此。后之君子，更宜详定。保剂多破剂少，破者从其保；破剂多安剂少，安者从其破。此理不可不知。（《医垒元戎》卷五《海藏论男子妇人伤寒同一法》）

大积大聚，其可犯也，衰其太半而止，过者死。

王好古： 衰其大半不足以害生，故止其药。若过则毒气内余，则败损中和，故过。积聚，洁古老人治积别有法。少壮人无积，虚人则有之。脾胃怯弱，气血两衰，四时有感，皆能成积。若遽以磨坚破结之药治之，疾似去而人已衰矣。干漆、硇砂、三棱、牵牛、大黄之类，药之暂快，药过则依然，气愈消疾愈大，竟何益哉！故善治者当先补虚，气血壮积自消。如满座君子，纵有一小人，自然无容地而出矣。不问何脏，先调其中，使能饮食，是其本也。（《医垒元戎》卷六《透罗丹》）

罗天益： 满实中有积气，大毒之剂尚不可过，况虚中有积者乎！此亦治积之一端也。邪正虚实，宜精审焉。（《卫生宝鉴》卷十四《养正积自除》）

木郁达之，火郁发之，土郁夺之，金郁泄之，水郁折之，然调其气，过者折之，以其畏也，所谓泻之。

张元素： 木郁达之，谓吐令调达也；火郁发之，谓汗令其疏散也；土郁夺之，谓下无壅滞也；金郁泄之，谓解表利小便也；水郁折之，谓制其冲逆也。凡此五者，乃治病之大要也。（《医学启源》卷之下《用药备旨》）

王履： 治五郁之法，常闻之王太仆矣，其释《内经》曰：木郁达之，谓吐之令其调达也；火郁发之，谓汗之令其疏散也；土郁夺之，谓下之令无壅碍也；金郁泄之，谓渗泄解表利小便也；水郁折之，谓抑之制其冲逆也。太仆此说之后，靡不宗之。然愚则未能快然于中焉。尝细观之，似犹有可言，且折之一句，较之上四句，尤为难晓。因有反覆经文以求其至。

按《内经》"帝曰：郁之甚者，治之奈何？岐伯曰：木郁达之，火郁发之，土郁夺之，金郁泄之，水郁折之，然调其气，过者折之，以其畏也，所谓泻之"，总十三句通为一章，当分三节。自"帝曰"，止"水郁折之"九句为一节，治郁法之问答也。"然调其气"一句，为一节，治郁之余法也。"过者折之，以其畏也，所谓泻之"，三句为一节，调气之余法也。

夫五法者，经虽为病由五运之郁所致而立，然扩而充之，则未尝不可也。且凡病之起也，多由乎郁。郁者，滞而不通之义。或因所乘而为郁，或不因所乘而本气自郁，皆郁也。岂惟五运之变能使然哉？郁既非五运之变可拘，则达之、发之、夺之、泄之、折之之法，固可扩焉而充之矣。可扩而充，其应变不穷之理也欤。姑陈于左。

木郁达之，达者，通畅之也。如肝性急怒，气逆，胠胁或胀，火时上炎，治以苦寒辛散而不愈者，则用升发之药，加以厥阴报使而从治之。又如久风入中为飧泄，及不因外风之入，而清气在下为飧泄，则以清扬之剂举而散之。凡此之类，皆达之之法也。

王氏谓吐之，令其调达，为木郁达之。东垣谓食塞胸中，食为坤土，胸为金位，金主杀伐，与坤土俱在于上，而旺于天，金能克木，故肝木升发之气，伏于地下，非木郁而何？吐去上焦阴土之物，木得舒畅，则郁结去矣，此木郁达之也。

窃意王氏，以吐训达，此不能使人无疑者。以为肺金盛而抑制肝木软？则泻肺气，举肝气，可矣，不必吐也。以为脾胃浊气下流，而少阳清气不升软？则益胃升阳，可矣，不必吐也。虽然，木郁固有吐之之理，今以吐字，总该达字，则是凡木郁，皆当用吐矣，其可乎哉？

至于东垣所谓食塞肺分，为金与土旺于上，而克木，又不能使人无疑者，夫金之克木，五行之常道，固不待夫物伤而后能也。且为物所伤，岂有反旺之理。若曰吐去其物，以伸木气，乃是反为木郁而施治，非为食伤而施治矣。夫食塞胸中而用吐，正《内经》所谓"其高者因而越之"之义耳，恐不劳引木郁之说以汩之也。

火郁发之，发者，汗之也，升举之也。如腠理外闭，邪热怫郁，则解表取汗以散之。又如龙火郁甚于内，非苦寒降沉之剂可治，则用升浮之药，佐以甘温，顺其性而从治之，使势穷则止。如东垣升阳散火汤是也。凡此之类，皆发之之法也。

土郁夺之，夺者，攻下也，竭而衰之也。如邪热入胃，用咸寒之剂以攻去之。又如中满腹胀，湿热内甚，其人壮气实者，则攻下之。其或势盛，而不能顿除者，则劫夺其势，而使之衰。又如湿热为痢，有非力轻之剂可治者，则或攻或劫以致其平。凡此之类，皆夺之之法也。

金郁泄之，泄者，渗泄而利小便也，疏通其气也。如肺金为肾水上源，金受火铄，其令不行，源郁而渗道闭矣，宜肃清金化滋以利之。又如肺气腫满，胸凭仰息，非利肺气之剂，不足以疏通之，凡此之类，皆泄之之法也。

王氏谓渗泄解表利小便，为金郁泄之，夫渗泄利小便，固为泄金郁矣，其解表二字，莫晓其意。得非以人之皮毛属肺，其受邪为金郁，而解表为泄之乎？窃谓如此则凡筋病便是木郁，肉病便是土郁也。此二字未当于理。今删去。且解表间于渗泄利小便之中，是渗泄利小便为二治矣。若以渗泄为滋肺生水，以利小便为直治膀胱，则直治膀胱，既责不在肺，何为金郁乎，是亦不通。故余易之曰：渗泄而利小便也。

水郁折之，折者，制御也，伐而挫之也，渐杀其势也。如肿胀之病，水气淫溢，而渗道以塞。夫水之所不胜者，土也。今土气衰弱，不能制之，故反受其侮，治当实其脾土，资其运化，俾可以制水而不敢犯，则渗道达而后愈。或病势既旺，非上法所能遽制，则用泄水之药以伐而挫之。或去菀陈莝、开鬼门、洁净府。三治备举，迭用以渐平之。王氏所谓抑之制其冲逆，正欲折挫其泛滥之势也。夫实土者，守也；泄水者，攻也。兼三治者，广略而决胜也。守也，攻也，广略也，虽俱为治水之法，然不审病者之虚实、久近、浅深，杂焉而妄施治之，其不倾踣者寡矣。

且夫五郁之病，固有法以治之矣。然邪气久客，正气必损，今邪气虽去，正气岂能遽平哉？苟不平调正气，使各安其位，复其常于治郁之余，则犹未足以尽治法之妙。故又曰：然调其气。

苟调之，而其气犹或过而未服，则当益其所不胜以制之。如木过者当益金，金能克木，则木斯服矣。所不胜者所畏者也。故曰过者折之以其畏也。

夫制物者，物之所欲也。制于物者，物之所不欲也。顺其欲则喜，逆其欲则恶。今逆之以所恶，故曰所谓泻之。王氏以咸泻肾、酸泻肝之类为说，未尽厥旨。虽然，自调其气以下，盖经之本旨。故余推其义如此，若扩充为应变之用，则不必尽然也。（《医经溯洄集·五郁论》）

木郁达之。

张从正：达，谓吐也，令条达。肝之郁，本当吐者。然观其病之上下，以顺为贵，仲景所谓上宜吐、下宜泻者，此也。（《儒门事亲》卷二《疝本肝经宜通勿塞状》）

李杲：且太阴者，肺金收降之气，当居下体，今反在于上，抑遏厥阴风木反居于下，是不得上升也，故曰木郁，故令其吐出窒塞有形土化之物，使太阴秋肺收于下体，复其本以衰之，始上升手足厥阴之木，元气以伸，其舒畅上升之志得其所矣。又况金能克木，以吐伐之，则金衰矣。金者，其道当降，是塞因塞用归其本矣。居于上则遏其木，故以吐伸之，乃泻金以助木也。遍考《内经》中所说木郁则达之之义，止是食伤太阴有形之物，窒塞于胸中，克制厥阴风木伏潜于下，不得舒伸于上，止此耳，别无异说，以六淫有余运气中论之。（《内外伤辨惑论》卷下《重明木郁则达之之理》）

李杲： 盖木性当动荡轩举，是其本体。今乃郁于地中无所施为，即是风失其性。人身有木郁之证者，当开通之，乃可用吐法以助风木，是木郁则达之之义也。（《脾胃论》卷中《脾胃虚不可妄用吐药论》）

火郁发之。

张从正： 发，谓发汗。然喉咽中，岂能发汗？故出血者，乃发汗之一端也。（《儒门事亲》卷三《喉舌缓急砭药不同解》）

李杲： 火郁汤治五心烦热，是火郁于地中。四肢者，脾土也，心火下陷于脾土之中，郁而不得伸。故经云火郁则发之。（火郁汤：升麻、葛根、柴胡、白芍药、防风、甘草、葱白）（《兰室秘藏》卷下《杂病门》）

李杲： 疮疡及诸病，面赤虽伏大热，禁不得攻里，为阳气怫郁，邪气在经，宜发表以去之。故曰火郁则发之。（《东垣先生试效方》卷第三《明疮疡之本末》）

朱震亨： 挟火挟痰实者，可用吐法，吐即发散也。量其虚实而吐之，吐醒后，可用清剂调治之。（《金匮钩玄》卷第一《暑风》）

刺法论篇第七十二

暂未发现宋金元医家相关散论。

本病论篇第七十三

暂未发现宋金元医家相关散论。

至真要大论篇第七十四

司岁备物。

李杲：凡药之昆虫草木，产之有地；根叶花实，采之有时。失其地则性味少异矣，失其时则性味不全矣。又况新陈之不同，精粗之不等，倘不择而用之，其不效者，医之过也。《内经》曰司岁备物。气味之精专也。修合人际，宜加谨焉。（《用药心法·药味专精》）

上淫于下，所胜平之，外淫于内，所胜治之。

陈言：古之治法，遇岁主藏害，虽平治之不同，必以所胜而命之。故经曰：上淫于下，所胜平之，平天气也。下淫于内，所胜治之，治地气也。故司天之气，风淫所胜，平以辛凉。诸气在泉，风淫于内，治以辛凉，此之谓也。（《三因极一病证方论》卷之二《纪用备论》）

诸气在泉，风淫于内，治以辛凉，佐以苦，以甘缓之，以辛散之。热淫于内，治以咸寒，佐以甘苦，以酸收之，以苦发之。湿淫于内，治以苦热，佐以酸淡，以苦燥之，以淡泄之。火淫于内，治以咸冷，佐以苦辛，以酸收之，以苦发之。燥淫于内，治以苦温，佐以甘辛，以苦下之。寒淫于内，治以甘热，佐以苦辛，以咸泻

之，以辛润之，以苦坚之。

刘完素： 以苦发之，谓热在肌表连内也。（《加减灵秘十八方》）

张元素： 夫木火土金水，此制方相生相克之法也，老于医者能之。

风制法：肝、木、酸，春生之道也，失常则病矣。风淫于内，治以辛凉，佐以苦辛，以甘缓之，以辛散之。

暑制法：心、火、苦，夏长之道也，失常则病矣。热淫于内，治以咸寒，佐以甘苦，以酸收之，以苦发之。

湿制法：脾、土、甘，中央化成之道也，失常则病矣。湿淫于内，治以苦热，佐以咸淡，以苦燥之，以淡泄之。

燥制法：肺、金、辛，秋收之道也，失常则病矣。燥淫于内，治以苦温，佐以甘辛，以辛润之，以苦下之。

寒制法：肾、水、咸，冬藏之道也，失常则病矣。寒淫于内，治以甘热，佐以苦辛，以辛散之，以苦坚之。（《医学启源》卷之下《用药备旨》）

丈夫㿉疝，妇人少腹痛。

刘完素： 㿉疝，少腹控卵，肿急绞痛也。寒主拘缩故也。寒极则土化制之，故肿满也。经言"丈夫㿉疝"，谓阴气连少腹急痛也。故言"妇人少腹肿（朴按：经文原作"痛"，《甲乙经》作"肿"，《脉解篇第四十九》亦作"肿"，刘引作"肿"），皆肝足厥阴之脉也。经注曰"寒气聚而为疝也"。又按《内经》言，五脏皆有疝，但脉急也。注言"脉急者，寒之象也"。然寒则脉当短小而迟，今言急者，非急数而洪也。由紧脉主痛，急为痛甚。病寒虽急，亦短小也。所以有痛而脉紧急者，脉为心之所养。凡六气为痛则心神不宁，而紧急不得舒缓，故脉亦从之而见也。欲知何气为其痛者，适其紧急相兼之脉而可知也。如紧急洪数，则为热痛之类也。（《素问玄机原病式·六气为病·寒类》）

湿上甚而热，治以苦温，佐以甘辛，以汗为故而止。

朱震亨： 不欲汗多，故不用麻黄、干葛等剂。湿在中下，宜利小便，此淡渗治湿也。（《丹溪纂要》卷之一《湿》）

太阴之胜，火气内郁……流散于外……足胫胕肿，饮发于中，胕肿于上。

罗天益：《内经》云：太阴之胜，火气内郁，流散于外，足肿，饮发于中，肿于上。又云：脾脉搏坚而长，其色黄，当病少气，其软而散色不泽者，当病足胕肿，若水状也。脾病者，身重肉痿，足不能行，善瘛，脚下痛。此谷入多而气少，湿居下也，故湿从下受之。如上所说，皆谓脾胃湿气下流，乘其肝肾之位，由是足胫疼痛而胕肿也。

夫五谷入胃，糟粕、津液、宗气分为三隧。故宗气积于胸中，出于喉咙，以贯心肺而行呼吸焉。营气者泌其津液，注之于脉，化而为血，以营四末，内注五脏六腑，以应刻数焉。卫气者，出悍气之慓疾，而先行于四末分肉之间，行而不休者也。又宗气之道，内谷为实，谷入于胃，乃传之于脉，留溢于中，布散于外，精专者行于经遂，常营无已，终而复始，是谓天地之纪。

或饮食失常，胃气不能鼓舞，脾气不能运化行于百脉，其气下流，乘其肝肾，土木水相合，下疰于足胫，胕肿而作疼痛。晋苏敬号为脚气是也。凡治此疾，每旦早饭，任意饱食，午饭少食，日晚不食，弥佳，恐伤脾胃营运之气，失其天度，况夜食则气血壅滞，而行阴道，愈增肿痛。

古之人少有此疾。自永嘉南渡，衣缨士人多有之，大唐开关，爪牙之士坐镇于南极，其地卑湿，雾露所聚，不袭水土，往者皆遭之。关西河北人，皆不生此疾。《外台秘要》《总录》亦说江东岭南大率有此。此盖清湿袭虚伤于下，故经云感则害人皮肉筋骨者也。故制方立论，皆详其当时土地所宜而治之。

今观此方爽恺，而无卑湿之地，况腠理致密，外邪难侵，而有此疾者，何也？盖多饮乳酪醇酒，水湿之属也，加以奉养过度，以滋其湿水之润下，气不能煦之，故下疰于足胫，积久而作肿满疼痛，此饮之下流之所致也。岂可与南方之地同法而治哉！当察其地势高下，详其饮食居处，立为二法。一则治地之湿气，一则治饮食之下流。随其气宜，用药施治，使无疾之苦，庶几合轩岐之旨哉。孙真人云：医者意也，随时增损，物无定方，真知言哉。（《卫生宝鉴》卷二十二《北方下疰脚气论》）

火气内发，上为口糜。

成无己：热之伏深，必须下去之，反发汗者，引热上行，必口伤烂赤。（《注解伤寒论》卷六《辨厥阴病脉证并治法》）

主胜逆，客胜从，天之道也。

罗天益： 盖时令为客，人身为主。冬三月，人皆惧寒，独渠躁热盗汗，是令不固其阳，时不胜其热，天地时令尚不能制，药何能为？冬乃闭藏之月，阳气当伏于九泉之下，至春发为雷，动为风，鼓坼万物，此奉生之道也。如冬藏不固，则春生不茂，又有疫疠之灾。且人身阳气，亦当伏潜于内，不敢妄扰，无泄皮肤，使气亟夺，此冬藏之应也。（《卫生宝鉴》卷二《冬藏不固》）

罗天益： 经曰当所胜之时而不能制，名曰真强，乃孤阳绝阴者也。且人之身为主，天令为客，此天令大寒，尚不能制其热，何药能及？《内经》曰：主胜逆，客胜从。正以此也。（《卫生宝鉴》卷二《主胜客则逆》）

阳明在泉，客胜则清气动下，少腹坚满而数便泻。主胜则腰重腹痛，少腹生寒，下为鹜溏，则寒厥于肠，上冲胸中，甚则喘，不能久立。

刘完素： 脾虚风冷阴盛，糟粕不化，大便黄黑如鹜溏，或大肠有寒也。吴茱萸丸治鹜溏，泄泻不止，脾虚胃弱，大肠有寒，大便青黑或黄利下。（吴茱萸丸：吴茱萸、干姜、赤石脂、陈曲、当归、厚朴）（《黄帝素问宣明论方》卷二《诸证门》）

高者抑之，下者举之。

李杲： 失常之理，则天地四时之气，无所运行，故动必有静，胜必有复，乃天地阴阳之道也。假令高者抑之，非高者固当抑也，以其本下，而失之太高，故抑之而使下。若本高，何抑之有？假令下者举之，非下者固当举之也，以其本高，而失之太下，故举而使之高。若本下，何举之有？（《用药心法·治法纲要》）

下者举之。

李杲： 此得阳气升腾故愈，是因曲而为之直也。（《内外伤辨惑论》卷

中《肾之脾胃虚方》）

　　君一臣二，奇之制也；君二臣四，偶之制也；君二臣三，奇之制也，君二臣六，偶之制也。故曰：近者奇之，远者偶之；汗者不以奇，下者不以偶；补上治上制以缓，补下治下制以急；急则气味厚，缓则气味薄，适其至所，此之谓也。病所远而中道气味之（朴按：疑乏字形误）者，食而过之，无越其制度也。是故平气之道，近而奇偶，制小其服也；远而奇偶，制大其服也；大则数少，小则数多，多则九之，少则二之。奇之不去则偶之，是谓重方；偶之不去，则反佐以取之，所谓寒热温凉，反从其病也。

　　赵佶：以奇治近，以偶治远，顺阴阳也。汗者不以奇，下者不以偶，和阴阳也。补上治上制以缓，补下治下制以急，治之常也。近而奇偶，必小其服；远而奇偶，必大其服，所以从权也。用奇偶而至于从权，则方制本奇，而轻重之数偶者，尤其所宜。故曰：奇之不去则偶之，偶之不去则反佐以取之。所谓寒热温凉，从其病也。（《圣济总录》卷第四《奇偶》）

　　成无己：制方之体，宣、通、补、泻、轻、重、涩、滑、燥、湿十剂是也。制方之用，大、小、缓、急、奇、偶、复是也。是以以制方之体，成七方之用者，必本于气味生成而制方成焉。
　　其寒、热、温、凉四气者，生乎天；酸、苦、辛、咸、甘、淡六味者，成乎地。生成而阴阳造化之机存焉。是以一物之内，气味兼有；一药当中，理性具矣。主对治疗，由是而出，斟酌其宜，参合为用，君臣佐使，各以相宜，宣摄变化，不可胜量。一千四百五十三病之方，悉自此而始矣。
　　其所谓君臣佐使者，非特谓上药一百二十种为君、中药一百二十种为臣、下药一百二十种为佐使三品之君臣也。制方之妙，的与病相对。有毒无毒，所治为病主。主病之谓君，佐君之谓臣，应臣之谓使。择其相须相使，制其相畏相恶，去其相反相杀。君臣有序而方道备矣。方宜一君二臣，三佐五使。又可一君三臣，九佐使也。多君少臣，多臣少佐，则气力不全。君一臣二，制之小也；君一臣三佐五，制之中也；君一臣三佐九，制之大也。君一臣二，奇之制也；君二臣四，偶之制也；君二臣三，奇之制也；君二臣六，偶之制也。
　　近者奇之，远者偶之。所谓远近者，身之远近也。在外者、身半以上，

同天之阳，其气为近；在内者、身半以下，同地之阴，其气为远。心肺位膈
上，其脏为近；肾肝位膈下，其脏为远。近而奇偶，制小其服；远而奇偶，
制大其服。肾肝位远数多，则其气缓，不能速达于下，必剂大而数少，取其
气迅急，可以走下也。心肺位近数少，则其气急，不能发散于上，必剂少而
数多，取其气易散，可以补上也。所谓数者，肾一、肝三、脾五、心七、肺
九，为五脏之常制，不得越者。补上治上制以缓，补下治下制以急。又急则
气味厚，缓则气味薄，随其攸利而施之，远近得其宜矣。

奇方之制大而数少，以取迅走于下，所谓下药不以偶；偶方之制少而数
多，以取发散于上，所谓汗药不以奇。经曰汗者不以奇，下者不以偶。处方
之制，无逾是也。（《伤寒明理论·伤寒明理药方论序》）

刘完素： 身之表者为远，身之里者为近，"不以"者，不用也。……肾
肝位远，数多则其气缓，不能速达于下，必大剂而数少，取其迅急，可以走
下也；心肺位近，数少则其气急，不能发散于上，必小剂而数多，取其气宜
散，可以补上也。（《素问病机气宜保命集》卷上《本草论》）

张元素： 去咽喉之病，近者奇之；治肝肾之病，远者偶之。汗者不可以
奇，下者不可以偶。补上治上制以缓，缓则气味薄；补下治下制以急，急则
气味厚。薄者则少服而频服，厚者则多服而顿服。（《医学启源》卷之下《用
药备旨》）

张从正： 缓方之说有五。有甘以缓之之缓方，糖、蜜、枣、葵、甘草之
属是也。盖病在胸膈，取甘能恋也。有丸以缓之之缓方，盖丸之比汤散，其
气力宣行迟故也。有品件群众之缓方，盖药味众，各不得骋其性也，如万病
丸，七八十味递相拘制也。有无毒治病之缓方，盖性无毒则功自缓矣。有气
味薄药之缓方，盖药气味薄，则长于补上治上，比至其下，药力已衰。故补
上治上，制之以缓。缓则气味薄也。故王太仆云：治上补上，方若迅急，则
上不任而迫走于下。制缓方而气味厚，则势与急同。

急方之说有四。有急病急攻之急方，如心腹暴痛、两阴溲便闭塞不通，
借备急丹以攻之。此药用不宜恒，盖病不容俟也。又如中风牙关紧急，浆粥
不入，用急风散之属是也。有汤散荡涤之急方，盖汤散之比丸，下咽易散而
施用速也。有药性有毒之急方，盖有毒之药，能上涌下泄，可以夺病之大势
也。有气味厚药之急方，药之气味厚者，直趋于下而气味不衰也。故王太仆

云：治下补下，方之缓慢则滋道路而力又微。制急方而气味薄，则力与缓等。

奇方之说有二。有古之单方之奇方，独用一物是也。病在上而近者，宜奇方也。有数合阳数之奇方，谓一三五七九，皆阳之数也。以药味之数皆单也。君一臣三、君三臣五，亦合阳之数也。故奇方宜下不宜汗。

偶方之说有三。有两味相配之偶方，有古之复方之偶方。盖方之相合者是也。病在下而远者，宜偶方也。有数合阴阳之偶方，谓二四六八十也，皆阴之数也。君二臣四、君四臣六，亦合阴之数也。故偶方宜汗不宜下。

复方之说有二。方有二方三方相合之复方，如桂枝二越婢一汤。如调胃承气汤方，芒硝、甘草、大黄，外参以连翘、薄荷、黄芩、栀子以为凉膈散。是本方之外，别加余味者，皆是也。有分两均剂之复方。如胃风汤各等分是也。以《内经》考之，其奇偶四则，反以味数奇者为奇方，味数偶者为偶方。下复云：汗者不以奇，下者不以偶。及观仲景之制方，桂枝汤，汗药也，反以三味为奇；大承气汤，下药也，反以四味为偶。何也？岂临事制宜，复有增损者乎！考其大旨，王太仆所谓汗药如不以偶，则气不足以外发。下药如不以奇，则药毒攻而致过，必如此言。

是奇则单行、偶则并行之谓也。急者下，本易行，故宜单；汗或难出，故宜并。盖单行则力孤而微，并行则力齐而大，此王太仆之意也。然太仆又以奇方为古之单方，偶为复方，今此七方之中，已有偶又有复者，何也？岂有偶方者，二方相合之谓也；复方者，二方四方相合之方欤？不然，何以偶方之外，又有复方者欤？此"复"字，非"重复"之"复"，乃"反复"之"复"。何以言之？盖《内经》既言奇偶之方，不言又有重复之方，惟云"奇之不去则偶之，是为重方"。重方者，即复方也。下又云："偶之不去，则反佐以取之，所谓寒热温凉，反从其病也。"由是言之，复之为方，反复，亦不远《内经》之意也。（《儒门事亲》卷一《七方十剂绳墨订》）

岐伯曰：气有从本者，有从标本者，有不从标本者也。帝曰：愿卒闻之。岐伯曰：少阳太阴从本，少阴太阳从本从标，阳明厥阴不从标本从乎中也。故从本者化生于本，从标本者有标本之化，从中者以中气为化也。……是故百病之起，有生于本者，有生于标者，有生于中气者，有取本而得者，有取标而得者，有取中气而得者，有取标本而得者，有逆取而得者，有从取而得者。逆，正顺也。若顺，逆也。……帝曰：反治何谓？岐伯曰：热因寒用，寒因

热用，塞因塞用，通因通用，必伏其所主，而先其所因，其始则同，其终则异，可使破积，可使溃坚，可使气和，可使必已。

李杲：夫四反治者，是明四经各经之病源，一经说手足二经内之病证，便是八经，治法亦然。《内经》曰：上下同法。此之谓也。手少阳三焦之经，治法曰通因通用，据病题止言手少阳三焦之经，便有足少阳胆之经明见，脉如筝弦无力，时时带数是也。大抵为手足经气血一般，更为所主者同，此则上下同法，余三反治仿此，不须再解也。夫圣人立通因通用之意，谓少阳春也，生化万物之始也。金石草木，羽毛麟介，乃阴阳生化之端也。天将兴之，谁能废之？故国有春分停刑之禁，十二经有取决于胆之戒。履端于始，序则不愆。故中风者为百病之长，乃气血闭而不行，此最重疾。凡治风之药皆辛温，上通天气，以发散为体，是元气始出地之根蒂也。此手足少阳二经之病，治有三禁：不得发汗，为风证多自汗；不得下，下之则损阴，绝其生化之源；不得利小便，利之则使阳气下陷，反行阴道，实可戒也。

手少阴心之经，乃寒因热用，且少阴之经真阴也，其心为根本，是真火也，故曰少阴经标寒本热。是内则心火为本，外则真阴为标，其脉沉细，按之洪大鼓甚而盛也。心火在内则鼓甚洪大也，真阴为标则脉得之沉细，寒水之体也。故仲景以大承气汤酒制大黄，煎成热吃之，以除标寒，用大黄、芒硝辛苦大寒之气味，以泻本热，以此用药，可以为万世法。

足太阳膀胱之经，乃热因寒用，且膀胱之本真寒，其经老阳也。太阳表有阳之名无阳之实，谓其将变阴也。其脉紧而数，按之不鼓而定虚，是外见虚阳而内有真寒也。故仲景以姜附汤久久熟煎，不温服而顿服之，亦是寒也。姜附气味俱阳，加之久久熟煎，重阳之热，泻纯阴之寒，是治其本也。不温服而寒服，以此假寒治太阳表之假阳也。故为真假相对之治法也。用药处治者，当按其脉之定虚，则内伏阴寒之气，外显热证。然大渴引饮，目赤口干，面赤身热，四肢热，知□阳将绝，于外则为寒所逐，而欲先绝，其躁曰阴躁，欲坐井中者也。

手太阴肺之经，乃塞因塞用，以岁气言之，主秋主收，又况内伤饮食，其物有形，亦属于阴也，所主内而不出，故物塞其中，以食药塞令下行也。但胃脾有癖气，仲景治癖九证，唯五药，皆用黄连泄之，兼伤之物有形质也。皆从阴物，乃寒之类，亦以大黄、枳实阴寒之药下泄之。举斯二者，是塞因塞用，又寒因寒用，可以明之矣。

以上四经反治之法，为标本相反而不同，为病逆而不顺也。故圣人立反治之法以应之。虽言四经，以其手足经同法，乃八经也。其病为从治之法，反治也。正治者，以寒治热，以热治寒，直折之也。

又经云：唯有阳明、厥阴，不从标本，从乎中也。启玄子注，以厥阴司天，中见少阳，阳明司天，中见太阴，当从少阳、太阴处治。洁古老人云：殆不然也，四反治中见有少阳、太阴二经，若举此是重差也。夫厥阴者，为生化之源，其支在卯，二月之分，前为阳，后为阴。阳明者，为肃杀之司，其支在酉，八月之分，前为寒水，后为燥火。且二、八月者，乃阴阳之门户，为在天地分阴分阳之际。《内经》谓其分则气异，不见病传之逆顺，不能定立法。故曰疑疑之间者，阳明、厥阴，知阳明、厥阴之体也。《至真要大论》云：两阳合明也，故曰阳明，在辰巳之间，是生化之用也。两阴交尽，故曰厥阴，在戌亥之间，是殒杀之用也。其厥阴心包，乃包络十二经之总也。经曰：中有阳明，生杀之本，足阳明为水谷之海，又经云万物生于土，而终于土是也。标本俱阳，诸经中皆有之，故不能从其标，亦不能从其本。且手阳明喜热而恶清，足阳明喜清而恶热。足厥阴为生化之源，宜温而恶清，而手厥阴心包不系五行，是坤元一正之土，虽主生长，阴静阳躁，禀乎少阳元气，乃能生育也。若独阴不长，以此明之，是标本俱阴也。足厥阴肝亦标本俱阴，肝为五脏之一也，受胆之气乃能生长，根荄芽甲于地中，其经乃阴之尽也。故阳明纯阳，厥阴纯阴，此二者，标本不相反也。故以寒治热，以热治寒，正治之法也。从少阳生化之用，其四经好恶不同，故圣人之法，为在疑疑之间不能立定法。临床斟酌，若热病以寒治，寒病以热治，故曰从其中也。今明正治，假令手阳明有余，足阳明不足，当以热治寒，若足阳明有余，手阳明不足，当以寒治热。故曰以寒治热，以热治寒，谓之正治。言从中者，以从合宜酌中处用药也。手足厥阴二经仿此，通而算之，是手足周身十二经反正之治法也。启玄子作中外之中，非也。或作上中下之中，亦非也。此中之义，为在难立定法处，乃不定之辞也。临病斟酌于中道合宜之义也。此理明白易决断矣。然则此中字是中庸所谓君子而时中之义也。（《医学发明（残本）》卷第一《病有逆从治有反正论》）

阳明厥阴不从标本从乎中也。

李杲： 经云病有逆从，治有反正。除四反治法，不须论之。其下云：惟有阳明、厥阴，不从标本，从乎中。其注者以阳明在上，中见太阴；厥阴在上，中见少阳为说。予独谓不然，此中非中外之中也，亦非上中之中也，乃不定之辞。盖欲人临病，消息酌中用药耳。以手足阳明、厥阴者，中气也。在卯酉之分，天地之门户也。春分、秋分以分阴分阳也，中有水火之异者也。况乎厥阴为十二经之领袖，主生化之源，足阳明为十二经之海，主经营之气，诸经皆禀之。言阳明、厥阴与何经相并而为病，酌中以用药，如权之在衡，在两则有在两之中，在斤则有在斤之中也。

所以言此者，发明脾胃之病，不可一例而推之，不可一途而取之，欲人知百病皆由脾胃衰而生也。（《脾胃论》卷上《脾胃胜衰论》）

审察病机，无失气宜。

朱震亨：邪气各有所属也，当穷其要于前。治法各有所归也，当防其差于后。盖治病之要，以穷其所属为先。苟不知法之所归，未免于无差尔。是故疾病之生，不胜其众，要其所属，不出乎五运六气而已。诚能于此审察而得其机要，然后为之治，又必使之各应于运气之宜，而不至有一毫差误之失。若然，则治病求属之道，庶乎其无愧矣乎。（《丹溪心法·审察病机无失气宜》）

诸风掉眩，皆属于肝；……诸气膹郁，皆属于肺；诸湿肿满，皆属于脾；诸热瞀瘛，皆属于火；诸痛痒疮，皆属于心。

朱震亨：诸风掉眩，属于肝火之动也；诸痛疮疡，属于心火之用也；诸气膹郁，属于肺火之升也；诸湿肿满，属于脾火之胜也。（《金匮钩玄·附录·火岂君相五志俱有论》）

诸风掉眩，皆属于肝。

刘完素：（朴按：刘引作"皆属肝木"）掉，摇也；眩，昏乱旋运也；风主动故也。所谓风气甚，而头目眩运者，由风木旺，必使金衰不能制木，而木复生火。风火皆属阳，多为兼化。阳主乎动，两动相搏，则为之旋转。故火本动也，焰得风则自然旋转。如春分至小满，为二之气，乃君火之位；自大寒至春分七十三日，为初之气，乃风木之气。故春分之后，风火相搏，则多起飘风，俗谓之旋风是也。四时皆有之。由五运六气千变万化，冲荡击搏，推之无穷，安得失时而便谓之无也！但有微甚而已。人或乘车跃马、登舟环舞而眩运者，其动不正，而左右行曲。故经曰曲直动摇，风之用也。眩运而呕吐者，风热甚故也。（《素问玄机原病式·五运主病》）

刘完素： 风者，动也；掉者，摇也。所谓风气甚而主目旋晕，由风木王，则是金衰不能制木，而木能生火，故风火多为热化，皆阳热多也。（《黄帝素问宣明论方》卷三《风门》）

严用和：《素问》云诸风掉眩，皆属于肝。则知肝风上攻，必致眩晕。所谓眩晕者，眼花屋转，起则眩倒是也。由此观之，六淫外感，七情内伤，皆能所致。当以外证与脉别之，风则脉浮有汗，项强不仁；寒则脉紧无汗，筋挛掣痛；暑则脉虚烦满；湿则脉细，沉重，吐逆。及其七情所感，遂使脏气不平，郁而生涎，结而为饮，随气上逆，令人眩晕，眉棱骨痛，眼不可开，寸脉多沉，有此为异耳；与夫疲劳过度，下虚上实，金疮吐衄便利，及妇人崩中去血，皆令人眩晕。随其所因治之，乃活法也。（《严氏济生方》卷二《眩晕论治》）

朱震亨： 此一端耳！夫眩晕者，痰在上火在下，因炎上而动其痰，故晕眩，非皆因风。盖痰证多耳。无痰不能作眩，亦必有痰，宜详脉证。大法：左手脉数有热，脉涩有死血；右手脉实是痰积。脉大必是久病，风则脉浮而有汗，寒则脉紧而掣痛，暑则脉虚而烦闷，湿则脉细而重著，加以吐逆气郁生涎而晕者，令眉棱角痛，眼不可开，寸脉多沉，疲劳过度，上盛下虚，金疮吐衄，便利去血过多，妇人崩伤皆能眩晕，各随所因施治。（《丹溪摘玄》卷十七《眩晕门》）

诸寒收引，皆属于肾。

刘完素：（朴按：刘引作"皆属肾水"）收敛引急，寒之用也。故冬寒则拘缩矣。（《素问玄机原病式·五运主病》）

刘完素： 肾者，少阴也；少阴者，至阴也；至者为极也。少阴者，冬脉所旺，居北而属水，为寒，为归藏，为周密。寒中收引拘缩，寒之用也。其病上下所生，水澄彻冷。清者不浊，其气寒冷，水谷不清化，吐利清冷，为

病则如天气，寒而水自清也。（《黄帝素问宣明论方》卷十二《补养门》）

张从正： 壬癸水也，水郁泄之。（《儒门事亲》卷十四《病机》）

诸气膹郁，皆属于肺。

刘完素：（朴按：刘引作"诸气膹郁病痿，皆属肺金"）膹，谓膹满也；郁，谓奔迫也；痿，谓手足痿弱无力以运动也。大抵肺主气，气为阳，阳主轻清而升。故肺居上部，病则其气膹满奔迫不能上升，至于手足痿弱不能收持。由肺金本燥，燥之为病，血液衰少，不能营养百骸故也。故经曰：手指得血而能摄，掌得血而能握，足得血而能步。故秋金旺则雾气蒙郁，而草木萎落，病之象也。萎，犹痿也。（《素问玄机原病式·五运主病》）

张从正： 庚辛金也，金郁折之。（《儒门事亲》卷十四《病机》）

诸湿肿满，皆属于脾。

刘完素：（朴按：刘引作"诸湿肿满，皆属脾土"）地之体也土，热极盛则痞塞肿满，物湿亦然。故长夏属土，则庶物隆盛也。（《素问玄机原病式·五运主病》）

张从正： 戊己土也，土郁夺之。（《儒门事亲》卷十四《病机》）

诸热瞀瘛，皆属于火；……诸禁鼓栗，如丧神守，皆属于火；……诸逆冲上，皆属于火；……诸躁狂越，皆属于火；……诸病胕肿，疼酸惊骇，皆属于火。

刘完素： 瞀，昏也。如酒醉而心火热甚，则神浊昧而昏瞀也。瘛，动也。惕跳动瘛，火之体也。狂越。狂者，狂乱而不正定也；越者，乖越礼法而失常也。夫外清而内浊，动乱参差，火之体也。由是肾水主志，而水火相反，故心火旺则肾水衰，乃失志而狂越也。或云"重阳者狂，重阴者癫"，则与《素问》之说不同也。经注曰"多喜为癫，多怒为狂"，然喜为心志，故心热甚则多喜而为癫也；怒为肝志，火实制金，不能平木，故肝实则多怒而为狂也。况五志所发皆为热，故狂者五志间发，但怒多尔。凡热于中，则多于阳明胃经也。经曰："阳明之厥，则癫疾欲走呼，腹满不得卧，面赤而热，妄见而妄言。"惊骇。骇，惊愕也，君火义同。胕肿，热胜肉而阳气郁滞故也。疼酸，酸疼也。由火实制金，不能平木，则木旺而为兼化，故言酸疼也。气逆冲上，火气炎上故也。禁栗如丧神守。栗，战栗也；禁，冷也，又义见君火化中，禁俗作噤；如丧神守者，神能御形，而反禁栗，则如丧失保守形体之神也。（《素问玄机原病式·六气为病·火类》）

朱震亨：经曰百病皆生于风、寒、暑、湿、燥、火之动而为变者，岐伯历举病机一十九条，而属火者五，此非相火之为病之出于脏腑者乎？考诸《内经》，少阳为病为瘈疭，太阳病时眩仆，少阴病瘖、暴喑、郁冒不知人，非诸热瞀瘈之属火乎？少阳病恶寒鼓栗，胆病振寒，少阴病洒淅恶寒振栗，厥阴病洒淅振寒，非诸禁鼓栗如丧神守之属火乎？少阳病呕逆，厥气上行，膀胱病冲头痛，太阳病厥气上冲胸、小腹控睾引腰脊上冲心，少阴病气上冲胸、呕逆，非诸逆冲上皆属火乎？少阳病谵妄，太阳病谵妄，膀胱病狂颠，非诸躁狂越之属火乎？少阳病胕肿、善惊，少阴病瘖热以酸、胕肿、不能久立，非诸病胕肿痛酸惊骇之属火乎？

又《原病式》曰：诸风掉眩属于肝，火之动也。诸气病膹郁病痿属于肺，火之升也。诸湿肿满属于脾，火之胜也。诸痛痒疮疡属于心，火之用也。是皆火之为病，出于脏腑者然也，注文未之发耳。以陈言之通敏，且以暖炽论君火，日用之火言相火，而不曾深及，宜乎后之人不无聋瞽也，悲夫！（《格致余论·相火论》）

诸热瞀瘈，皆属于火。

刘完素：热气甚，则浊乱昏昧也。瞀，示乃昏也。经所谓"病筋脉相引而急，病名曰瘈"者，故俗谓之搐是也。热胜风搏，并于经络，故风主动而不宁，风火相乘，是以热瞀瘈而生矣。治法祛风涤热之剂，折其火势，热瘈可立愈。若妄加灼火，或饮以发表之药，则取死不旋踵。（《素问病机气宜保命集》卷上《病机论》）

诸痛痒疮，皆属于心。

陈言： 经云：诸痛痒疮皆属于心。心虚寒则痒，心实热则痛。丹毒之病，由心实热也。(《三因极一病证方论》卷之十六《丹毒叙论》)

刘完素：（朴按：刘引作"诸痛痒疮疡，皆属心火"）人近火气者，微热则痒，热甚则痛，附近则灼而为疮，皆火之用也。或痒痛如针轻刺者，犹飞迸火星灼之然也。痒者，美疾也。故火旺于夏，而万物蕃鲜荣美也。灸之于火，渍之于汤，而痒转甚者，微热之所使也。因而痒去者，热令皮肤纵缓，腠理开通，阳气得泄，热散而去故也。或夏热皮肤痒，而以冷水沃之不去者，寒能收敛，腠理闭密，阳气郁结，不能散越，怫热内作故也。痒得爬而解者，爬为火化，微则亦能令痒；甚则痒去者，爬令皮肤辛辣，而属金化，辛能散，故金化见则火力分而解矣。

或云痛为实、痒为虚者，非谓虚为寒也，正谓热之微甚也。或疑疮疡皆属火热，而反腐烂出脓水者，何也？犹谷肉果菜，至于热极，则腐烂而溃为污水也。溃而腐烂者，水之化也。所谓五行之理，过极则胜己者反来制之。故火热过极，则反兼于水化。又如盐能固物令不腐烂者，咸寒水化，制其火热，使不过极，故得久固也。万物皆然。(《素问玄机原病式·五运主病》)

张从正： 丙丁火也，火郁发之。(《儒门事亲》卷十四《病机》)

陈自明： 凡妇人少阴脉数而滑者，阴中必生疮，名曰䘌疮。或痛或痒，如虫行状，淋露脓汁，阴蚀几尽者。此皆由心神烦郁，胃气虚弱，致气血留滞。故经云：诸痛痒疮，皆属于心。又云：阳明主肌肉，痛痒皆属于心。治之当补心养胃，外以熏洗、坐导法治之乃可。(《妇人大全良方》卷二十三《妇人阴蚀五疳方论》)

严用和： 夫疮疥之为病。虽若不害人，然而至难忍者多矣。《素问》云：诸痛痒疮，皆属于心。多由心气郁滞，或饮食不节，毒蕴于肠胃，发见于皮肤。(《严氏济生方》卷六《疮疥论治》)

杨士瀛： 活血排脓，敛毒去腐，生新收口，人所共知也，孰知诸痛痒疮，皆属于心，心主血脉，心通诸窍，如茯苓、茯神、远志、益智、石菖蒲等辈，又当佐助于其间，抑使病人不得忧惊嗔怒，劳精疲神有触于心，尤关利害。(《仁斋直指方论》卷之二十二《痈疽方论》)

杨士瀛： 内则于小便利之，盖诸痛痒疮，皆属于心，心与小肠为表里，所当宣毒于小便。（《仁斋直指方论》卷之二十二《发癌方论》）

杨士瀛： 盖瘰疬之毒，莫不有根，地胆、斑茅制度如法，皆能使其根从小便中出，或如粉片，或如块血，或如烂肉，皆其验耳。但毒根之行，小便亦必涩痛，当以木通、滑石辈导之。然是毒必从小便出者何哉？诸痛痒疮，皆属于心，其或流行于小便就快也。（《仁斋直指方论》卷之二十二《瘰疬方论》）

杨士瀛： 清心汤，《素问》云诸痛痒疮，皆属于心。心主血热，诸痔受病之源也，此药主之。（清心汤：黄连、茯神、微赤茯苓）（《仁斋直指方论》卷之二十三《诸痔证治》）

曾世荣： 虽各脏形证不同，而心实为之主。心主血，因其血热在里，再过六淫侵袭，两相攻击，自内而形于外，则发之为豆疮，未有不先见其血点而后结脓疮，故其原出于心。或痛或痒，以分虚实。经曰：诸痛为实，诸痒为虚。切宜知此，不可妄投药耳。（《活幼心书·明本论·疮疹》）

曾世荣： 火郁内发致有斯疾。盖心主乎血，血热生风，热郁内甚，第相传袭，故火能生土，血注阳明，主肌肉，风热与血热相搏，发见皮肤，其名不一。有黄脓而白者，土生金，母归子也。始生微痒而热轻，肿痛溃烂为热极。血凝化水，气滞成脓，甚至寒热作而饮食减，尤为可虑。宜宣泄风毒，凉心经，解胃热，用当归散加黄连、升麻、干葛、水姜葱、灯心煎服。及三解散、牛蒡汤、木通散间服。涂以四黄散、一抹金。（《活幼心书·明本论·诸疮》）

诸厥固泄，皆属于下。

张锐： 诸方论泄痢，止言是脾胃病，不过谓风冷湿毒之所侵入，及饮食伤滞遇肠虚则泄痢，而不知肝肾气虚亦能为泄痢。古书所载甚明，不可不辨。经曰：泄痢前后不止，肾虚也。又曰：诸厥固泄，皆属于下。下谓下焦肝肾之气也。门户束要，肝之气也；守司于下，肾之气也。肝气厥而上行，故下焦不能禁固而泄痢。肾为胃关，门户不要，故仓廪不藏也。苟病泄痢，其源

或出于此，而专以脾胃药治之则谬千里矣。(《鸡峰普济方》第一卷《泄痢》)

陈自明：若病泄痢，其源或出于此，而专以脾胃药治之，则谬固千里矣。遂服木香散，数服而愈。(木香、破骨纸、良姜、砂仁、厚朴、赤芍药、橘红、桂心、白术、胡椒、吴茱萸、肉豆蔻、槟榔)(《妇人大全良方》卷八《妇人泄泻方论》)

诸厥固泄，皆属于下；……诸病水液，澄彻清冷，皆属于寒。

刘完素：(朴按："诸厥固泄"刘引作"厥逆禁固"，并属于寒，而不言"泄"，且又罗列"阴水""屈伸不便"等诸多症状)

屈伸不便，厥逆禁固。阴水主于清净，故冰寒则四肢逆冷，而禁止坚固，舒卷不便利也。故冬脉沉短以敦，病之象也。或病寒尚微，而未至于厥逆者，不可反以为热；或热甚而成阳厥者，不可反以为病寒也。然厥阴者，元病脉候，皆为阴证，身凉不渴，脉迟细而微，未尝见于阳证也。其阳厥者，元病脉证，皆为阳证，热极而反厥，时复反温，虽厥而亦烦渴谵妄，身热而脉数也。若阳厥极深而至于身冷，反见阴脉微欲绝者，此为热极而欲死也。……阳气极甚而阴气极衰，则阳气怫郁，阴阳偏倾而不能宣行，则阳气蓄聚于内，而不能营运于四支，则手足厥冷，谓之阳厥。故仲景曰：热深则厥亦深，热微则厥亦微。又曰：厥当下之，下后厥愈。为以除其里之热也。

澄澈清冷，湛而不浑浊也。水体清净，而其气寒冷，故水谷不化，而吐利清冷。水液为病，寒也。如天气寒，则浊水自澄清也。(《素问玄机原病式·六气为病·寒类》)

诸痿喘呕，皆属于上。

刘完素：肺者，脏之长也，为心之华盖，故肺热叶焦，发痿躄。是气郁不利，病喘息而呕也。呕，谓呕酸水，火气炎上之象也，胃膈热甚，则为呕也。若衰火之炎，痿躄则愈；利肺之气，喘息自调也；道路开通，吐呕则除。凡病呕涌、溢食，皆属之火也。(《素问病机气宜保命集》卷上《病机论》)

张从正：上者，上焦也。三焦者，手少阳相火也。痿、喘、呕三病，皆

在膈上，属肺金之部分也。（《儒门事亲》卷一《指风痹痿厥近世差互说》）

诸禁鼓栗，如丧神守，皆属于火。

刘完素： 禁栗惊惑，如丧神守，悸动怔忪，皆热之内作。故治当以制火，制其神守，血荣而愈也。（《素问病机气宜保命集》卷上《病机论》）

朱震亨： 恶寒者，虽当炎月，若遇风霜，重缠在身，自觉凛凛。战栗、禁栗，动摇之貌。如丧神守，恶寒之甚。《原病式》曰：病热甚而反觉自冷，此为热病，实非寒也。（《格致余论·恶寒非寒病恶热非热病论》）

诸痉项强，皆属于湿。

刘完素： （朴按：刘引作"诸痉强直"）诸痉强直，筋劲强直而不柔和也。土主安静故也。阴痉曰柔痉，阳痉曰刚痉。亢则害，承乃制，故湿过极，则反兼风化制之。然兼化者虚象，而实非风也。（《素问玄机原病式·六气为病·湿类》）

刘完素： 寒湿同性，水火同居，故足太阳膀胱经属水而位下，所以湿可伤也。其脉起目内眦，上额交于巅上，其支别从巅入络于脑，还出则下项，故主项强。太阳表中风，加之以湿客于经中，内挟寒湿，则筋脉抽急，故痉，项强不柔和也。此太阳寒湿，当详有汗无汗，治以流湿祛风，缓发表而愈也。（《素问病机气宜保命集》卷上《病机论》）

诸逆冲上，皆属于火。

刘完素： 冲，攻也。火气炎上，故作呕、涌溢，食不下也。（《素问病机气宜保命集》卷上《病机论》）

朱震亨： 吃（朴按：吃疑呃之刻误），病气逆也。气自脐下直冲，上出于口，而作声之名也。《内经》曰：诸逆气冲上，皆属于火。东垣谓火与元气不两立。又谓火，气之贼也。古方悉以胃弱言之，而不及火，且以丁香、柿蒂、竹茹、陈皮等剂治之，未审孰为降火，孰为补虚。人之阴气依胃为养，胃土伤损则木气侮之矣，此土败木贼也。阴为火所乘，不得内守，木挟相火乘之，故直冲清道而上。言胃弱者，阴弱也，虚之甚也。病人见此似为死证，然亦有实者，不可不知。(《格致余论·吃逆论》)

诸胀腹大，皆属于热。……诸病有声，鼓之如鼓，皆属于热。

刘完素：腹胀大鼓之如鼓，气为阳，阳为热，气甚则如是也。(《素问玄机原病式·六气为病·热类》)

刘完素：肺主于气，贵乎通畅。若热甚则郁于内，故肺胀而腹大。是以火主长而高茂，形见彰显，升明舒荣，皆肿之象也。热去则见白利也。(《素问病机气宜保命集》卷上《病机论》)

李杲：此乃八益之邪，有余之证，自天外而入，是感风寒之邪传里，寒变为热，作胃实日晡潮热，大渴引饮，谵语，是太阳阳明并大实大满者，大承气下之。少阳阳明微满实者，小承气下之。泄之则胀已，此之谓也。(《兰室秘藏》卷上《诸腹胀大皆属于热论》)

诸躁狂越，皆属于火。

刘完素：胃实则四肢实而能登高也，故四肢者，诸阳之本。经所谓"阴不胜其阳，则脉流薄疾，并乃狂"，是以阳盛则使人妄言骂詈、不避亲疏，神明之乱也。故上善若水，下愚若火，此之谓也。治之以补阴泻阳，夺其食则病已。(《素问病机气宜保命集》卷上《病机论》)

诸暴强直，皆属于风。

刘完素：暴，卒也，虐害也。强，劲，有力而不柔和也。直，筋强劲也。……然燥金主于收敛，短缩劲切。风木为病，反见燥金之化，由亢则害、承乃制也。况风能胜湿而为燥也，亦十月风病势甚而成筋缓者，燥之甚也。故诸风甚者，皆兼于燥。(《素问玄机原病式·六气为病·风类》)

刘完素：暴，虐而害也；强，劲，有力而不能柔和也，乃厥阴风木势甚

218

而成。王注曰：阳内郁而阴行于外。《千金》曰："强直为风。"治以泻火补金，木能自平也。（《素问病机气宜保命集》卷上《病机论》）

诸病有声，鼓之如鼓，皆属于热。

刘完素： 腹胀大而鼓之有声如鼓者，热气甚则然也。经所谓"热胜则肿"，此之类也。是以热气内郁，不散而聚，所以叩之如鼓也。诸腹胀大，皆为里证。何以明之？仲景曰："少阴病……腹胀，不大便者，急下之，宜大承气汤。"所谓土坚胜水则干，急与大承气汤下之，以救肾水。故知无寒，其热明矣。（《素问病机气宜保命集》卷上《病机论》）

诸病胕肿，疼酸惊骇，皆属于火。

刘完素： 胕肿，热胜内则阳气滞故也。疼酸，由火实制金，不能平木，则木旺而为酸。酸者，肝之味也。故经所谓"二阳一阴发病，主惊骇"，王注曰"肝主惊"。然肝主之，原其本也。自心火甚则善惊，所以惊则心动而不宁也。故火衰木平，治之本也。（《素问病机气宜保命集》卷上《病机论》）

诸转反戾，水液浑浊，皆属于热。

刘完素： 转筋，经云"转，反戾也"。热气燥烁于筋则挛瘛而痛，火主燔灼燥动故也。或以为寒客于筋者，误也。盖寒虽主于收引，然止为厥逆禁固、屈伸不便，安得为转筋也！所谓转者，动也。阳动阴静，热证明矣。夫转筋者，多因热甚，霍乱吐泻所致，以脾胃土衰，则肝木自甚，而热燥于筋，故转筋也。大法渴则为热，凡霍乱转筋而不渴者，未之有也。或不因吐泻，但外冒于寒而腠理闭密，阳气郁结怫热内作，热燥于筋则转筋也。故诸转筋，以汤渍之，而使腠理开泄，阳气散则愈也。因汤渍而愈，故俗反以为寒也。

小便浑浊。天气热则水浑浊，寒则清洁，水体清而火体浊故也。又如清水为汤，则自然浊也。（《素问玄机原病式·六气为病·热类》）

刘完素： 热气燥烁于筋，故筋转而痛，应风属于肝也。甚则吐不止。喝热之气加之以泄。湿胜也。若三气杂，乃为霍乱。故仲景曰："呕吐而利，名曰霍乱。"故有干霍乱，有湿霍乱。得其吐利，邪气得出，名曰湿霍乱也，十存八九；若不得吐利，挥霍撩乱，邪无出，名曰干霍乱，十无一生者。皆以冒暑中热，饮食不节，寒热气不调，清浊相干，阴阳乖隔，则为此病。若妄言寒者，大误也。故热则小便浑而不清，寒则洁而不浊，故井水煎汤沸，则自然浑浊也。（《素问病机气宜保命集》卷上《病机论》）

诸病水液，澄彻清冷，皆属于寒。

刘完素： 水液为病，寒也。故水清净，其气寒冷。水谷不化而吐利，其色白而腥秽，传化失常，食已不饥。虽有邪热不杀谷而不饥者，无倦而常好动，其便色黄而酸。王注曰寒者"上下所出，即吐出溺出也"，又法曰"小寒之气，温以和之"。（《素问病机气宜保命集》卷上《病机论》）

诸呕吐酸，暴注下迫，皆属于热。

刘完素： 呕，胃膈热甚则为呕，火气炎上之象也。吐酸，酸者，肝木之味也。由火盛制金，不能平木，则肝木自甚，故为酸也。如饮食热则易于酸矣。或言吐酸为寒者，误也。……凡内伤冷物者，或即阴胜阳而为病寒者，或寒热相击而致肠胃阳气怫郁而为热者，亦有内伤冷物而反病热，得大汗热泄身凉而愈也。或微而不为他病，止为中酸，俗谓之"醋心"是也。法宜温药散之，亦犹解表之义，以使肠胃结滞开通，怫热散而和也。若久喜酸而不已，则不宜温之，宜以寒药下之，后以凉药调之，结散热去则气和也。所以中酸不宜食粘滑油腻者，是谓能令阳气壅塞郁结，不通畅也。如饮食在器，覆盖热而自酸也。

暴注，卒暴注泄也。肠胃热甚而传化失常，火性疾速，故如是也。下迫，后重里急，窘迫急痛也。火性急速而能燥物故也。（《素问玄机原病式·六气为病·热类》）

刘完素： 流而不腐，动而不蠹，故呕吐酸者，胃膈热甚，则郁滞于气，物不化而为酸也。酸者，肝木之味。或言吐酸为寒者，误也。暴注者，是注泄也。经所谓"清气在下，则生飧泄"。下迫者，后重里急，窘迫急痛也，火性急速而能造物故也，俗云虚坐努责而痛也。（《素问病机气宜保命集》

卷上《病机论》)

有者求之，无者求之，盛者责之，虚者责之。

赵佶：经又曰有者求之，无者求之，盛者责之，虚者责之。于有无言求，于盛衰言责，何耶？夫求者，求其所以治与夫所以致益也。责者，责其所当泻与夫所宜补也。假有或热或寒，治须汗下，此所谓有者求之。寒甚而热之，或不热，则致益其心；热甚而寒之或不寒，则致益其肾，此所谓无者求之。假有心实生热，必泻其心；肾强生寒，必泻其肾，此所谓盛者责之。假有心虚多寒，必补其心；肾虚多热，必补其肾，此所谓虚者责之。大抵五行之理，互有盛衰，而补泻消长，在通其伦类而已。（《圣济总录》卷第四《通类》）

辛甘发散为阳，酸苦涌泄为阴，咸味涌泄为阴，淡味渗泄为阳。

张元素：升降者，天地之气交也，茯苓淡，为天之阳，阳也，阳当上行，何谓利水而泄下？经云气之薄者，阳中之阴，所以茯苓利水而泄下，亦不离乎阳之体，故入手太阳也。麻黄苦，为地之阴，阴也，阴当下行，何谓发汗而升上？经曰味之薄者，阴中之阳，所以麻黄发汗而升上，亦不离乎阴之体，故入手太阴也。附子，气之厚者，乃阳中之阳，故经云发热；大黄，味之厚者，乃阴中之阴，故经云泄下。竹淡，为阳中之阴，所以利小便也；茶苦，为阴中之阳，所以清头目也。清阳发腠理，清之清者也；清阳实四肢，清之浊者也。浊阴归六腑，浊之浊者也；浊阴走五脏，浊之清者也。（《医学启源》卷之下《用药备旨》）

张元素：风升生：味之薄者，阴中之阳，微薄则通，酸、苦、咸、平是也。（防风、羌活、升麻、柴胡、葛根、威灵仙、细辛、独活、白芷、鼠粘子、桔梗、藁本、川芎、蔓荆子、秦艽、天麻、麻黄、荆芥、薄荷、前胡）

热浮长：气之厚者，阳中之阳，气厚则发热，辛、甘、温、热是也。（附子、干姜、生姜、乌头、良姜、肉桂、桂枝、草豆蔻、丁香、厚朴、益智仁、木香、白豆蔻、川椒、吴茱萸、茴香、延胡索、缩砂仁、红花、神曲）

湿化成中央：戊土其本气平，其兼气温、凉、寒、热，在人以胃应之；己土其本味淡，其兼味辛、甘、咸、苦，在人以脾应之。（黄芪、人参、甘

草、当归、熟地黄、半夏、白术、苍术、橘皮、青皮、藿香、槟榔、广茂、京三棱、阿胶、诃子、桃仁、杏仁、大麦蘖、紫草、苏木）

燥降收：气之薄者，阳中之阴，气薄则发泄，辛、甘、淡、平、寒、凉是也。（茯苓、泽泻、猪苓、滑石、瞿麦、车前子、灯草、通草、五味子、白芍药、天门冬、麦门冬、犀角、乌梅、地骨皮、枳壳、琥珀、连翘、枳实）

寒沉藏：味之厚者，阴中之阴，味厚则泄，酸、苦、咸、寒是也。（大黄、黄柏、黄芩、黄连、石膏、草龙胆、生地黄、知母、汉防己、朴硝、瓜蒌根、牡蛎、玄参、苦参、川楝子、香豉、地榆、栀子）《医学启源》卷之下《用药备旨》）

酸苦涌泄为阴，咸味涌泄为阴。

张从正： 于无药之处，可用酸齑汁一大碗，煎三五沸，去菜叶猛服讫。少间，用钗子咽喉中探引，吐了。如此三次。后煎葱酸辣汤投之，以衣被盖覆，汗出则解。《内经》曰"酸苦涌泄为阴"。涌者，吐也，伤寒三日，头痛身热，是病在上也。在上者，固宜涌之。然后以淡浆粥养之，一二日则愈矣。（《儒门事亲》卷四《解利伤寒》）

张从正： 夫人头目，有疮肿瘰疬，及胸臆肢胁之间，或有疮痂肿核不消，及有脓水不止，可用沧盐一二两炒过，以长流水一大碗煎，放温，作三五次，顿服讫，候不多时，于咽喉中探引，吐涎三二升。后服和血通经之药，如玉烛散、四物汤之类是也。《内经》曰"咸味涌泄为阴"。涌者，吐也；泻者，泄也。（朴按：应泻、泄互置）（《儒门事亲》卷四《瘰疬》）

辛甘发散为阳，酸苦涌泄为阴，咸味涌泄为阴，淡味渗泄为阳。六者或收或散，或缓或急，或燥或润，或软或坚，以所利而行之，调其气使其平也。

张元素： 苦以泻之，甘以缓之及发之，详其所宜用之，酸以收之，辛以散之，咸以软之，淡以渗之。（《医学启源》卷之下《用药备旨》）

张元素： 凡此之味，各有所能。然辛能散结润燥，苦能燥湿软坚，咸能软坚，酸能收缓，甘能缓急，淡能利窍，故经曰：肝苦急，急食甘以缓之。

心苦缓，急食酸以收之。脾苦湿，急食苦以燥之。肺苦气上逆，急食苦以泄之。肾苦燥，急食辛以润之，开腠理，致津液通气也。肝欲散，急食辛以散之，以辛补之，以酸泄之；心欲软，急食咸以软之，以咸补之，以甘泄之；脾欲缓，急食甘以缓之，以甘补之，以苦泄之；肺欲收，急食酸以收之，以酸补之，以辛泄之；肾欲坚，急食苦以坚之，以苦补之，以咸泄之。

凡此者，是明其气味之用也。若用其味，必明其气之可否；用其气，必明其味之所宜。识其病之标本脏腑、寒热虚实、微甚缓急，而用其药之气味，随其证而制其方也。是故方有君臣佐使、轻重缓急、君臣大小、反正逆从之制也。(《医学启源》卷之下《用药备旨》)

张元素： 肝苦急，急食甘以缓之，甘草。心苦缓，急食酸以收之，五味子。脾苦湿，急食苦以燥之，白术。肺苦气上逆，急食苦以泄之，黄芩。肾苦燥，急食辛以润之，黄柏、知母，注云开腠理、致津液、通气血也。肝欲散，急食辛以散之，川芎；以辛补之，细辛；以酸泄之，白芍药。心欲软，急食咸以软之，芒硝；以咸补之，泽泻；以甘泄之，黄芪、甘草、人参。脾欲缓，急食甘以缓之，甘草；以甘补之，人参；以苦泄之，黄连。肺欲收，急食酸以收之，白芍药；以酸补之，五味子；以辛泄之，桑白皮。肾欲坚，急食苦以坚之，知母；以苦补之，黄柏；以咸泄之，泽泻。(《医学启源》卷之下《用药备旨》)

张元素： 药性要旨：苦药平升，微寒平亦升，甘辛药平降，甘寒泻火，苦寒泻湿热，甘苦寒泻血热。(《医学启源》卷之下《用药备旨》)

张元素： 用药升降浮沉补泻法：
肝、胆：味辛补，酸泻；气温补，凉泻。
心、小肠：味咸补，甘泻；气热补，寒泻。
脾、胃：味甘补，苦泻；气温热补，寒凉泻。
肺、大肠：味酸补，辛泻；气凉补，温泻。
肾、膀胱：味苦补，咸泻；气寒补，热泄。(《医学启源》卷之下《用药备旨》)

张元素： 各经引用：
太阳经：羌活；在下者黄柏。小肠、膀胱也。

少阳经：柴胡；在下者青皮。胆、三焦也。

阳明经：升麻、白芷；在下者石膏。胃、大肠也。

太阴经：白芍药。脾、肺也。

少阴经：知母。心、肾也。

厥阴经：青皮；在下者柴胡。肝、包络也。

已上十二经之的药也。(《医学启源》卷之下《用药备旨》)

有毒无毒，所治为主。

李杲： 主病之谓君，佐君之谓臣，应臣之谓使。凡药之所用，皆以气味为主，补泻在味，随时换气。(《脾胃论》卷上《君臣佐使法》)

君一臣二，制之小也；君一臣三佐五，制之中也；君一臣三佐九，制之大也。

张从正： 夫大方之说有二，有君一臣三佐九之大方，有分两大而顿服之大方。盖治肝及在下而远者，宜顿服而数少之大方；病有兼证而邪不专，不可以一二味治者，宜君一臣三佐九之大方。王太仆以人之身三折之，上为近，下为远。近为心肺，远为肾肝，中为脾胃。胞胆亦有远近。以予观之，身半以上，其气三，天之分也；身半以下，其气三，地之分也。中脘，人之分也。又手之三阴阳，亦天也，其气高；足之三阴阳，亦地也，其气下；戊己之阴阳，亦人也，其气犹中州。故肝之三服，可并心之七服；肾之二服，可并肺之七服也。

小方之说亦有二，有君一臣二之小方，有分两微而频服之小方。盖治心肺及在上而近者，宜分两微而少服而频之小方，徐徐而呷之是也。病无兼证，邪气专，可一二味而治者，宜君一臣二之小方。故肾之二服，可分为肺之九服及肝之三服也。(《儒门事亲》卷一《七方十剂绳墨订》)

劳者温之……损者温之。

李杲： 惟当以辛甘温之剂，补其中而生其阳，甘寒以泻其火则愈矣。经曰劳者温之，损者温之。又云温能除大热，大忌苦寒之药损其脾胃。脾胃之证，始得则热中，今立治始得之证。(《脾胃论》卷中《饮食劳倦所伤始为热中论》)

李杲： 盖温能除大热，大忌苦寒之药泻胃土耳。今立补中益气汤。（补中益气汤：黄芪、甘草、人参、升麻、柴胡、橘皮、当归身、白术）

立方本旨：夫脾胃虚者，因饮食劳倦，心火亢甚，而乘其土位；其次肺气受邪。须用黄芪最多，人参、甘草次之。脾胃一虚，肺气先绝，故用黄芪以益皮毛而闭腠理，不令自汗，损其元气。上喘气短，人参以补之。心火乘脾，须炙甘草之甘温以泻火热，而补脾胃中元气。若脾胃急痛并太虚，腹中急缩者，宜多用之。经云急者缓之。白术苦甘温，除胃中热，利腰脐间血。胃中清气在下，必加柴胡、升麻以引之，引黄芪、甘草甘温之气味上升，能补胃气之散解，而实其表也；又缓带脉之缩急。二味苦平，味之薄者，阴中之阳，引清气上升也。气乱于胸中，为清浊相干，用去白陈皮以理之；又能助阳气上升，以散滞气，助诸甘辛为用。口干嗌干加干葛。

脾胃气虚，不能升浮，为阴火伤其生发之气。荣血大亏，荣气不营，阴火炽盛，是血中伏火日渐煎熬，血气日减。心包与心主血，血减则心无所养，致使心乱而烦，病名曰悗。悗者，心惑而烦闷不安也。故加辛甘微温之剂生阳气，阳生则阴长。或曰：甘温何能生血？曰：仲景之法，血虚以人参补之，阳旺则能生阴血，更以当归和之。少加黄柏以救肾水，能泻阴中之伏火。如烦犹不止，少加生地黄补肾水，水旺而心火自降。如气浮心乱，以朱砂安神丸镇固之则愈。（《内外伤辨惑论》卷中《饮食劳倦论》）

王履： 夫劳则动之太过，而神不宁矣，故温之。温也者，养也；温之者，所以调其食饮，适其起居，澄心息虑，从容以待其真气之复常也。《礼记》所谓柔色以温之。此温字，正与此同。或以药扶助之，亦养也。今东垣乃以温为温凉之温。谓宜温药以补元气，而泻火邪。又易损者益之，为损者温之。又以温能除大热，为《内经》所云。而遍考《内经》并无此语，此亦不能无疑者也。然温药之补元气，泻火邪者，亦惟气温而味甘者斯可矣。盖温能益气，甘能助脾而缓火，故元气复，而火邪息也。夫宜用温药，以为内伤不足之治则可，以为劳者温之之注，则不可。（《医经溯洄集·内伤余议》）

惊者平之。

张从正： 惟习可以治惊。经曰惊者平之。平，谓平常也。夫惊，以其忽然而遇之也。使习见习闻，则不惊矣。（《儒门事亲》卷三《九气感疾更相为治衍》）

微者逆之，甚者从之。……热因寒用，寒因热用。

张元素： 以热治热法，经曰病气热甚，而与寒药交争，则寒药难下，故反热服，顺其病势，热势既休，寒性乃发，病热除愈，则如承气汤寒药，反热服之者是也。病寒亦同法也。（《医学启源》卷之下《用药备旨》）

齐德之： 盖治寒以热，必凉而行之，治热以寒，必温而行之，此亦欲其调和也。其间有正有权者何也？盖病有微有甚，微者逆治，理之正也；甚者从治，理之权也。（《外科精义》卷上《疗疮肿权变通类法》）

寒因热用

刘完素： 凡病热郁甚而冷服寒药，多不能下。（《伤寒直格论方》卷下《诸证药石分剂》）

帝曰：善。病之中外何如？岐伯曰：从内之外者，调其内；从外之内者，治其外；从内之外而盛于外者，先调其内而后治其外；从外之内而盛于内者，先治其外而后调其内；中外不相及，则治主病。

王好古： 帝问：病之中外何如？岐伯对曰：从内之外者，调其内；若盛于外者，先治其内后治其外。从外之内者，治其外；若盛于内者，先治外后治内。此言表里所出之异也。又云中外不相及，则治主病者。中外不相及者，半表半里也，自外入者有之，自内出者亦有之。外入、内出虽异，邪在半表半里则一也，此中外不相及为少阳也。治主病者，治少阳也。（《此事难知》卷上《问妇人经病大人小儿内热潮作并疟疾寒热其治同否》）

王好古： 此言表里而出之异也。又云中外不相及则治主病。中外不相及者，半表半里也，自外而入者有之，自内而出者亦有之。外入内出虽异也，在半表半里则一矣。此从外之内者治其内，若盛于内者，先治外而后治内。中外不相及为少阳也，治主病者治少阳也。（《医垒元戎》卷五《问曰妇人经痛大人小儿内热潮作并疟寒热其法同否》）

帝曰：善。火热复，恶寒发热，有如疟状，或一日发，或间数

日发，其故何也？岐伯曰：胜复之气，会遇之时，有多少也。阴气多而阳气少，则其发日远；阳气多而阴气少，则其发日近。此胜复相薄，盛衰之节，疟亦同法。

王好古：疟者，少阳也。少阳者，东方之气也，逆行则发寒，顺行则发热，故分之气异，往来不定也。妇人经水适断，病作少阳治之，伤寒、杂病一体。（《此事难知》卷上《问妇人经病大人小儿内热潮作并疟疾寒热其治同否》）

诸寒之而热者取之阴，热之而寒者取之阳，所谓求其属也。

赵佶：治寒以热，治热以寒，工所共知也。治寒以热而寒弥甚，治热以寒而热弥炽，殆未察五脏有阴阳之性，各因其类而取之耳。经不云乎：寒之而热者取之阴，热之而寒者取之阳。假有病热，施以寒剂，其热甚者，当益其肾，肾水既滋，热将自除。人有病寒，施以热剂，其寒甚者，当益其心，心火既壮，寒将自已。此所谓察阴阳之性，因其类而取之也。（《圣济总录》卷第四《通类》）

王好古：启玄子云：热不得寒，是无水也；寒不得热，是无火也。寒之不寒，责其无水；热之不热，责其无火。经云：滋其化源。源既已绝，药之假不能滋其真水火也。（《此事难知》卷下《问寒病服热药而寒不退热病服寒药而热不退其故何也》）

齐德之：尝见治寒以热而寒弥甚，治热以寒而热弥炽者，何也？盖不知五脏有阴阳之性，其可因其类而取之也。假如心实生热者，当益其肾，肾水滋，热将自除；肾水虚生寒，当补心，心火即降，寒将自除。（《外科精义》卷上《疗疮肿权变通类法》）

王履：属也者，其枢要之所存乎？斯旨也，王太仆知之，故曰：益火之原，以消阴翳；壮水之主，以制阳光。又曰：取心者不必齐以热，取肾者不必齐以寒，但益心之阳，寒亦通行；强肾之阴，热之犹可。吁！混乎千言万语之间，殆犹和璧之在璞也。其宝久湮，岂过焉者石之而弗凿乎？余僭得而推衍之。
夫偏寒偏热之病，其免者固千百之一二，而积热沉寒，亦恐未至于数见也。然而数见者，得非粗工不知求属之道，不能防微杜渐，遂致滋蔓难图，以成之欤？夫寒之而热者，徒知以寒治热，而不知热之不衰者，由乎真水之不足也；热之而寒者，徒知以热治寒，而不知寒之不衰者，由乎真火之不足也。不知真水火不足，泛以寒热药治之，非惟脏腑习熟药反见化于其病，而有者弗去无者弗至矣。

故取之阴，所以益肾水之不足，而使其制夫心火之有余；取之阳，所以益心火之不足，而使其胜夫肾水之有余也。其指水火也，属犹主也，谓心肾也。求其属者，言水火不足，而求之于心肾也。火之原者，阳气之根，即心是也；水之主者，阴气之根，即肾是也。非谓火为心，而原为肝；水为肾，而主为肺也。寒亦益心，热亦强肾。此太仆达至理于规矩准绳之外，而非迂士曲生之可以跂及矣。（《医经溯洄集·积热沉寒论》）

夫五味入胃，各归所喜。

李杲：《至真要大论》云：五味入胃，各先逐其所喜攻。攻者，克伐泻也，辛味下咽，先攻泻肺之五气。气者，真气、元气也。（《内外伤辨惑论》卷下《辨内伤饮食用药所宜所禁》）

气增而久，夭之由也。

张从正：故病蠲之后，莫若以五谷养之，五果助之，五畜益之，五菜充之，相五脏所宜，毋使偏倾可也。凡药皆毒也，非止大毒、小毒谓之毒，虽甘草、苦参，不可不谓之毒。久服必有偏胜。（《儒门事亲》卷二《推原补法利害非轻说》）

朱震亨：凡人饥则必食，彼粳米甘而淡者，土之德也，物之属阴而最补者也。惟可与菜同进，经以菜为充者，恐于饥时顿食，或虑过多，因致胃损。故以菜助其充足，取其疏通而易化，此天地生物之仁也。《论语》曰：肉虽多不使胜食气。《传》曰：宾主终日百拜，而酒三行，以避酒祸。此圣人施教之意也。盖谷与肥鲜同进，厚味得谷为助，其积之也久，宁不助阴火而致毒乎？故服食家在却谷者则可，不却谷而服食未有不被其毒者。《内经》谓久而增气，物化之常；气增而久，夭之由也。彼安于厚味者，未之思尔。（《格致余论·茹淡论》）

帝曰：善。方制君臣，何谓也？岐伯曰：主病之谓君，佐君之谓臣，应臣之谓使，非上下三品之谓也。帝曰：三品何谓？岐伯曰：所以明善恶之殊贯也。

李杲： 凡药之所用者，皆以气味为主。补泻在味，随时换气。主病者为君，假令治风者，防风为君；治上焦热，黄芩为君；治中焦热，黄连为君；治寒，附子之类为君。兼见何证，以佐使药分治之。制方之要也。本草说，上品药为君，各从其宜也。（《用药心法·君臣佐使法》）

罗天益： 凡药之所用者，皆以气味为主。补泻在味，随时换气，主病者为君。假令治风者，防风为君。治上焦热，黄芩为君；中焦热，黄连为君；下焦湿热，防己为君；治寒，附子之类为君；看兼见何证，以佐使药分治之。此制方之要也。本草说：上品药为君，各从其宜。（《卫生宝鉴》卷二十一《君臣佐使法》）

著至教论篇第七十五

暂未发现宋金元医家相关散论。

示从容论篇第七十六

脾虚浮似肺，肾小浮似脾，肝急沉散似肾。

戴起宗：此皆三者之所乱也。然从容得之，以知其比类也。注云以三脏相近，故脉象参差而相类。是以三惑乱为治之过失矣，必从容比类而得三脏之形状。故浮缓曰脾，浮短曰肺，浮而滑曰心，急紧而散曰肝，搏沉而滑曰肾。不能比类，则疑惑弥甚。是以《脉经》立相类之脉，今立比字为纲，使从容比类，先明于未诊之先，免交疑于持脉之际。（《脉诀刊误》卷下《分合偶比类说》）

疏五过论篇第七十七

凡未诊病者，必问尝贵后贱，虽不中邪，病从内生，名曰脱营。

罗天益：镇阳有一士人，躯干魁梧而意气雄豪，喜交游而有四方之志。年逾三旬，已入任至五品，出入从骑塞途，姬侍满前，饮食起居，无不如意。不三年，以事罢去，心思郁结，忧虑不已。以致饮食无味，精神日减，肌肤渐至瘦弱，无如之何，遂耽嗜于酒，久而中满。始求医，医不审得病之情，辄以丸药五粒，温水送之，下二十余行。时值初秋，暑热犹盛，因而烦渴，饮冷过多，遂成肠鸣腹痛而为痢疾，有如鱼脑，以至困笃。命予治之，诊其脉乍大乍小，其证反覆闷乱，兀兀欲吐，叹息不绝。予料曰：此病难治。启玄子云：神屈故也。以其贵之尊荣，贱之屈辱，心怀慕眷，志结忧惶，虽不中邪，病从内生，血脉虚减，名曰脱营。或曰：愿闻其理。《黄帝针经》有曰：宗气之道，内谷为宝。谷入于胃，乃传之脉，流溢于中，布散于外。精专者行于经遂，终而复始，常营无已，是为天地之纪。故气始从手太阴起，注于阳明，传流而终于足厥阴，循腹里，入缺盆，下注肺中，于是复注手太阴，此营气之所行也。故日夜气行五十营，漏水下百刻，凡一万三千五百息。所谓变通者并行一数也。故五十营备，得尽天地之寿矣。今病者始乐后苦，皆伤精气，精气竭绝，形体毁阻，暴喜伤阳，暴怒伤阴，喜怒不能自节。盖心为君主，神明出焉。肺为相辅，主行荣卫，制节由之，主贪人欲，天理不明，则十二官相使，各失所司，使道闭塞而不通，由是则经营之气脱去，不能灌溉周身，百脉失其天度，形乃大伤，以此养生则殃，何疑之有焉。（《卫生宝鉴》卷二《脱营》）

征四失论篇第七十八

暂未发现宋金元医家相关散论。

阴阳类论篇第七十九

暂未发现宋金元医家相关散论。

方盛衰论篇第八十

形气有余，脉气不足死；脉气有余，形气不足生。

成无己：脉者，人之根本也。脉病人不病，为根本内绝，形虽且强，卒然气脱，则眩运僵仆而死，不曰行尸而何。人病脉不病，则根本内固，形虽

且赢，止内虚尔。谷神者，谷气也。谷气既足，自然安矣。（《注解伤寒论》卷一《平脉法》）

解精微论篇第八十一

厥则目无所见。夫人厥则阳气并于上，阴气并于下，阳并于上则火独光也；阴并于下则足寒，足寒则胀也。夫一水不胜五火，故目眦盲。是以冲风，泣下而不止。夫风之中目也，阳气内守于精，是火气燔目，故见风则泣下也。有以比之，夫火疾风生乃能雨，此之类也。

刘完素：故知热郁于目，无所见也。故目微昏者，至近则转难辨物，由目之玄府闭小也，隔缣视物之象也。或视如蝇翼者，玄府有所闭合者也。或目昏而见黑花者，由热气甚而发之于目，亢则害，承乃制，而反出其泣，气液昧之，以其至近，故虽视而亦见如黑花也。及冲风泣而目暗者，由热甚而水化制之也。（《素问玄机原病式·六气为病·火类》）

是以冲风，泣下而不止。夫风之中目也，阳气内守于精，是火气燔目，故见风则泣下也。有以比之，夫火疾风生乃能雨，此之类也。

张从正：夫风冲泣下者，俗呼为冷泪者是也。《内经》曰太阳经不禁固也。又曰热则五液皆出。肝热故泪出。风冲于外，火发于内，风火相搏，由此而泣下也。治之以贝母一枚，白腻者，胡椒七粒，不犯铜铁，研细，临卧点之，愈。（《儒门事亲》卷四《风冲泣下》）

夫火疾风生乃能雨。

曾世荣：心热者，见灯愈啼，面红多泪，无灯则稍息。盖火者，阳物也。心热遇火，两阳相搏，才有灯而啼甚。故经曰：火疾风生乃能雨。(《活幼心书·明本论·夜啼》)

灵枢经

九针十二原第一

所出为井，所溜为荥，所注为腧，所行为经，所入为合。

阎明广：井者，东方春也，万物之始生，故言所出为井也。合者，北方冬也，阳气入藏，故言所入为合也。故春刺井，夏刺荥，季夏刺俞，秋刺经，冬刺合者，圣人所谓因其时而取之，以泻邪毒出也。（《子午流注针经》卷中《手足井荥六十六穴图》）

本输第二

大肠小肠，皆属于胃，是足阳明也。

李杲：小肠之穴在巨虚下廉，大肠之穴在巨虚上廉，此二穴皆在足阳明胃三里穴下也。大肠主津，小肠主液，大肠、小肠受胃之荣气，乃能行津液于上焦，灌溉皮毛，充实腠理，若饮食不节，胃气不及，大肠、小肠无所禀受，故津液涸竭焉。（《脾胃论》卷下《大肠小肠皆属于胃胃虚则俱病论》）

小针解第三

暂未发现宋金元医家相关散论。

邪气脏腑病形第四

形寒寒饮则伤肺。

李杲：病则为喘咳，为肿满，为水泻。轻则当发汗，利小便，使上下分消其湿。解醒汤、五苓散、生姜、半夏、枳实、白术之类是也。如重而蓄积为满者，芫花、大戟、甘遂、牵牛之属利下之，此其治也。（《兰室秘藏》卷上《饮食所伤论》）

有所堕坠，恶血留内；若有所大怒，气上而不下，积于胁下，则伤肝。

李杲：夫从高坠下，恶血留于内，不分十二经络。圣人俱作风中肝经，留于胁下，以中风疗之。血者，皆肝之所主。恶血必归于肝，不问何经之伤，必留于胁下，盖肝主血故也。痛甚，则必有血汗。但人有汗出，皆为风证。精专者行于经隧，终而复始，常营无已，是为天地之纪。逆其上行之血气非肝而何？非伤风无汗，既自汗，必是化也。以破血行经之药治之。（《医学发明（节本）·中风同从高坠下》）

肝脉急甚者为恶言；微急为肥气，在胁下若覆杯。

张从正：夫肥气者，不独气有余也，其中亦有血矣，盖肝藏血故也。（《儒门事亲》卷三《五积六聚治同郁断》）

肾脉急甚为骨癫疾；微急为沉厥奔豚。

张从正：贲豚者，贲与奔同。《铜人》言"或因读书得之"，未必皆然也。肾主骨，此积最深，难疗，大忌吐涌，以其在下，止宜下之。（《儒门事亲》卷三《五积六聚治同郁断》）

面热者足阳明病。

李杲：夫饮食不节则胃病，胃病则气短，精神少而生大热，有时而显火上行，独燎其面。《黄帝针经》云：面热者足阳明病。胃既病，则脾无所禀受。脾为死阴，不主时也。故亦从而病焉。（《脾胃论》卷上《脾胃胜衰论》）

罗天益：《脉经》云：阳明经气盛有余，则身以前皆热。况其人素膏粱，积热于胃。阳明多血多气，本实则风热上行。诸阳皆会于头，故面热之病生矣。先以调胃承气汤七钱、黄连二钱、犀角一钱，疏利三两行，撤其本热。次以升麻加黄连汤，去经络中风热上行，如此则标本之病邪俱退矣。（《卫生宝鉴》卷九《面热治法并方》）

朱震亨：阳明经气盛有余，则身以前皆热，此经多血多气，本实则风热上行，诸阳皆会于头，故面热也。先以承气汤加黄连、犀角，彻其本热，次以升麻加黄连汤主之。（《丹溪心法》卷三《恶寒》）

胃病者，腹䐜胀，胃脘当心而痛，上支两胁，膈咽不通，食饮不下，取之三里也。

李杲：膈咽之间，交通之气，不得表里者，皆冲脉上行，逆气所作也。盖胃病者，上支两胁，膈咽不通，饮食不下，取三里者是也。（《医学发明（节本）·膈咽不通并四时换气用药法》）

　　三焦病者，腹气满，小腹尤坚，不得小便，窘急，溢则水，留即为胀。

　　赵佶：《黄帝针经》谓三焦病者，腹胀气满，不得小便，窘急，溢则为水，水则为胀。夫三焦者，决渎之官，水道出焉。上焦其治在膻中，膻中为气海；中焦主腐熟水谷；下焦当膀胱上口，主分别清浊。今三焦俱病，故腹胀气满，不得小便，溢而为水胀也。治宜升降气道，则腹满自消，水道自利矣。（《圣济总录》卷第五十四《三焦病》）

根结第五

　　黄帝曰：形气之逆顺奈何？岐伯曰：形气不足，病气有余，是邪胜也，急泻之；形气有余，病气不足，急补之；形气不足，病气不足，此阴阳气俱不足也，不可刺之，刺之则重不足，重不足则阴阳俱竭，血气皆尽，五脏空虚，筋骨髓枯，老者绝灭，壮者不复矣。形气有余，病气有余，此谓阴阳俱有余也，急泻其邪，调其虚实。故曰有余者泻之，不足者补之，此之谓也。

　　李杲：但病来潮作之时，病气精神增添者，是为病气有余，乃邪气胜也，急泻之，以寒凉苦酸之剂；若病来潮作之时，神气困弱者，为病气不足，乃真气不足也，急补之，以辛甘温热之剂。不问形气有余并形气不足，只取病气有余不足也，不足者补之，有余者泻之。假令病气有余者，当急泻之，以寒凉之剂，为邪气胜也；病气不足者，急当补之，以辛甘温热之剂，此真气不足也。

　　夫形气者，气，谓口鼻中气息也；形，谓皮肤筋骨血脉也。形胜者为有余，消瘦者为不足。其气者，审口鼻中气，劳役如故，为气有余也；若喘息气促气短，或不足以息者，为不足也。故曰形气也，乃人之身形中气血也，当补当泻，全不在于此，只在病势潮作之时，病气增加者，是邪气胜也，急当泻之；如潮作之时，精神困弱，语言无力，及懒语者，是真气不足也，急当补之。若病人形气不足，病来潮作之时，病气亦不足，此乃阴阳俱不足也。禁用针；宜补之以甘药，不可以尽剂；不灸弗已，脐下一寸五气海穴是也。(《内外伤辨惑论》卷下《老夫欲令医者治阴阳之证……予自注者附之》)

寿夭刚柔第六

营之生病也，寒热少气，血上下行。

李杲：夫气虚不能寒，血虚不能热，血气俱虚不能寒热。而胃虚不能上行，则肺气无所养，故少气，卫气既虚不能寒也；下行乘肾肝助火为毒，则阴分气衰血亏，故寒热少气。血上下行者，足阳明胃之脉衰，则冲脉并阳明之脉上行于阳分，逆行七十二度，脉之火大旺逆阳明脉中，血上行，其血充满于上，若火退伏于下则血下行，故言血上下行，俗谓之忽肥忽瘦者是也。(《脾胃论》卷下《忽肥忽瘦论》)

官针第七

暂未发现宋金元医家相关散论。

本神第八

暂未发现宋金元医家相关散论。

终始第九

人迎一盛，病在足少阳，一盛而躁，病在手少阳。人迎二盛，病在足太阳，二盛而躁，病在手太阳。人迎三盛，病在足阳明，三盛而躁，病在手阳明。人迎四盛，且大且数，名曰溢阳，溢阳为外格。脉口一盛，病在足厥阴，厥阴一盛而躁，在手心主。脉口二盛，病在足少阴，二盛而躁，在手少阴。脉口三盛，病在足太阴，三盛而躁，在手太阴。脉口四盛，且大且数者，名曰溢阴，溢阴为内关，内关不通死不治。人迎与太阴脉口俱盛四倍以上，命曰关格。

郭雍：《灵枢》九篇所谓人迎一盛、二盛、三盛，脉口一盛、二盛、三盛者，此之谓盛也。一盛而躁、二盛而躁、三盛而躁，此之谓躁也。极者何也？人迎脉口四盛，皆为极矣。人迎四盛，名曰溢阳，为外格。脉口四盛，名曰溢阴，为内关。内关外格，死不治，即阴阳交也。人迎不为衰，阳交也；脉口不为衰，阴交也。脉口即气口也。(《仲景伤寒补亡论》卷九《汗后四十四条》)

人迎四盛，且大且数，名曰溢阳，溢阳为外格。

王好古：阳极，自天而降，是行阴道，乃西方之气，膏粱之物，下泄是也。极则阴道不行，反闭于下，故不得小便。是天之气不得下通也，逆而上行，反行阳道，故血脉凝滞而不通，则人迎之脉大四倍于气口。此浊气反行清道也，故曰关。(《此事难知》卷上《关则不便·下窍·六腑》)

脉口四盛，且大且数者，名曰溢阴，溢阴为内关，内关不通死不治。

王好古：阴极，自地而升，是行阳道，乃东方之气，金石之变，上壅是也。极则阳道不行，反闭于上，故令人吐逆。是地气不能上行也，逆而下降，反行阴道，故气填塞而不入，则气口之脉大四倍于人迎。此清气反行浊道也，故曰格。(《此事难知》卷上《格则吐逆·九窍·五脏》)

春气在毛，夏气在皮肤，秋气在分肉，冬气在筋骨，刺此病者各以其时为齐。

阎明广：四时者，所以分春夏秋冬之气所在，以时调之也。春气在毫毛，夏气在皮肤，秋气在分肉，冬气在筋骨。经云：春夏刺浅，秋冬刺深，各以其时为则。(《子午流注针经》卷上《流注指微针赋》)

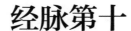

经脉第十

陷下则灸之。

刘完素：如外微觉木硬而不痛者，当急灸之，是邪气深陷也。浅者，不可灸，慎之。(《素问病机气宜保命集》卷下《疮疡论》)

张从正：一长吏病此，命予疗之。目之斜，灸以承泣；口之㖞，灸以地仓。俱效。苟不效者，当灸人迎。夫气虚风入而为偏，上不得出，下不得

泄，真气为风邪所陷，故宜灸。《内经》曰"陷下则灸之"，正谓此也，所以立愈。(《儒门事亲》卷二《证口眼㖞斜是经非窍辩》)

王好古：疮疡自外而入者不宜灸，自内而出者宜灸。外入者托之而不内，内出者接之而令外。故经云陷者灸之。灸而不痛，痛而后止其灸。灸而不痛者，先及其溃，所以不痛，而后及其良肉，所以痛也。灸而痛，不痛而后止其灸，灸而痛者，先及其未溃，所以痛，而次及其将溃，所以不痛也。(《医垒元戎》卷二《内托散》)

胃足阳明之脉，起于鼻之交頞中，旁纳太阳之脉，下循鼻外，入上齿中，还出挟口环唇，下交承浆，却循颐后下廉，出大迎，循颊车，上耳前，过客主人，循发际，至额颅；其支者，从大迎前下人迎，循喉咙，入缺盆，下膈属胃络脾；其直者，从缺盆下乳内廉，下挟脐，入气街中；其支者，起于胃口，下循腹里，下至气街中而合，以下髀关，抵伏兔，下膝膑中，下循胫外廉，下足跗，入中指内间；其支者，下廉三寸而别，下入中指外间；其支者，别跗上，入大指间，出其端。

朱肱：足阳明胃之经，从鼻起夹于鼻，络于目，下咽分为四道，并正别脉六道上下行腹，纲维于身。盖诸阳在表，阳明主肌肉，络于鼻，故病人身热目疼鼻干不得卧，其脉尺寸俱长者，知阳明经受病也。(《类证活人书》卷第一《经络图》)

脾足太阴之脉，起于大指之端，循指内侧白肉际，过核骨后，上内踝前廉，上踹内，循胫骨后，交出厥阴之前，上膝股内前廉，入腹属脾络胃，上膈，挟咽，连舌本，散舌下；其支者，复从胃，别上膈，注心中。

朱肱：足太阴脾经，为三阴之首，其脉布于脾胃，络于嗌喉，故病人腹满而嗌干，尺寸俱沉细者，知太阴经受病也。(《类证活人书》卷第一《经络图》)

膀胱足太阳之脉，起于目内眦，上额交巅；其支者，从巅至耳

上角；其直者，从巅入络脑，还出别下项，循肩髆内，挟脊抵腰中，入循膂，络肾属膀胱；其支者，从腰中下挟脊贯臀，入腘中；其支者，从髆内左右，别下贯胛，挟脊内，过髀枢，循髀外从后廉下合腘中，以下贯踹内，出外踝之后，循京骨，至小指外侧。

朱肱： 足太阳膀胱之经，从目内眦上头连于风府，分为四道，下项并正别脉上下六道以行于背，与身为经。太阳之经为诸阳主气。或中寒邪，必发热而恶寒，缘头项腰脊，是太阳经所过处。今头项痛，身体疼，腰脊强，其脉尺寸俱浮者，故知太阳经受病也。（《类证活人书》卷第一《经络图》）

肾足少阴之脉，起于小指之下，邪走足心，出于然谷之下，循内踝之后，别入跟中，以上踹内，出腘内廉，上股内后廉，贯脊属肾络膀胱；其直者，从肾上贯肝膈，入肺中，循喉咙，挟舌本；其支者，从肺出络心，注胸中。

朱肱： 足少阴肾之经，其脉起于小指之下，斜趋足心；别行者，入跟中，上至股内后廉，贯肾络膀胱；直行者，从肾上贯肝膈，入肺中，系舌本。伤寒热气入于脏，流于少阴之经，少阴主肾，肾恶燥，故渴而引饮。又经发汗吐下以后，脏腑空虚，津液枯竭，肾有余热亦渴，故病人口燥舌干而渴，其脉尺寸俱沉者，知少阴经受病也。（《类证活人书》卷第一《经络图》）

心惕惕如人将捕之。

朱震亨： 是大热属血虚，或有痰者，有虑便动，时作时举者，痰因火动。瘦人多因是血少，肥人多属痰。寻常人多是觉疾心跳者是。血虚四物安神丸之类。又云：惊悸者，惊偏属血，悸属痰。血不足，以朱砂安神丸。痰迷心膈，治痰药皆可，用竹沥。（《丹溪摘玄》卷十三《心气门》）

胆足少阳之脉，起于目锐眦，上抵头角，下耳后，循颈行手少阳之前，至肩上，却交出手少阳之后，入缺盆；其支者，从耳后入耳中，出走耳前，至目锐眦后；其支者，别锐眦，下大迎，合于手少阳，抵于顑，下加颊车，下颈合缺盆以下胸中，贯膈络肝属胆，循胁里，出气街，绕毛际，横入髀厌中；其直者，从缺盆下腋，循胸过季胁，下合髀厌中，以下循髀阳，出膝外廉，下外辅骨之前，直下抵绝骨之端，下出外踝之前，循足跗上，入小指次指之间；其支者，别跗上，入大指之间，循大指歧骨内出其端，还贯爪甲，出三毛。

朱肱：足少阳胆之经，起于目外眦，络于耳，遂分为四道，下缺盆，循于胁，并正别脉六道上下，主经营百节，流气三部，故病人胸胁痛而耳聋。《黄帝针经》曰：邪在肝则两胁痛。又曰：胆胀者胁下痛，口中苦，善太息。或口苦咽干，或往来寒热而呕，其脉尺寸俱弦者，知少阳经受病也。（《类证活人书》卷第一《经络图》）

肝足厥阴之脉，起于大指丛毛之际，上循足跗上廉，去内踝一寸，上踝八寸，交出太阴之后，上腘内廉，循股阴入毛中，过阴器，抵小腹，挟胃属肝络胆，上贯膈，布胁肋，循喉咙之后，上入颃颡，连目系，上出额，与督脉会于巅；其支者，从目系下颊里，环唇内；其支者，复从肝别贯膈，上注肺。

朱肱：足厥阴肝之经，厥者，尽也。《灵枢》曰：亥为左足之厥阴，戌为右足之厥阴，两阴俱尽，故曰厥阴。夫阴尽为晦，阴出为朔，厥阴者，以阴尽为义也。其脉循阴器而脉络于舌本也。脉弗营则筋急，筋急则引舌与卵，故唇青舌卷而卵缩。凡病人烦满而囊缩，其尺寸俱微缓者，知厥阴受病也。（《类证活人书》卷第一《经络图》）

肝足厥阴之脉……过阴器，抵小腹……是动则……丈夫㿉疝。

赵佶：《黄帝针经》曰足厥阴之脉，环阴器，抵少腹，是动则病丈夫㿉疝。即阴疝也。嗜欲劳伤，肾水涸竭，无以滋荣肝气，故留滞内结，发为阴疝之病。世俗论阴疝者，为肾余气，殊不知邪实又本于肝经也。治法宜泻邪气之实，补肝经之虚。（《圣济总录》卷第九十四《阴疝》）

肝足厥阴之脉，起于大指丛毛之际，上循足跗上廉，去内踝一寸，上踝八寸，交出太阴之后，上腘内廉，循股阴入毛中，过阴器，抵小腹，挟胃属肝络胆，上贯膈，布胁肋，循喉咙之后，上入颃颡，连目系，上出额，与督脉会于巅；其支者，从目系下颊里，环唇内；其支者，复从肝别贯膈，上注肺。是动则病腰痛不可以俯仰，丈夫㿉疝，妇人少腹肿，甚则嗌干，面尘脱色。是肝所生病者，胸满、呕逆、飧泄，狐疝、遗溺、闭癃。

张从正：然《灵枢经》言足厥阴肝经病，则有遗溺、闭癃、狐疝主，肾与膀胱、小肠三经，则不言疝。是受疝之处，乃肝之部分也。（《儒门事亲》卷二《疝本肝经宜通勿塞状》）

虚则暴痒。

朱震亨：血不荣肌腠，所以痒也。当与滋补药以养阴血，血和肌润，痒自不作。（《局方发挥》）

经别第十一

暂未发现宋金元医家相关散论。

经水第十二

暂未发现宋金元医家相关散论。

经筋第十三

卒口僻，急者目不合，热则筋纵，目不开。颊筋有寒则急，引颊移口；有热则筋弛纵缓不胜收，故僻。

张从正：是左寒右热，则左急而右缓；右寒左热，则右急而左缓。故偏于左者，左寒而右热；偏于右者，右寒而左热也。夫寒不可径用辛热之剂，盖左中寒则逼热于右，右中寒则逼热于左，阳气不得宣行故也。而况风者，甲乙木也。口眼阳明，皆为胃土，风偏贼之。是口目之所以僻也。（《儒门事亲》卷二《证口眼㖞斜是经非窍辩》）

手太阴之筋，起于大指之上，循指上行，结于鱼后，行寸口外侧，上循臂，结肘中，上臑内廉，入腋下，出缺盆，结肩前髃，上结缺盆，下结胸里，散贯贲，合贲下，抵季胁。其病当所过者支转筋，痛甚成息贲，胁急吐血。治在燔针劫刺，以知为数，以痛为输，名曰仲冬痹也。

张从正：手心主之筋，起于中指，与太阴之筋并行，结于肘内廉，上臂阴，结腋下，下散前后挟胁；其支者，入腋，散胸中，结于臂。其病当所过者支转筋，前及胸痛息贲。治在燔针劫刺，以知为数，以痛为输，名曰孟冬痹也。

息贲者，喘息愤而上行也，此旧说也。余以为，贲者，贲门也。手太阴之筋，结胸里而贯贲，入贲下抵季胁，其病支转筋，痛甚则成息贲。手心主，结于臂，其病胸痛息贲。又云"肺下则居贲，迫肺，善胁下痛""肝高则上支贲，切胁，为息贲"。如是言之，是积气于贲而不散。（《儒门事亲》卷三《五积六聚治同郁断》）

足之阳明，手之太阳，筋急则口目为僻。

张从正：此十二经及受病之处也，非为病者也。及为病者，天之六气

也。六气者何？风、暑、燥、湿、火、寒是也。故曰俗工知经而不知气者，此也。(《儒门事亲》卷二《证口眼㖞斜是经非窍辩》)

骨度第十四

暂未发现宋金元医家相关散论。

五十营第十五

一万三千五百息，气行五十营于身，水下百刻。

王怀隐：人一日一夜，凡一万三千五百息，脉行五十周于身，漏水下一百刻。荣卫之气行阳二十五度，行阴二十五度，为一周也。凡人一呼脉行三寸，一吸脉行三寸，呼吸定息，脉行六寸，谓之一息也。凡一息六寸，百息六丈，千息六十丈，万息六百丈，一万三千五百息，合为八百一十丈。凡二百七十息，计行一十六丈二尺，是名一周身，漏水下二刻。故一万三千五百息，脉行五十周，即漏水下一百刻。(《太平圣惠方》卷第一《辨荣卫经脉与漏刻相应度数法》)

营气第十六

暂未发现宋金元医家相关散论。

脉度第十七

五脏不和则七窍不通。

李杲：胃气既病则下流，经云湿从下受之，脾为至阴，本乎地也。有形之土，下填九窍之源，使不能上通于天，故曰五脏不和则九窍不通。（《脾胃论》卷下《脾胃虚则九窍不通论》）

阳气太盛则阴不利，阴脉不利则血留之。

罗天益：《内经》云：结阴者便血一升，再结二升，三结三升。结阴之病，阴气内结，不得外行，无所禀，渗入肠间，故便血也。（《卫生宝鉴》卷十六《结阴便血治验》）

阴气太盛，则阳气不能荣也，故曰关。阳气太盛，则阴气弗能荣也，故曰格。阴阳俱盛，不得相荣，故曰关格。

王怀隐：夫关格者，是大小便不通也。大便不通谓之内关，小便不通谓之外格。二便不通，故为关格也。由阴阳不和，荣卫不通也。阴气大盛，阳气不得营之，故曰关。阳气大盛，阴气不得营之，故曰格。阴阳俱盛，不得相营，曰关格。则阴阳气结，腹内胀满，气不行于大小肠，故关格，而大小

便不通也。(《太平圣惠方》卷第五十八《治关格大小便不通诸方》)

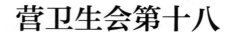

营卫生会第十八

人受气于谷，谷入于胃，以传与肺，五脏六腑，皆以受气，其清者为营，浊者为卫，营在脉中，卫在脉外，营周不休，五十而复大会。

王好古： 清者，体之上也，阳也，火也。离中之阴降，午后一阴生，即心之生血，故曰清气为荣。(《此事难知》卷上《清气为荣》)

王好古： 浊者，体之下也，阴也，水也。坎中之阳升，子后一阳生，即肾阳举而使之，故曰浊气为卫。地之浊不升，地之清能升，为阳举而使之上也；天之清不降，天之浊能降，为六阴驱而使之下也。经曰：地气上为云，天气下为雨；雨出地气，云出天气。此之谓欤！(《此事难知》卷上《浊气为卫》)

戴起宗： 营者水谷之精气，出于中焦，变化为赤，入于脉，与息数呼吸应；卫者水谷之悍气，出于上焦，行于脉外，温分肉，充皮肤，司开阖，不与脉同行，不与营同道，不与息数同应营卫也。其异如此，然而行于身也，昼夜五十周，则营与卫一也。(《脉诀刊误》卷上《诊候入式歌》)

营在脉中，卫在脉外，营周不休，五十度而复大会。阴阳相贯，如环无端。卫气行于阴二十五度，行于阳二十五度，分为昼夜。

朱震亨： 此平人之造化也。得寒则行迟而不及，得热而行速而太过。内伤于七情，外伤于六气，则血气之运或迟或速而病作矣。(《格致余论·痛风论》)

人生有两死而无两生。

成无己：阳主热而色赤，阴主寒而色青。其人死也，身色青，则阴未离乎体，故曰阴气后竭。身色赤，腋下温，心下热，则阳未离乎体，故曰阳气后竭。《针经》云人有两死而无两生，此之谓也。（《注解伤寒论》卷一《辨脉法》）

水谷者，常并居于胃中，成糟粕，而俱下于大肠而成下焦，渗而俱下，济泌别汁，循下焦而渗入膀胱焉。

王履：或问余曰：《灵枢经》曰：水谷者，常并居胃中，成糟粕，而俱下于大肠而成下焦，渗而俱下，济泌别汁，循下焦而渗入膀胱焉。王冰曰：水液自回肠泌别汁，渗入膀胱之中胞，气化之而为溺，以泄出也。杨介云：水谷自小肠盛受，于阑门以分别也，其水，则渗灌入于膀胱上口，而为溲便。详以上三说，则小便即泌别之水液，渗入膀胱以出者也。《素问》则曰：饮入于胃，游溢精气，上输于脾，脾气散精，上归于肺，通调水道，下输膀胱。则小便又似水饮精微之气，上升脾肺，运化而后成者也。彼此不同，将何所凭乎？

余曰：凭夫理耳。且夫溲溺者，果何物耶？水而已矣。水之下流，其性则然也。故饮入于胃，其精气虽上升，其饮之本，固不能上升，体也。既不能上升，则岂可谓小便独为气化所成者哉？惟其不能上升者，必有待于能上升者，为之先导。故《素问》又曰：膀胱者，津液藏焉，气化则能出矣。且水者，气之子；气者，水之母。气行则水行，气滞则水滞。或者又谓：小便纯由泌别，不由运化，盖不明此理故也。虽然，膀胱固曰津液之府，至于受盛津液，则又有胞，而居膀胱之中焉。故《素问》曰：胞移热于膀胱。《灵枢经》曰：膀胱之胞薄以濡。《类纂》曰：膀胱者，胞之室，且夫胞之居于膀胱也，有上口而无下口。津液既盛于胞，无由自出，必因乎气化，而后能渐浸润于胞外，积于胞下之空处，遂为溺以出于前阴也。《素问》所谓膀胱津液藏焉者，盖举膀胱以赅胞也。若曰胞下无空处，则人溺急时至厕，安能即出乎？夫惟积满胞下空处，而不可再容，故急，急则至厕即出矣。或言胞有下口，而无上口。或言胞上下皆有口。或言胞有小窍而为注泄之路，不亦妄欤？（《医经溯洄集·小便原委论》）

上焦如雾，中焦如沤，下焦如渎。

王好古：经云：三焦者，水谷之道路也。却是有形状，何以然？上焦者，主内而不出；中焦者，主腐熟水谷；下焦者，主出而不纳。故经曰上焦如雾，中焦如沤，下焦如渎也。手经者，主持上也；足经者，主持下也；命门者，主持中也。为卫者，护持外也。三焦元气为父之气，散也，包络相从，母也，并行而不相离，母之元气也，故俱会于胸中。经云：膻中之分，父母居之，气之海也，如天地之尊，不系五形。

三焦有脏而无腑，在内则游行，是在血也；在外则固护，是在气也。上焦如雾者，气也；下焦如渎者，血也；中焦者，气血分之也。下焦在脐下，膀胱上口，主分别清浊，出而不内，即传道也。（《此事难知》卷下《问三焦有几》）

王好古：经言下焦如渎者，正谓大、小便也。大便为阴，为有形，乃下焦之下者也。肾脏病为肾主大便，不言大肠者，明子行父道；小便为气所化，乃下之高者也，谓肝主小便淋溲，亦是子行父道，为腑病。诸气化者皆腑，诸有形血化者皆脏病所主。（《此事难知·附录·腹胀便血内寒》）

四时气第十九

小腹痛，肿，不得小便，邪在三焦约，取之太阳大络，视其络脉与厥阴小络结而血者，肿上及胃脘，取三里。

赵佶：《黄帝三部针灸经》曰：少腹肿痛，不得小便，邪在三焦，病名曰三焦约，内闭，发不得大小便。夫三焦者，水谷之道路，气之所终始也。上焦如雾，中焦如沤，下焦如渎，三者流行，荣卫致养，则腐熟水谷，分别清浊，以时而下，无复滞留。若荣卫不调，风邪入客，则决渎之官，约而不通，所以不得大小便也。刺法取足少阴太阳之经，辅以汤剂，则三焦疏导，

清浊判矣。(《圣济总录》卷第五十四《三焦约》)

刘完素：小腹痛，不得大小便。邪气入客，约而不行，故谷气不得通也。枳壳丸主之，治三焦约，调顺三焦气脉，消痞滞，利胸膈，治风，通大小便。(枳壳丸：陈皮、槟榔、牵牛、木香、枳壳)(《黄帝素问宣明论方》卷二《诸证门》)

张从正：夫小儿大小便不通利者，《内经》曰三焦约也。约者，不行也。可用长流水煎八正散，时时灌之，候大小便利即止也。(《儒门事亲》卷五《大小便不利》)

脉软者，病将下。

成无己：弱为阴脉，当责邪在里，得病二三日脉弱，是日数虽浅，而邪气已入里也。(《注解伤寒论》卷五《辨阳明病脉证并治法》)

五邪第二十

暂未发现宋金元医家相关散论。

寒热病第二十一

暂未发现宋金元医家相关散论。

癫狂第二十二

暂未发现宋金元医家相关散论。

热病第二十三

热病已得汗而脉尚躁盛，此阴脉之极也，死；其得汗而脉静者，生。

郭雍：《灵枢》二十三篇曰：热病已得汗，而脉尚躁盛者，此阴脉之极也，死；其得汗而脉静者，生。雍曰：此二证，《脉经》皆以为阴阳交，疑以得汗者为交，不得汗者非交也。（《仲景伤寒补亡论》卷十三《阴阳交十一条》）

厥病第二十四

足如履冰，时如入汤中。

郭雍：经又言足如履冰，时如入汤中一证，岂寒热并厥乎？曰：此为风痹淫烁。阴阳二经俱不足，邪气乘虚而入，舍于二经之间，往来寒热，正气

不能与之争，邪气日进，正气日衰，所以不出三年死，非厥也。(《仲景伤寒补亡论》卷七《厥阴经证治六十三条》)

病本第二十五

暂未发现宋金元医家相关散论。

杂病第二十六

腰痛，痛上寒，取足太阳阳明；痛上热，取足厥阴。

李杲：足之三阴，从足走腹，所经过处，皆能为痛。治之者，当审其寒热而药之。假令足太阳令人腰痛引项脊尻背如重状，刺其郄中太阳二经出血，余皆仿此。(《东垣先生试效方》卷第六《腰痛论》)

周痹第二十七

周痹者，在于血脉之中，随脉以上，随脉以下，不能左右，各

当其所。黄帝曰：刺之奈何？岐伯对曰：痛从上下者，先刺其下以过之，后刺其上以脱之。痛从下上者，先刺其上以过之，后刺其下以脱之。

赵佶：《黄帝针经》曰：周痹者，在于血脉之中，随脉以上，随脉以下，不能左右，各当其所。夫风寒湿之为痹，本痹而不通，今乃能周身上下者，以其邪中于血脉之间，与脉流通，随气上下升降无碍也。故痛上下者，先刺其下以遏之，后刺其上以脱之。痛从下上者，先刺其上以遏之，后刺其下以脱之。（《圣济总录》卷第二十《周痹》）

刘完素：《黄帝针经》云，在血脉之中随上下，本痹不通，今能上下周身，故以名之。大豆蘗散主之，周痹注，五脏留滞，胃中结聚。益气出毒，润皮毛，补肾气。（大豆蘗散：大豆蘗）（《黄帝素问宣明论方》卷二《诸证门》）

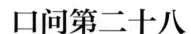

口问第二十八

阳引而上，阴引而下，阴阳相引，故数欠。

成无己：阴阳不相引，则病；阴阳相引则和。是欠者，无病也。（《注解伤寒论》卷一《平脉法》）

忧思则心系急，心系急则气道约，约则不利，故太息以伸出之。

王好古：是知手少阴心火不足也。前人云去声是已。（《阴证略例·论阴证始终形状杂举例》）

凡此十二邪者，皆奇邪之走空窍者也。故邪之所在，皆为不足。

李杲：宜补而不宜泻，空窍者，胃之清气能通也。胃气虚则谷气不上行，是气路不利。(《医学发明（节本）·本草十剂》)

故上气不足，脑为之不满，耳为之苦鸣，头为之苦倾，目为之眩。中气不足，溲便为之变，肠为之苦鸣。下气不足，则乃为痿厥心悗。补足外踝下留之。

李杲：此三元真气衰惫，皆由脾胃先虚，而气不上行之所致也。加之喜、怒、悲、忧、恐，危亡速矣。(《脾胃论》卷中《三焦元气衰旺》)

中气不足，溲便为之变。

朱震亨：白浊多因湿气下流膀胱而成。赤白浊，《灵枢经》所谓中气不足，溲便为之变是也。先须中气，使升举之，而后分其脏腑气血，赤白虚实而治。(《丹溪治法心要》卷五《浊》)

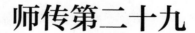

师传第二十九

暂未发现宋金元医家相关散论。

决气第三十

精脱者，耳聋；气脱者，目不明。

李杲：心肺有病而鼻为之不利。此明耳、目、口、鼻为清气所奉于天，而心劳胃损则受邪也。（《脾胃论》卷下《五脏之气交变论》）

罗天益：夫肾为足少阴之经，而藏精气通乎耳。耳者，宗脉之所聚也。若精气调和，则肾脏强盛，耳闻五音。若劳伤气血，兼受风寒，损于肾脏而精脱，精脱则耳聋也。然五脏六腑十二经脉，有络于耳者。其阴阳经气有相并时，并则脏逆，名之曰厥。气搏于耳之脉，故令聋。其肾病精脱耳聋者，其候颊颧色黑。手少阳之脉动，其气厥逆而耳聋者，其证耳内辉辉焞焞也。手太阳厥而耳聋者，其候聋而耳内气满也。（《卫生宝鉴》卷十《耳中诸病并方》）

液脱者，骨属屈伸不利。

成无己：四肢者，诸阳之本也。四肢微急，难以屈伸者，亡阳而脱液也。《针经》曰：液脱者，骨属屈伸不利。（《注解伤寒论》卷二《辨太阳病脉证并治法上》）

肠胃第三十一

暂未发现宋金元医家相关散论。

平人绝谷第三十二

暂未发现宋金元医家相关散论。

海论第三十三

暂未发现宋金元医家相关散论。

五乱第三十四

乱于肠胃，则为霍乱。

郭雍：胸中逆乱之气也，初无疾而霍乱，往往饮食失节，而致胸中逆乱也。故伤寒而霍乱者，阴阳二气乱于胸中也。又曰：乱于肠胃，则为霍乱。经言五乱，霍乱其一也，惟乱于胸中，所以吐；乱于肠，所以利也。霍乱者，五乱之一也，皆作吐利，无干而不吐利者。其不吐利者，乱气也。按《灵枢经》五乱之症，惟乱于肠胃一症名霍乱，故作吐利；其余四症，皆不作吐利，只谓之乱气。（《仲景伤寒补亡论》卷十七《霍乱二十六条》）

黄帝曰：何谓逆而乱，岐伯曰：清气在阴，浊气在阳，营气顺

脉，卫气逆行，清浊相干，乱于胸中，是谓大悗。故气乱于心，则烦心密嘿，俯首静伏；乱于肺，则俯仰喘喝，接手以呼；乱于肠胃，则为霍乱；乱于臂胫，则为四厥；乱于头，则为厥逆，头重眩仆。

黄帝曰：五乱者，刺之有道乎？岐伯曰：有道以来，有道以去，审知其道，是谓身宝。黄帝曰：善。愿闻其道。岐伯曰：气在于心者，取之手少阴、心主之输。气在于肺者，取之手太阴荥、足少阴输。气在于肠胃者，取之足太阴、阳明；不下者，取之三里。气在于头者，取之天柱、大杼；不知，取足太阳荥输。气在于臂足，取之先去血脉，后取其阳明、少阳之荥输。

李杲：气在于心者，取之手少阴、心主之俞。

神门、大陵。滋以化源，补以甘温，泻以甘寒，以酸收之，以小苦通之，以微苦辛甘轻剂，同精导气，使复其本。

气在于肺者，取之手太阴荥、足少阴俞。

鱼际并太渊输。太阴以苦甘寒，乃乱于胸中之气，以分化之味去之。若成痿者，以导湿热。若善多涕，从权治以辛热，仍引胃气前出阳道，不令湿土克肾，其穴在太溪。

气在于肠胃者，取之足太阴、阳明；不下者，取之三里。

章门、中脘、三里。因足太阴虚者，于募穴中导引之于血中。有一说，腑输，去腑病也。胃虚而致太阴阴无所禀者，于足阳明胃之募穴中引导之。如气逆上而霍乱者，取三里，气下乃止，不复始。

气在于头者，取之天柱、大杼；不知，取足太阳荥俞。

通谷深、束骨深。先取天柱、大杼，不补不泻，以导气而已。取足太阳膀胱经中，不补不泻，深取通谷、束骨。丁心火，己脾土，穴中以引导去之。如用药，于太阳引经药中，少加苦寒甘寒以导去之，清凉为之辅佐及使。

气在于臂足，取之先去血脉，后取其阳明、少阳之荥俞。

二间、三间深取之，内庭、陷谷深取之。视其足、臂之血络尽取之，后治其痿厥，皆不补不泻，从阴深取，而引上之。上之者，出也、去也。皆阴火有余，阳气不足，伏匿于地中者。血，荥也，当从阴引阳，先于地中升举阳气，次泻阴火，乃导气同精之法。（《脾胃论》卷中《胃气下溜五脏气皆乱其为病互相出见论》）

清浊相干，乱于胸中，是谓大悗。

李杲：悗者，惑也。气不交通，最为急证。不急去之，诸变生矣。圣人治此有要法：阳气不足，阴气有余，先补其阳后泻其阴。是先令阳气升发在阳分，而后泻阴也。春夏之月，阳气在经，当益其经脉，去其血络。秋冬阳气降伏，当先治其脏腑。若有噎、有塞，塞者，五脏之所生，阴也、血也；噎者，六腑之所生，阳也、气也。二者皆由阴中伏阳而作也。（《医学发明（节本）·膈咽不通并四时换气用药法》）

胀论第三十五

廉泉、玉英者，津液之道也。

李杲：津液不上，胸中气路不开，亦令人哕。勿作外实，以辛药生姜之类泻其壅滞。盖肺气已虚，而反泻之，是重泻其气，必胸中如刀劙之痛，与正结胸无异，亦声闻于外，用药之际可不慎哉！（《医学发明（节本）·本草十剂》）

五癃津液别第三十六

阴阳不和，则使液溢而下流于阴。

成无己：上焦阳气厥，下焦阴气厥，二气俱厥，不相顺接，则脾气独弱，不能行化气血，滋养五脏，致五脏俱虚，而五液注下。《针经》曰：五脏不和，使液溢而下流于阴。（《注解伤寒论》卷一《辨脉法》）

五阅五使第三十七

暂未发现宋金元医家相关散论。

逆顺肥瘦第三十八

暂未发现宋金元医家相关散论。

血络论第三十九

暂未发现宋金元医家相关散论。

阴阳清浊第四十

暂未发现宋金元医家相关散论。

阴阳系日月第四十一

暂未发现宋金元医家相关散论。

病传第四十二

暂未发现宋金元医家相关散论。

淫邪发梦第四十三

客于大肠，则梦田野。

戴起宗：今按《脉诀》以水田为肺虚之梦，非也。大肠虚，为厥气所客，则梦田野，腑虚致脏虚，或可连称，若曰水田，则肾梦也。（《脉诀刊误》卷上《五脏歌》）

顺气一日分为四时第四十四

暂未发现宋金元医家相关散论。

外揣第四十五

暂未发现宋金元医家相关散论。

五变第四十六

暂未发现宋金元医家相关散论。

本脏第四十七

卫气者，所以温分肉，充皮肤，肥腠理，司开合者也。

杨士瀛：下部出血不止，谓之崩中；秽液常流，谓之带下。崩中失血，多因冲任虚损，荣道受伤得之；冷带杂下，多因下焦不固，内挟风冷得之，是固然尔。然崩中者，投以当归、川芎、香附诸黑药之属，血暂止而终不止；带下者，投以熟艾、余粮、牡蛎、海螵蛸之类，带暂歇而终不歇，其故何哉？经曰：卫气者，所以温分肉，充皮肤，肥腠理，司开阖。卫气若虚，则分肉不温，皮肤不充，腠理不肥，而开阖失司耳！况胃为血海，水液会焉。卫者，中央之土，又所以主肌肉而约血水也。卫气与胃气俱虚则肌弱而肤空，血之与水不能制约，是以涓涓漏戾，休作无时而不暂停矣。然则封之止之，其可不加意于固卫厚脾之剂乎？此桂枝附子汤以之固卫，而人参、白术、茯苓、草果、丁香、木香，以之厚脾，二者俱不可缺也。（《仁斋直指方论》卷之二十六《论崩中带下》）

成无己：伤寒恶风，何以明之？《黄帝针经》曰：卫气者，所以温分肉，充皮肤，肥腠理，司开合者也。风邪中于卫也，则必恶风，何者？以风则伤卫，寒则伤荣，为风邪所中于分肉不温而热矣，皮毛不充而缓矣，腠理失其肥，则疏而不密，开合失其司，则泄而不固，是以恶风也。（《伤寒明理论》卷一《恶风》）

禁服第四十八

夫约方者，犹约囊也，囊满而弗约，则输泄，方成弗约，则神

与弗俱。

罗天益：此非药之罪，乃失其约量之过也。夫药用之无据，反为气贼。《内经》云：约方犹约囊也。囊满弗约则疏泄，方成弗约则神与气弗俱。故仲景以桂枝汤治外伤风邪，则曰若一服汗出，病差停后服，不必尽剂。（《卫生宝鉴》卷一《方成弗约之失》）

寸口大于人迎一倍，病在足厥阴，一倍而躁，在手心主。寸口二倍，病在足少阴，二倍而躁，在手少阴。寸口三倍，病在足太阴，三倍而躁，在手太阴。

李杲：又曰：上部有脉，下部无脉，其人当吐，不吐者死。如但食不纳，恶心欲吐者……不当正与瓜蒂散吐之，但以指或以物探去之。若所伤之物去不尽者，更诊其脉，问其所伤，以食药去之，以应塞因塞用，又谓之寒因寒用，泄而下降，乃应太阴之用，其中更加升发之药，令其元气上升，塞因塞用，因曲而为之直。何为曲？乃伤胃气是也。何为直？而升发胃气是也，因治其饮食之内伤，而使生气增益，胃气完复，此乃因曲而为之直也。若依分经用药，其所伤之物，寒热温凉，生硬柔软，所伤不一，难立定法，只随所伤之物不同，各立治法，临时加减用之。（《内外伤辨惑论》卷下《辨内伤饮食用药所宜所禁》）

李杲：上部有脉，下部无脉，其人当吐，不吐者死。何谓也？下部无脉，此所谓木郁也。饮食过饱，填塞胸中，胸中者，太阴之分野。经云：气口反大于人迎三倍，食伤太阴，故曰木郁则达之，吐者是也。（《内外伤辨惑论》卷下《吐法宜用辨上部有脉下部无脉》）

寸口大于人迎……三倍，病在足太阴。

李杲：右三部脉主之，偏见于寸口。食塞其上是绝五脏之源，源绝则水不下流，两尺竭绝，此其理也。（《兰室秘藏》卷上《酒客病论》）

五色第四十九

人迎盛坚者，伤于寒；气口盛坚者，伤于食。

杨士瀛： 经曰人迎紧盛，伤于寒；气口紧盛，伤于食。盖肝脉可以知风寒之出入，脾脉可以验饮食之盈亏。肝亦主血，脾亦主痰，以其脉之虚实而益损之，以其病之关系而对治之。（《仁斋直指方论》卷之二《论肝脾生病》）

刘完素： 心胸满而口无味，与气口同。气口者，乃脾之外候，故脾胃伤则气口紧盛。夫伤者，有多少，有轻重。如气口一盛，脉得六至，则伤于厥阴，乃伤之轻也，槟榔丸主之；气口二盛，脉得七至，则伤于少阴，乃伤之重也，煮黄丸、厚朴丸主之；气口三盛，脉得八至，则伤于太阴，膜塞闷乱，甚则心胃大痛，兀兀欲吐，得吐则已，俗呼"食迷风"是也。经曰上部有脉，下部无脉，其人当吐，不吐则死。宜吐之以瓜蒂散，如不能则无治也。经曰"其高者，因而越之；其下者，引而竭之"是也。（槟榔丸：槟榔、陈皮、木香、牵牛）（煮黄丸：雄黄、巴豆）（瓜蒂散：瓜蒂、赤小豆）（《素问病机气宜保命集》卷中《内伤论》）

论勇第五十

暂未发现宋金元医家相关散论。

背腧第五十一

暂未发现宋金元医家相关散论。

卫气第五十二

下虚则厥，下盛则热；上虚则眩，上盛则热痛。

成无己： 伤寒有起则头眩与眩冒者，皆发汗吐下后所致，是知其阳虚也。故《针经》有曰，上虚则眩，下虚则厥。眩虽为虚，而风家亦有眩者，盖风主运动故尔。（《伤寒明理论》卷一《头眩》）

论痛第五十三

暂未发现宋金元医家相关散论。

天年第五十四

黄帝曰：其气之盛衰，以至其死，可得闻乎？岐伯曰：人生十岁，五脏始定，血气已通，其气在下，故好走。二十岁，血气始盛，肌肉方长，故好趋。三十岁，五脏大定，肌肉坚固，血脉盛满，故好步。四十岁，五脏六腑十二经脉，皆大盛以平定，腠理始疏，荣华颓落，发颇斑白，平盛不摇，故好坐。五十岁，肝气始衰，肝叶始薄，胆汁始灭，目始不明。六十岁，心气始衰，善忧悲，血气懈惰，故好卧。七十岁，脾气虚，皮肤枯。八十岁，肺气衰，魄离，故言善误。九十岁，肾气焦，四脏经脉空虚。百岁，五脏皆虚，神气皆去，形骸独居而终矣。黄帝曰：其不能终寿而死者，何如？岐伯曰：其五脏皆不坚，使道不长，空外以张，喘息暴疾，又卑基墙，薄脉少血，其肉不石，数中风寒，血气虚，脉不通，真邪相攻，乱而相引，故中寿而尽也。

王怀隐：凡人生十岁，五脏始定，血气已通，其气在下，故好走。二十岁，血气始盛，肌骨方长，是以好趋。三十岁，五脏大定，肌肉坚固，气血盛溢，故好步。四十岁，五脏六腑十二经脉，其盛已平，腠理始薄，荣华渐落，发鬓斑白，气血平减，而不动摇，故好坐。五十岁，肝气衰，肝叶始薄，胆汁减少，目则不明。六十岁，心气衰，喜（朴按：疑善字刻误）多悲忧，血气懈惰，故多卧。七十岁，脾气衰，肤肉枯槁，饮食减少。八十岁，肺气衰，魄魂始离，其言多误。九十岁，肾气焦竭，根本萎枯，经脉空虚，是以不听。百岁五脏俱绝，神气不守，魂魄皆去，形骸独居而终矣。又有不尽天寿，未满百年而终者，皆由脏腑不坚，肌肉不实，数中风邪，气血不通，真邪相攻，根叶相乱，是以不寿而终矣。（《太平圣惠方》卷第一《论形气盛衰法》）

逆顺第五十五

暂未发现宋金元医家相关散论。

五味第五十六

暂未发现宋金元医家相关散论。

水胀第五十七

黄帝问于岐伯曰：水与肤胀、鼓胀、肠覃、石瘕、石水，何以别之？岐伯曰：水始起也，目窠上微肿，如新卧起之状，其颈脉动，时咳，阴股间寒，足胫瘇，腹乃大，其水已成矣。以手按其腹，随手而起，如裹水之状，此其候也。

严用和： 岐伯所谓水有肤胀、鼓胀、肠覃、石瘕，种类不一，皆聚水所致。夫水之始起也，目裹微肿，如卧蚕起之状，颈脉动，喘，时咳，阴股间寒，足胫肿，腹乃大，为水已成。以手按其腹，随手而起，如裹水之状，此其候也。（《严氏济生方》卷五《水肿论治》）

朱震亨：又有蛊胀而腹满不肿。水肿胀，面浮，四肢俱肿。治蛊以水药，治水以蛊药，皆非其治也。大率先实脾土，脾实则能舍水，土得其政，面色绝（朴按：疑纯字刻误）黄，江河通流，肾水行亦，肿满自消。次温肾水，骨髓坚固，气血乃复，中焦温和，水泮流，然后肿自消而形自盛，骨肉相保，正气乃平。（《丹溪摘玄》卷十六《水肿门》）

鼓胀何如？岐伯曰：腹胀身皆大，大与肤胀等也，色苍黄，腹筋起，此其候也。

陈言：《内经》有鼓胀，《太素》作谷胀。治法虽详，而不论其所因。原其胀满之端，皆胃与大肠二阳明为二太阴之表。大抵阴为之主，阳与之正。或脏气不平，胜克乘克，相感相因，致阴阳失序，遂有此证。假如怒伤肝，肝克脾，脾气不正，必胀于胃，名曰胜克。或怒乘肺，肺气不传，必胀于大肠，名曰乘克。忧思聚结，本脏气郁，或实或虚，推其感涉，表里明之，皆内所因。或冒寒暑风湿，随其经络，传至阳明，致胀满者，属外所因。饮食饥饱，生冷甜腻，聚结不散，或作痞块，膨胀满闷，属不内外因。（《三因极一病证方论》卷之十一《胀满叙论》）

寒气客于肠外，与卫气相搏，气不得荣，因有所系，癖而内著，恶气乃起，瘜肉乃生。其始生也，大如鸡卵，稍以益大，至其成如怀子之状，久者离岁，按之则坚，推之则移，月事以时下，此其候也。

罗天益：夫肠者，大肠也；覃者，延也。大肠以传导为事，乃肺之腑也。肺主卫，卫为气，得热则泄，得冷则凝。今寒客于大肠，故卫气不荣，有所系止而结瘕。在内贴著，其延久不已，是名肠覃也。气散则清，气聚则浊，结为瘕聚。所以恶气发起，瘜肉乃生，小渐益大，至期而鼓其腹，则如怀子之状也。此气病而血未病，故月事不继（朴按：疑绝字刻误），应时而下。本非胎娠，可以此为辨矣。（《卫生宝鉴》卷十八《肠覃论治并方》）

石瘕何如？岐伯曰：石瘕生于胞中，寒气客于子门，子门闭塞，气不得通，恶血当泻不泻，衃以留止，日以益大，状如怀子，月事不以时下，皆生于女子，可导而下。

罗天益：夫膀胱为津液之府，气化则能出焉。今寒客于子门，故气必塞而不通，血壅而不流，怀以留止，结硬如石，是名石瘕也。此病先气病而后血病，故月事不来，则可宣导而下出者也。《难经》云：任之为病，其内苦结。男子生七疝，女子为瘕聚，此之谓也。非大辛之剂不能已也，可服见晛丸。见晛丸治寒气客于下焦，血气闭塞而成瘕聚，坚大久不消者。（见晛丸：附子、鬼箭羽、紫石英、泽泻、肉桂、玄胡索、木香、槟榔、血竭、水蛭、京三棱、桃仁、大黄）（《卫生宝鉴》卷十八《石瘕论并治方》）

贼风第五十八

暂未发现宋金元医家相关散论。

卫气失常第五十九

暂未发现宋金元医家相关散论。

玉版第六十

黄帝曰：病之生时，有喜怒不测，饮食不节，阴气不足，阳气有余，营气不行，乃发为痈疽。

王怀隐：岐伯曰：喜怒不测，饮食不节，阴气不足，阳气有余，荣卫不行，气血不通，而热相搏，乃发为痈疽。（《太平圣惠方》卷第六十一《痈疽论》）

夫痈疽之生，脓血之成也，不从天下，不从地出，积微之所生也。故圣人自治于未有形也，愚者遭其已成也。黄帝曰：其已形，不予遭，脓已成，不予见，为之奈何？岐伯曰：脓已成，十死一生，故圣人弗使已成，而明为良方，著之竹帛，使能者踵而传之后世，无有终时者，为其不予遭也。

王怀隐：夫痈疽生脓水之成，非天降，非地出，盖微之所成也。大（朴按：疑人字刻误）保命全生者，谒医于无伤，防萌于未形，理之于未成，是谓朝觉而夕理。使身被痈疽之疾，致令脓血之聚者，不亦去道远乎？脓水已成，则死者十有八九矣。岂不慎欤？然而发有多端，感动不一，为疮为疖为痈为疽，初觉小异，须怀大怖，时人轻之，误死者众。岐伯曰：夫痈疽初生，其状至微，人多不以为急，此实奇患，唯宜速疗之，病成难救。（《太平圣惠方》卷第六十一《痈疽论》）

五禁第六十一

暂未发现宋金元医家相关散论。

动输第六十二

暂未发现宋金元医家相关散论。

五味论第六十三

酸走筋，多食之，令人癃。

罗天益：至元己巳上都住，夏月，太保刘仲晦使引进史柔明来曰：近一两月，作伴数人，皆有淋疾，是气运使然，是水土耶？予思之，此间别无所患，此疾独公所有之，殆非运气水土使然。继问柔明：近来公多食甚物。曰：宣使赐木瓜百余对，遂多蜜煎之，日客至以此待食，日三五次。予曰：淋由此也。《内经》曰：酸多食之令人癃。可与太保言之，夺饮则已。一日，太保见予，问曰：酸味致淋，其理安在。予曰：小便主气，《针经》云酸入于胃，其气涩以收，上之两焦，弗能出入也，不出则留胃中，胃中和温则下注膀胱之胞，胞薄以懦，得酸则缩绻，约而不通，水道不行，故癃而涩，乃作淋也。又曰：阴之所生，本在五味；阴之五宫，伤在五味。五味口嗜而欲食之，必自制裁，勿使过焉。（《卫生宝鉴》卷二《酸多食之令人癃》）

酸入于胃，其气涩以收，上之两焦，弗能出入也，不出即留于胃中，胃中和温，则下注膀胱，膀胱之胞薄以懦，得酸则缩绻，约而不通，水道不行，故癃。

张从正：夫小儿通身浮肿，是水气肿也。小便不利者，通小便则愈。《内经》曰：三焦闭塞，水道不行。水满皮肤，身体否肿，是风乘湿之证也。可用长流水加灯心，煎五苓散，时时灌之。更于不透风暖处频浴，汗出则肿消，肿消则自愈。内外兼治故也。（《儒门事亲》卷三《三消之说当从火断》）

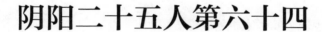

阴阳二十五人第六十四

暂未发现宋金元医家相关散论。

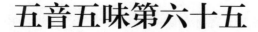

五音五味第六十五

暂未发现宋金元医家相关散论。

百病始生第六十六

岐伯曰：风雨寒热，不得虚，邪不能独伤人。

成无己：妇人伤寒，经水适来，与经水适断者，皆以经气所虚，宫室不闭，邪得乘虚而入。《针经》有言曰邪气不得其虚不能独伤人者是矣。（《伤寒明理论》卷三《热入血室》）

行针第六十七

暂未发现宋金元医家相关散论。

上膈第六十八

暂未发现宋金元医家相关散论。

忧恚无言第六十九

人卒然无音者，寒气客于厌。

罗天益： 玉粉丸治冬月寒痰结，咽喉不利，语音不出。（玉粉丸：肉桂、草乌、半夏）（《卫生宝鉴》卷十一《咽喉口齿门》）

寒热第七十

暂未发现宋金元医家相关散论。

邪客第七十一

暂未发现宋金元医家相关散论。

通天第七十二

暂未发现宋金元医家相关散论。

官能第七十三

从下上者，引而去之；……上气不足，推而扬之。

李杲：盖上气者，心肺上焦之气。阳病在阴，从阴引阳，宜以入肾肝下焦之药，引甘多辛少之药，使升发脾胃之气，又从而去其邪气于腠理皮毛也。(《脾胃论》卷中《脾胃虚弱随时为病随病制方》)

视前痛者，常先取之。

李杲：是先以缪刺泻其经络之壅者，为血凝而不流，故先去之，而后治他病。(《脾胃论》卷中《脾胃虚弱随时为病随病制方》)

论疾诊尺第七十四

暂未发现宋金元医家相关散论。

刺节真邪第七十五

暂未发现宋金元医家相关散论。

卫气行第七十六

故卫气之行，一日一夜五十周于身，昼日行于阳二十五周，夜行于阴二十五周，周于五脏。是故平旦阴尽，阳气出于目，目张。

戴起宗：谨按此节，言平旦阳气之出目，而下行于手足三阳也，皆一时分道并注。非有先后次第也。

此经篇末言水下一刻，人气在太阳，水下二刻，人气在少阳，水下三刻，人气在阳明，水下四刻，人气在阴分者，则是先下太阳究竟，然后下少阳，俟少阳究竟，然后下阳明，俟阳明究竟，方上行阴分，大与此节矛盾，并衍文也。又按此节，言阳气流行之周数，及下文言漏水所下之刻数合而推之，其为衍文明矣。

何以言之？夫昼日漏下之水，凡五十刻，昼日阳气之行，凡二十五周，以昼日漏水之刻数，配于昼日阳气之周数，则阳气一周配漏水二刻也。又以漏水之二刻，配于阳气之一周，则阳气之从平旦出目，而分道并注下于手足三阳也，盖配水下一刻焉。其从足心之出内踝，上行阴分，而复合于目，亦配水下一刻，是为一周也。如此则水下一刻，人气当在三阳，水下二刻，人气当在阴分，而行一周于身也。水下三刻，人气又当在三阳，水下四刻，人气又当在阴分，而行一周于身也。如此周流三阳与阴分，至水下五十刻，则得二十五周于身，而与篇首昼日行阳之数相合。

今此篇末，水下一刻，人气在太阳，二刻在少阳，三刻在阳明，四刻在阴分之说，则是漏水下四刻，配人气行一周于身，水下八刻，配人气行二周于身，水下五十刻，配人气行一十二周半于身，与篇首昼日行于阳二十五周之说不合。岂经之本旨耶？

营气之行，自手太阴始，至足厥阴终，为一周于身也。详其一周于身，外至身体四肢，内至五脏六腑，无不周遍，故其五十周，无阴阳昼夜之殊。卫气之行则不然，昼但周阳，于身体四肢之外，不入五脏六腑之内，夜但周阴，于五脏六腑之内，不出身体四肢之外，故必五十周，至平旦，方与营大会于肺手太阴也。（《脉诀刊误》卷上《诊候入式歌》）

九宫八风第七十七

暂未发现宋金元医家相关散论。

九针论第七十八

暂未发现宋金元医家相关散论。

岁露论第七十九

四时八风之中人也，故有寒暑，寒则皮肤急而腠理闭，暑则皮肤缓而腠理开。

朱肱： 又问：中暑何故洒然毛耸恶寒？答曰：经云四时八风之中人也，因有寒暑，寒则皮肤急、腠理闭，暑则皮肤缓、腠理开。开则洒然寒，闭则热而闷。（《类证活人书》卷第六《四十二问》）

黄帝曰： 愿闻岁之所以皆同病者，何因而然……常以冬至之日，太一立于叶蛰之宫，其至也，天必应之以风雨者矣。风雨从南方来者，为虚风，贼伤人者也。其以夜半至也，万民皆卧而弗犯也，故其岁民少病。其以昼至者，万民懈惰而皆中于虚风，故万民多病。虚邪入客于骨而不发于外，至其立春，阳气大发，腠理开，因立春之日，风从西方来，万民又皆中于虚风，此两邪相搏，经气结代者矣。故诸逢其风而遇其雨者，命曰遇岁露焉。

郭雍： 问曰：古书言岁之所以皆同病者，亦时行乎？雍曰：此则上古谓之岁露也。时行者，失时之和而中病者也。何以谓之岁露？《灵枢》七十九篇曰：冬至之日，风雨从南方来者，为虚风，贼伤人者也。其以夜半至者，万民皆卧而弗犯也，故其岁民少病。其以昼至者，万民懈怠，而皆中于虚风，故万民多病。此黄帝所谓岁之所以皆同病者，又非失时之和而中病也，故特谓之岁露。岁露者，贼风虚邪也，因岁露而成伤寒者，其病重而多死；四时伤寒者，因寒温不和而感也，其病轻而少死。（《仲景伤寒补亡论》卷一《伤寒名例十问》）

大惑论第八十

五脏六腑之精气，皆上注于目而为之精。精之窠为眼，骨之精为瞳子，筋之精为黑眼，血之精为络，其窠气之精为白眼，肌肉之精为约束，裹撷筋骨血气之精而与脉并为系，上属于脑，后出于项中。

王怀隐： 目者精气之余，心之主，肝之官也。五脏之精气，皆上注于目。骨之精为瞳人，筋之精为黑睛，血之精为络脉，气之精为白睛，肉之精为约束。是以筋骨气血之精，共成其目也。夫意思虑皆会于心，心藏神，肝藏魂，肾藏志，肝为中将，取决于胆，会气于心，而主于目，目者五脏之精气也。（《太平圣惠方》卷第三十二《眼论》）

成无己： 目者，心之使也，神所寓焉。肝之外候也，精神荣焉。《针经》曰：五脏六腑之气，皆注于目，而为之精。精之窠为眼，骨之精为瞳子，筋之精为黑睛，血之精为络，气之精为白睛，肌肉之精为约束，裹挟筋骨血气之精与脉并为系，上属于脑。五脏血气调和，精气冲荣，目和而明矣。（《伤寒明理论》卷三《直视》）

李杲： 夫五脏六腑之精气，皆禀受于脾，上贯于目。脾者，诸阴之首也；目者，血脉之宗也。故脾虚则五脏之精气皆失所司，不能归明于目矣。（《兰室秘藏》卷上《诸脉者皆属于目论》）

痈疽第八十一

黄帝曰：夫子言痈疽，何以别之？岐伯曰：营卫稽留于经脉之中，则血泣而不行，不行则卫气从之而不通，壅遏而不得行，故热。大热不止，热胜则肉腐，肉腐则为脓，然不能陷，骨髓不为燋枯，五脏不为伤，故命曰痈。黄帝曰：何谓疽？岐伯曰：热气淳盛，下陷肌肤，筋髓枯，内连五脏，血气竭，当其痈下，筋骨良肉皆无余，故命曰疽。疽者，上之皮夭以坚，上如牛领之皮，痈者，其皮上薄以泽。此其候也。

王怀隐：黄帝问于岐伯曰：夫痈疽何以别之？岐伯答曰：荣卫稽留于经脉之中，则血涩不行，血涩不行，则卫气壅遏而不通，故生大热，热盛则肉腐为脓，然不能陷肌于骨髓，骨髓不为焦枯，五脏不为伤损，故命曰痈。黄帝曰：何谓疽？岐伯答曰：热毒炽盛，下陷肌肤，骨髓皆焦枯，内连五脏，血气涸竭，当其痈下，筋骨良肉无余，故命曰疽。疽者，其上皮夭已坚如牛领。痈者，其上皮薄以泽，此其候也。黄帝曰善，然五脏不调则致痈，久患消渴之流，亦多发痈疽之疾。（《太平圣惠方》卷第六十一《痈疽论》）

附一 所引宋金元医家著作书目

王 怀 隐　《太平圣惠方》
王 衮　《博济方》
唐 慎 微　《证类本草》
韩 祗 和　《伤寒微旨论》
庞 安 常　《伤寒总病论》
东 轩 居 士　《卫济宝书》
朱 肱　《类证活人书》
寇 宗 奭　《本草衍义》
赵 佶　《圣济总录》
王 贶　《全生指迷方》
许 叔 微　《普济本事方》
张 锐　《鸡峰普济方》
刘 昉　《幼幼新书》
成 无 己　《伤寒明理论》
　　　　《注解伤寒论》
陈 言　《三因极一病证方论》
郭 雍　《仲景伤寒补亡论》
佚 名　《小儿卫生总微论方》
王 执 中　《针灸资生经》
刘 完 素　《黄帝素问宣明论方》
　　　　《素问玄机原病式》
　　　　《素问病机气宜保命集》
　　　　《加减灵秘十八方》
　　　　《伤寒直格论方》
张 元 素　《医学启源》
张 从 正　《儒门事亲》
陈 自 明　《妇人大全良方》
　　　　《外科精要》
李 杲　《脾胃论》

《东垣先生试效方》

《兰室秘藏》

《药类法象》

《内外伤辨惑论》

《医学发明（节本）》

《用药心法》

《医学发明（残本）》

严用和　《严氏济生方》

杨士瀛　《仁斋直指方论》

王好古　《医垒元戎》

《此事难知》

《阴证略例》

《汤液本草》

窦　默　《针经指南》

杜思敬　《洁古云歧针法窦太师针法》

罗天益　《卫生宝鉴》

曾世荣　《活幼心书》

阎明广　《子午流注针经》

齐德之　《外科精义》

倪维德　《原机启微》

朱震亨　《丹溪心法》

《格致余论》

《丹溪纂要》

《丹溪摘玄》

《脉因证治》

《金匮钩玄》

《丹溪脉诀指掌》

《局方发挥》

《丹溪治法心要》

戴起宗　《脉诀刊误》

王　履　《医经溯洄集》

附二　宋金元医家《内经》散论学术价值探讨

皇甫谧（215—282），幼名静，字士安，自号玄晏先生。安定郡朝那县人。魏晋时期杰出的史学家、医学家。他在魏甘露年间（256—260）撰成《针灸甲乙经》。其自序有云：

"按《七略》《艺文志》，《黄帝内经》十八卷。今有《针经》九卷，《素问》九卷，二九十八卷，即《内经》也。亦有所亡失，其论遐远，然称述多而切事少，有不编次。比按《仓公传》，其学皆出于《素问》，论病精微。《九卷》是原本经脉，其义深奥，不易觉也。又有《明堂孔穴针灸治要》，皆黄帝、岐伯选事也。三部同归，文多重复，错互非一。甘露中，吾病风加苦聋，百日方治，要皆浅近。乃撰集三部，使事类相从，删其浮辞，除其重复，论其精要，至为十二卷。"

该序说明，当时《素问》和《九卷》（即《灵枢经》）就存在，大学者皇甫谧依据它编著了《针灸甲乙经》，而且认为二书就是西汉《七略》、东汉《汉书·艺文志》著录的《黄帝内经》。那么，可以说，《黄帝内经》总结了汉代以前的医学经验和理论认识，建立了中医学理论体系的基本框架，奠定了中医学的基础。

该序所言"亦有所亡失，其论遐远，然称述多而切事少，有不编次"，也说明当时人们认为《黄帝内经》理论性强而实用性不足，因而传播不广，保存不善。这与史实相符，从魏晋以至于隋唐，医学发展的主要特点和成就，就是有效方药的摸索、验证与搜集，产生了大量方书。而理论探讨则是相对淡漠和淡薄的。

实践经验的说明是需要理论的，实践经验的运用也是需要理论的。经验积累到一定的程度就会产生理论的总结和提升，这符合"实践—认识—再实践—再认识"的客观规律。北宋时期，经济文化的发达，文士通医的增多，促进了对医学理论的重视和探究；而《素问》《灵枢经》的校勘颁行，更是实际加速了其后理论与经验的再度融合。

因而，宋金元医家对理论与经验的结合达到了前所未有的程度，大大促进了学术的进步。这也成为宋金元医学的重要特点。

宋金元以前，保存和注释了《黄帝内经》的主要著作有晋代皇甫谧的《针灸甲乙经》、南朝齐梁间全元起的《素问训解》（姑且从明代徐春甫说用此名）、唐初杨上善的《黄帝内经太素》、唐中期王冰次注的《黄帝内经素问》（以下称《素问注》）。

宋金元以后的明代、清代，出现了较多的《黄帝内经》注释专著，如明代马莳的《黄帝内经素问注证发微》《黄帝内经灵枢注证发微》、吴崑的《吴注黄帝内经素问》、张介宾的《类经》、李中梓的《内经知要》，清代张志聪的《黄帝内经素问集注》《黄帝内经灵枢集注》、高世栻的《素问直解》、汪昂的《素问灵枢类纂约注》、姚止庵的《素问经注节解》等等，丰富多彩，琳琅满目。

书目所载宋金元时期研究《黄帝内经》的专著，为数不少。但大多亡佚，存世稀少。几乎只有北宋林亿等的《素问新校正》（以下称《新校正》）、北宋颁行的《黄帝针经》，刘温舒专论运气的《素问入式运气论奥》，南宋史崧在北宋《黄帝针经》基础上加了音释的《灵枢经》，金代前期刘完素专论运气的《内经运气要旨论》，元末滑寿的《读素问钞》。

其中，《素问入式运气论奥》《内经运气要旨论》是专门讲解"七篇大论"中五运六气内容的，另当别论。《新校正》《黄帝针经》及《灵枢经》校勘、注释、保存和传递了《黄帝内经》的内容，有不可磨灭的伟大的贡献，否则，我们今天也许早已看不到《黄帝内经》是何面目了。但其主要成就，在于文句的校勘、注释，和临床经验的联系还是有限的。而滑寿处于元末明初，《读素问钞》将最主要、最重要、最实用的经文分类摘列，其注释和阐述是极少、极简略的。

显然，这几部著作对于探讨宋金元时期《黄帝内经》对临床的启迪作用和临床经验对《黄帝内经》研究的推动作用，都是不够的。宋金元医家对《黄帝内经》的散论应该成为新的视角和重要的领域。

在唐和明清之间，居于承前启后的位置、起着桥梁作用的宋金元医家，他们对《黄帝内经》的散在论述，对《黄帝内经》研究，对中医学术发展，有什么价值和意义呢？现就本书搜集的资料，做一粗浅探讨，仅作引玉之砖。

一、精研深思，发挥铺衍，独出心裁，创立新说

可以看出，宋金元时期对《内经》注释、引用较多的医家集中在学术上成绩卓著的医家身上。这一方面说明，中医学理论的发展，往往需要《内经》的指导；另一方面也说明，深研《内经》，多加思考，往往会有所心得，有所创获。

宋金元医家对《内经》的重视达到了历史上前所未有的程度。《素问病机气宜保命集》序中写道："夫医道者，以济世为良，以愈疾为善。盖济世者，凭乎术；愈疾者，仗乎法。故法之与术，悉出《内经》之玄机。此经固不可力而求、智而得也。况轩岐问答，理非造次，奥藏金丹宝典，深隐生化玄文。为修行之径路，作达道之天梯。得其理者，用如神圣；失其理者，似隔水山。"把《内经》看做神圣的法宝。《东垣先生试效方》砚坚序云："东垣老人李君明之，可谓用药不拘于方者也。凡求治者，以脉证别之，以语言审之，以《内经》断之，论证设方，其应如响。间有不合者，略增损辄效。"朱震亨的《格致余论》自序云："又知医之为书，非《素问》无以立论，非《本草》无以主方。"

正因为如此看重《内经》，所以精研《内经》在宋金元医家中蔚然成风，有的医家勤奋研读数十年，甚至达到了痴迷的程度。例如刘完素《素问病机气宜保命集》自序云："（《内经》）其法玄妙，其功深固，非小智所能窥测也。若不访求师范而自生穿凿者，徒劳皓首耳。余二十有五，志在《内经》，日夜不辍，殆至六旬。得遇天人，授饮美酒，若橡斗许，面赤若醉。一醒之后，目至心灵，大有开悟。衍其功疗，左右逢原，百发百中。"兰泉老人张吉甫为易水学派领袖张元素《医学启源》所作的序中记述张元素"夜梦人柯斧长凿，凿心开窍，纳书数卷于其中，见其题曰《内经主治备要》。骇然惊悟，觉心痛，只为凶事也，不敢语人。自是心目洞彻，便为传道轩岐，指挥秦越也"。

久于其道，日有所思，精诚所至，金石为开。宋金元医家熟玩经文，深悟经旨，密切联系临床实践，对经义铺衍发挥，大胆创立新的学说、理论，揭开了中医学术史上璀璨的一幕，有力地推动了学术的发展。此举数例，"借一斑略知全貌，以一目尽传精神"（鲁迅语）。

（一）陈言的"三因说"

汉代张仲景著《金匮要略》指出："千般疢难，不越三条。一者，经络受邪入脏腑，为内所因也；二者，四肢九窍，血脉相传，壅塞不通，为外皮肤所中也；三者，房室、金刃、虫兽所伤。以此详之，病由都尽。"

他将病因按其传变概括为三个途径，这是"三因说"的萌芽。可是张仲景的发病学说是以经络脏腑分内外，六淫邪气为主要致病原因，以正邪力量的对比决定病位的深浅。实际上既有对病因的认识，也有对决定病位的因素及发病途径的论述，不是纯粹的病因分类。

宋代陈言的《三因极一病证方论》强调的理论重点是病因，即内因、外因、不内外因的"三因"学说。在《三因极一病证方论》卷之二《三因论》中论曰："六淫者，寒暑燥湿风热是。七情者，喜怒忧思悲恐惊是。若将护得宜，怡然安泰。役冒非理，百病生焉。病诊既成，须寻所自，故前哲示教，谓之病源。经不云乎：治之极于二（朴按：一之刻误）者，因得之。闭户塞牖，系之病者，数问其经，以从其意。是欲知致病之本也。然六淫，天之常气，冒之则先自经络流入，内合于脏腑，为外所因。七情，人之常性，动之则先自脏腑郁发，外形于肢体，为内所因。其如饮食饥饱，叫呼伤气，尽神度量，疲极筋力，阴阳违逆，乃至虎狼毒虫，金疮踒折，疰忤附着，畏压溺等，有背常理，为不内外因。《金匮》有言：千般疢难，不越三条。以此详之，病源都尽。如欲救疗，就中寻其类例，别其三因，或内外兼并，淫情交错，推其深浅，断其所因为病源，然后配合诸证，随因施治，药石针艾，无施不可。"

《三因极一病证方论》卷之十一《胀满叙论》又云："忧思聚结，本脏气郁，或实或虚，推其感涉，表里明之，皆内所因。或冒寒暑风湿，随其经络，传至阳明，致胀满者，属外所因。饮食饥饱，生冷甜腻，聚结不散，或作痞块，膨胀满闷，属不内外因。"

陈言从病因的角度着眼，遵循《内经》治病求因的理论，把各种病源归纳为外因为六淫，即寒暑燥湿风热；内因为七情，即喜怒忧思悲恐惊；不内外因为饮食饥饱，叫呼伤气，尽神度量，疲极筋力，阴阳违逆，乃至虎狼毒虫，金疮踒折，疰忤附着，畏压溺等。陈言注重病因的目的是为了正确施治，"分别三因，归于一治"。他说："不知其因，施治错谬"，"三因既明，则所施无不切中"。陈言论述诸病，无不详别三因，随因施治，因此对后世在临床上审因辨证，有极重要的指导意义。

此学说对各类病因的概括更加具体，其范围亦较全面，更符合临床实际，使中医病因学说更加系统化、理论化，并一直为后世病因著述所遵循。

（二）刘完素的亢害承制论和燥气论

刘完素是金元著名四大医学家第一家，著有《素问玄机原病式》等。刘完素的著作名称多冠以"素问""内经"字样，其对《内经》的崇尚可见一斑。刘完素受《内经》启发，结合临床实践，在运气学说、病机学说特别是火热病机、外感热病理论、杂病证治理论诸方面均有卓越建树，不愧为开风气之先的医学大家。这里仅以其亢害承制论和燥气论为例,以示端倪。

1. 亢害承制论 《素问·六微旨大论》云:"相火之下,水气承之;水位之下,土气承之;土位之下,风气承之;风位之下,金气承之;金位之下,火气承之;君火之下,阴精承之。帝曰:何也?岐伯曰:亢则害,承乃制。制则生化,外列盛衰,害则败乱,生化大病。"王冰对并列的"之下""承之"的注释是:"热盛水承,条蔓柔弱,凑润衍溢,水象可见";"寒甚物坚,水冰流涸,土象斯见,承下明矣";"疾风之后,时雨乃零,是则湿为风吹,化而为雨";"风动气清,万物皆燥,金承木下,其象昭然";"煅金生热,则火流金,乘火之上,理无妄也";"君火之位,大热不行,盖为阴精制承其下也。诸以所胜之气乘于下者,皆折其摽盛,此天地造化之大体尔。"对于"亢则害承乃制"仅注释一"亢"字:"过极也,物恶其极。"

王冰的注释从运气学说和六气变化着眼,是用来说明自然界的气候、物候的变化现象和规律的。这一点刘完素是明了的,并且在《素问玄机原病式·六气为病·寒类》中也举出了自然现象做通俗的说明:"如风木旺而多风,风大则反凉,是反兼金化制其木也。大凉之下,天气反温,乃火化承于金也。夏火热极而体反出液,是反兼水化制其火也。因而湿蒸云雨,乃土化承于水也。雨湿过极,而兼烈风,乃木化制其土也。飘骤之下,秋气反凉,乃金化承于木也。凉极而万物反燥,乃火化制其金也。因而以为冬寒,乃水化承于火也。寒极则水凝如地,乃土化制其水也。凝冻极而起东风,乃木化承土而周岁也。凡不明病之标本者,由未知此变化之道也。"在《伤寒直格论方》卷下《诸证药石分剂》和《素问玄机原病式·六气为病·热类》中进一步分别注释"亢则害承乃制"云:"谓五行之道,微者当其本化,实甚过亢,则反兼胜己之化,以制其甚。老子云:'天之道,其张弓乎,高者抑之。'斯其道也。""谓亢过极,则反兼胜己之化,制其甚也。如以火烁金,热极则反为水。又如六月热极,则物反出液而湿润,林木流津。"

刘完素不仅修订了王冰的牵强为说之处,如"金位之下,火气承之""土位之下,风气承之"等的注释,而且用相承而制的规律说明一年各季节气候的周始循环,显然是有所深化的。

更可贵的是,刘完素将运气学说的亢害承制论引入医学,阐述病理,创立了一个病理学说。《素问玄机原病式·六气为病·寒类》云:"故病湿过极则为痉，反兼风化制之也；风病过极则反燥，筋脉劲急，反兼金化制之也；病燥过极则烦渴，反兼火化制之也；病热过极，而反出五液，或战栗恶寒，反兼水化制之也。"但在刘完素的著作中，亢害承制论还是多用来解释火热证的病机，这体现了他的学术特点。如他在《黄帝素问宣明论方》卷十一《妇人门》中云："故肝热则出泣，心热则出汗，脾热则出涎，肺热则出涕，肾热甚则唾。大凡俗论，已煎热汤，煮极则沸溢，及热气熏蒸于物，而生津液也。故下部任脉湿热甚者，津液涌而溢，已为带下。见俗医曰带下者，但依方论，而用辛热之药，虽有误中，致令郁结热聚，不能宣通，旧病转加，世传误之久矣。"

"亢则害承乃制"的核心是"反兼胜己之化"。林亿《新校正》指出《素问·六元正纪大论》已有相应的解释："水发而雹雪，土发而飘骤，木发而毁折，金发而清明，火发而曛昧，何气使然？岐伯曰：气有多少，发有微甚。微者当其气，甚者兼其下，征其下气而见可知也。"王冰和刘完素的注释是对这段经文的说明，后世张介宾、吴崑、张志聪等一应遵循，没有异议。只是王冰对"亢害承制"学说的本质是"诸以所胜之气乘于下者，皆折其摽盛"的概括，远不如刘完素的"反兼胜己之化"简捷明了，画龙点睛。

进一步思考的话，"反兼胜己之化"不是"反变胜己之化"，《内经》经义和诸注家都不曾释为"反变胜己之化"。但这一点容易被忽视，常被学习者俗化为某一气过亢时，出现其不胜之气。那样的话，春天风木过极时就会变化为属金的秋令，这是不可能的。就人体病理来说，火热证盛极出现水液流滋的兼化之征，并不意味着将变为"水证"或寒证。这正是刘完素大谈"反兼胜己之化"的用意所在。他告诉世人带下等疾病有"津液涌而溢"等水化之象，是热证的"反兼胜己之化"，不一定是寒证，因而他在《素问玄机原病式·六气为病·寒类》中对真正的寒邪致病一语带过，却详论看似"水寒"而实为火热的病证。创造性地运用亢害承制论是刘完素宣扬火热病机理论的方法之一，是创新所在。

2. 燥气论 燥气，作为六气之一，在《内经》中是频频谈论的。例如，从五行性质及脏腑配属而言，《素问·阴阳应象大论》做了这样的划分："西方生燥，燥生金，金生辛，辛生肺，肺生皮毛，皮毛在肾，肺主鼻。其在天为燥，在地为金，在体为皮毛，在脏为肺。"从燥气的性质而言，《素问·气交变大论》总结为"西方生燥，燥生金，其德清洁，其化紧敛，其政劲切，其令燥"。从燥气致病的特征而言，《素问·阴阳应象大论》提出了"风胜则动，热胜则肿，燥胜则干，寒胜则浮，湿胜则濡泻"，将燥邪与风、热、寒、湿并列，指出了"干"的特点。《素问·五运行大论》亦云："故燥胜则地干，暑胜则地热，风胜则地动，湿胜则地泥，寒胜则地裂，火胜则地固矣。"从燥气所致的病症而言，七篇大论反复罗列了一系列病症，如《素问·气交变大论》云："岁金太过，燥气流行，肝木受邪。民病两胁下少腹痛，目赤痛眦疡，耳无所闻。肃杀而甚，则体重烦冤，胸痛引背，两胁满且痛引少腹，上应太白星。甚则喘咳逆气，肩背痛，尻阴股膝髀腨胻足皆病，上应荧惑星。收气峻，生气下，草木敛，苍干雕陨，病反暴痛，胠胁不可反侧，咳逆甚而血溢，太冲绝者死不治。上应太白星。"《素问·至真要大论》云："岁阳明在泉，燥淫所胜，则霿雾清瞑。民病喜呕，呕有苦，善太息，心胁痛不能反侧，甚则嗌干面尘，身无膏泽，足外反热。"《素问·至真要大论》还指出了"燥者濡之"的治疗原则。

然而在《素问·至真要大论》的十九条病机概括中，风、湿、寒、热、火都提到了，独独遗缺了"燥"。刘完素《素问玄机原病式》中列有"燥"的病机："诸涩枯涸，干劲皴揭，皆属于燥。"其《黄帝素问宣明论方》卷五《伤寒门·论风热湿燥寒》则更明确写出此语是"经云"。在现有的医学著作中，尚未发现《素问》《灵枢经》或其他医典中有这句话的佐证。因而刘完素之后，历代研究者都认为这句话是刘完素所补。在刘完素的著作中，标有"经云"的语句除此之外也有其他内容在《内经》中是找不到的，如果不是刘完素确有孤本秘传《内经》的话，他的做法大概是为了借人们遵古崇经的心理推广自己的学说吧。

刘完素对"诸涩枯涸，干劲皴揭，皆属于燥"做了注解："阳明燥金，乃肺与大肠之气也。涩，物湿则滑泽，干则涩滞，燥湿相反故也。如遍身中外涩滞，皆属燥金之化，故秋脉濇。濇，涩也。或麻者，亦由涩也。由水液衰少而燥涩，气行壅滞，而不得滑泽通利，气强攻冲而为麻。……枯，不荣生也；涸，无水液也；干，不滋润也；劲，不柔合也。春秋相反，燥湿不同故也。……皴揭，皮肤启裂也。乾为天，而为燥金；坤为地，而为湿土。天地相反，燥湿异用。故燥金主于紧敛，所以秋脉紧细而微；湿土主于纵缓，所以六月其脉缓大而长也。如地湿则纵缓滑泽，干则紧敛燥涩，皴揭之理，明可见焉。"（《素问玄机原病式·六气为病·燥类》）其中，"水液衰少而燥涩，气行壅滞，而不得滑泽通利"可以说是燥证的最基本的病机。

刘完素着重探讨了导致人体产生燥气、燥证的病因和病变机制：

火热："故火热胜，金衰而风生，则风能胜湿，热能耗液而反燥，阳实阴虚，则风热胜于水湿而为燥也。"（《素问玄机原病式·六气为病·火类》）

风："然燥金主于紧敛，短缩劲切，风木为病，反见燥金之化，由亢则害承乃制也。况风能胜湿而为燥也，亦十月风病势甚而成筋缓者，燥之甚也。故诸风甚者，皆兼于燥。"（《素问玄机原病式·六气为病·风类》）

风热："风热胜湿为燥，因而病麻，则宜以退风散热、活血养液、润燥通气之凉药调之。"（《素问玄机原病式·六气为病·燥类》）

湿热："然诸泄痢皆兼于湿，今反言气燥者，谓湿热甚于肠胃之内，而肠胃怫热郁结，而又湿主乎痞，以致气液不能宣通，因以成肠胃之燥，使烦渴不止也。"（《素问玄机原病式·六气为病·热类》）

寒："所谓寒月甚而暑月衰者，由寒能收敛，腠理闭密，无汗而燥，故病甚也。热则皮肤纵缓，腠理疏通而汗润，故病衰也。"（《素问玄机原病式·六气为病·燥类》）

"如病寒吐利，亡液过极，则亦燥而渴也。"（《素问玄机原病式·六气为病·燥类》）

寒湿："亦有寒湿相郁，荣卫不能开发贯注，多成偏枯。"（《黄帝素问宣明论方》卷十《燥门·诸燥总论》）

气虚："肺藏气，以血液内损，气虚成风则皴揭。"（《黄帝素问宣明论方》卷五《伤寒门·论风热湿燥寒》）

从以上得出，风、热、火、寒湿、气虚，均可以致燥。就像六气皆能化火学说一样，刘完素关于燥气的病机阐发也为后人打开了思路，为后世燥证论、燥湿论等奠定了基础。显而易见，刘完素的创见，来自于《内经》的启迪，又补充了《内经》的遗缺。

（三）张从正的情志相胜论与以平定惊法

张从正，字子和，号戴人，金代考城人。主张邪去正安，攻邪已病，擅长使用汗、吐、下三法，被后世称为攻邪派。著有《儒门事亲》等。

张从正擅长攻邪疗法，对中医学理论与临床贡献殊多，是成就卓著的医学大家。其成就之一是丰富、发展了中医心理学的内容，影响至大。张从正心理疗法是多方面的，诸如转移环境，改变注意力、体罚、音乐、顺欲、诱导、语言开导、解除心因、导引、与针药结合等等，而在《内经》理论的启迪下发明的情志相胜论和以平定惊法，尤为突出。

1. 情志相胜论

张从正在《儒门事亲》卷三《九气感疾更相为治衍》中首先引述《素问·举痛论》经文及部分王冰注释阐述七情致病的机制：

"怒则气逆，甚则呕血及飧泄，故气逆上矣。王太仆曰：怒则阳气逆上，而肝木乘脾，故甚则呕血及飧泄也。喜则气和志达，荣卫通利，故气缓矣。悲则心系急，肺布叶举而上焦不通，荣卫不散，热气在中，故气消矣。恐则精却，却则上焦闭，闭则气还，还则下焦胀，故气不行矣。王太仆云：恐则阳精却上而不下流，下焦阴气亦还回而不散，故聚而胀也；然上焦固禁，下焦气还，故气不行也。……惊则心无所依，神无所归，虑无所定，故气乱矣。……思则心有所存，神有所归，正气留而不行，故气结矣。王太仆云：系心不散，故气亦停留。"

鉴于《素问》所论的情志致疾的证候，"惟论呕血飧泄"，较为简略，张从正又用《灵枢》的有关内容加以补充：

"惟《灵枢》论思虑、悲哀、喜乐、愁忧、盛怒、恐惧而言其病。其言曰：知者知养生也。必顺四时而适寒暑，和喜怒而安居处，节阴阳而和刚柔，如是则辟邪不至，而长生久视。是故怵惕思虑则伤神，神伤则恐惧流淫而不止；因悲哀动中者，竭绝而失生；喜乐者，神惮散而不藏；愁忧者，气闭塞而不行；盛怒者，神迷惑而不治；恐惧者，神荡惮而不收。怵惕思虑而伤神，神伤则恐惧自失，破䐃脱肉，毛悴色夭，死于冬；脾忧愁而不解则伤意，意伤则悗（悗）乱，四肢不举，毛悴色夭，死于春。肝悲哀动中则伤魂，魂伤则狂忘不精不正，当人阴缩挛筋，两胁不举，毛悴色夭，死于秋。肺喜乐无极则伤魄，魄伤则狂。狂者意不存人，皮革焦，毛悴色夭，死于季（疑衍）夏。肾盛大怒而不止则伤志，志伤则喜忘其前言，腰脊不可俯仰屈伸，毛悴色夭，死于季夏。恐惧不解则伤精，精伤则骨痿厥，精时自下。"

犹感不足，他结合自己的临床体验，参酌《内经》中有关的散在言论，进行了情志致病的归纳和总括：

"怒气所至，为呕血，为飧泄，为煎厥，为薄厥，为阳厥，为胸满胁痛；食则气逆而不下，为喘渴烦心，为消瘅，肥气，为目暴盲，耳暴闭，筋解，发于外为痈痛。喜气所至，为笑不休，为毛发焦，为内病，为阳气不收，甚则为狂。悲气所至，为阴缩，为筋挛，为肌痹，为脉痿，男为数溲血，女为血崩，为酸鼻、辛頞，为目昏，为少气不足以息，为泣则臂麻。恐气所至，为破䐃脱肉，为骨酸痿厥，为暴下绿水，为面热肤急，为阴痿，为惧而脱颐。惊气所至，为潮涎，为目瞏，为口呿，为痴痫，为不省人，为僵仆，久则为痛痹。……思气所至，为不眠，为嗜卧，为昏瞀，为中痞、三焦闭塞，为咽嗌不利，为胆瘅呕苦，为筋痿，为白淫，为得后与气快然如衰，为不嗜食。"

张从正遵《素问·阴阳应象大论》的五志说，将"忧"并于"悲"，将"惊"并于"恐"，变"七情"为"五志"，并依此用五行理论作工具，揭示上述病证发生的脏腑和机理：

"夫怒伤肝，肝属木，怒则气并于肝，而脾土受邪；木太过，则肝亦自病。喜伤心，心属火，喜则气并于心，而肺金受邪；火太过，则心亦自病。悲伤肺，肺属金，悲则气并于肺，而肝木受邪；金太过，则脾亦自病。恐伤肾，肾属水，恐则气并于肾，而心火受邪；水太过，则肾亦自病。思伤脾，脾属土，思则气并于脾，而肾水受邪；土太过，则脾亦自病。"

张从正进而依据《素问·阴阳应象大论》的"恐胜喜""悲胜怒""怒胜思""喜胜忧（悲）""思胜恐"的大法，提出"情志相胜"疗法的五个具体法则：

"但以五行相胜之理治之……更相为治：悲可以治怒，以怆恻苦楚之言感之；喜可以治悲，以谑浪亵狎之言娱之；恐可以治喜，以恐惧死亡之言怖之；怒可以治思，以污辱欺罔之言触之；思可以治恐，以虑彼志此之言夺之。"

张从正对于心理疗法的实施，也非常讲究，从医学心理学的角度，指出了医患相对之时，医者应有的心理状态，提出了心理疗法的难度和对医生知识精神修养的要求：

"凡此五者，必诡诈谲怪，无所不至，然后可以动人耳目，易人视听。若胸中无材器之人，亦不能用此五法也。"

《儒门事亲》记载了张从正成功利用情志相胜法的生动医案，此不例举。

尤可称道的是，张从正于五行相胜之外，创造性地使用了"喜胜怒"之法，这种用相反的情绪治疗的方法，是用肯定情绪制约否定情绪，使矛盾情绪得以统一，为现代心理学之常用之法。

"项关令之妻，病食（怒）不欲食。常好（号）叫怒骂，欲杀左右，恶言不辍。众医皆处药，几半载尚尔。其父命戴人视之，戴人曰：此难以药治，乃使二娼，各涂丹粉，作伶人状，其妇大笑。次日，又令作角抵，又大笑，其旁常以两个能食之妇，夸其食美，其妇亦索其食，而为一尝。不数日，怒减食增，不药而瘥，后得一子。"（《儒门事亲》卷七《病怒不食》）

按此症与西医学的癔症（歇斯底里）很类似。经云"肝……在声为呼……在志为怒"，此症"号呼怒骂"，病发在肝。怒气上逆，扰神明则狂，克脾土则不食，张从正益其心志，使其大笑，亦"实则泻其子"之意，为五志相胜之变法。其一作伶、二角抵、三诱食，步步可法。

2. 以平定惊法 "卫德新之妻，旅中宿于楼上，夜值盗劫人烧舍，惊坠床下。自后每闻有响，则惊倒不知人。家人辈蹑足而行，莫敢冒触有声，岁余不痊。诸医作心病治之，人参、珍珠及定志丸皆无效。戴人见而断之曰：惊者为阳，从外入也；恐者为阴，以内出也。惊者，为自不知故也；恐者自知也。足少阳胆经属肝木，胆者，敢也，惊怕则胆伤矣。乃命二侍女执其两手，按高椅之上，当面前下置一小几。戴人曰：娘子当视此。以木猛击之，其妇人大惊。戴人曰：我以木击几，何以惊乎？伺少定击之，惊也缓。又斯须连击三次；又以杖击门；又暗遣人画背后之窗，徐徐惊定而笑曰：是何治法？戴人曰：《内经》云'惊者平之'，平者常也，平常见者必无惊。是夜使人击其门窗，自夕达旦。夫惊者，神上越也，从下击几，使之下视，所收神也。一二日虽闻雷而不惊。"（《儒门事亲》卷七《惊》）

《续名医类案》在此案后王孟英按曰："分惊恐为外入内出，可谓一言破的。古人皆云心主惊，而不知情志字皆从心，惟惊字从马（按："惊"繁体作"驚"），以马无胆故善惊，惊则伤胆，尤为卓识，其论治岂常人所能测识哉。余尝谓：恒古以来，善治病者，莫如戴人，不仅以汗吐下三法见长也。"

王孟英所誉无过。《素问·至真要大论》云："惊者平之。"张从正释为："夫惊，以其忽然而遇之也。使习见习闻，则不惊矣。"（《儒门事亲》卷三《九气感疾更相为治衍》）此案他以惊治惊，一击桌，二击门，三击背后窗，四夜击门窗。从重到轻，由明到暗，治法井然，故惊遂定。并指出"习可以治惊"（同上）的大法，虽未必合于古义（惊者平之，"平"为动词，平定之义），却使人耳目一新。以惊治惊病案，张从正为最早，也最为典型。

此疗法，与现代心理医学行为疗法中的系统脱敏疗法一致。系统脱敏疗法的实施，是把引起恐惧的刺激分成等级，从低级开始，逐步升级。脱敏的方法是使用放松技术，而肌肉的放松，标志着恐惧的消除。这种疗法，西方正式用于临床是在 19 世纪 50 年代，而我国，早在两千年前的《内经》就明确了治则，且 700 多年前的张从正已成功地运用于临床了，是为民族骄傲。

（四）李杲的脾胃论

李杲，字明之，元代真定人。东垣为真定古地名，故晚年自号东垣老人，人称李东垣。从学于易水张元素，系易水学派之中坚，又为补土派领袖，著《内外伤辨惑论》《脾胃论》等。

在金元医家中，李杲是刘完素之外引用《内经》最多的一位。其引用、议论达 100 多处，遍布其各部著作中。在《脾胃论》上卷之末，列专目抄录了《内经》有关脾胃的论述，计有《太阴阳明论》《阴阳应象大论》《玉机真脏论》《通评虚实论》《调经论》《气交变大论》《五常政大论》《经脉别论》《脏气法时论》等。

李杲最突出的学术成就是创立脾胃学说。李杲的脾胃学说在生理、病因、病机、症状、诊断、治法、方药等诸方面构成了完整的系统，并且李杲对这个系统的运用已经不局限于脾胃病，而是广泛地运用于全身多种疾病。而脾胃学说这个系统内方方面面都体现出《内经》的启迪作用。可以说，脾胃学说不是由《内经》的只言片语生发开来，而是《内经》全面影响的结果。

现仅就李杲脾胃学说在生理和病机两方面对《内经》的引用与发挥选取数则做一展示。

1. 脾胃生理方面

（1）脾胃升阳气，通利九窍

《素问·经脉别论》："食气入胃，散精于肝，淫气于筋。食气入胃，浊气归心，淫精于脉，脉气流经。经气归于肺，肺朝百脉。输精于皮毛，毛脉合精。行气于府，府精神明。留于四脏，气归于权衡。"《脾胃论》卷上《脾胃胜衰论》："且饮食入胃，先行阳道，而阳气升浮也。浮者阳气散满皮毛，升者充塞头顶，则九窍通利也。"

《素问·五常政大论》："根于中者，命曰神机，神去则机息；根于外者，命曰气立，气止则化绝。"《脾胃论》卷下《阴阳寿夭论》："皆不升而降也。地气者人之脾胃也，脾主五脏之气，肾主五脏之精，皆上奉于天，二者俱主生化以奉升浮，是知春生夏长皆从胃中出也。"

（2）胃授津液于肠

《灵枢经·本输》："大肠小肠，皆属于胃，是足阳明也。"《脾胃论》卷下《大肠小肠皆属于胃胃虚则俱病论》："小肠之穴在巨虚下廉，大肠之穴在巨虚上廉，此二穴皆在足阳明胃三里穴下也。大肠主津，小肠主液，大肠、小肠受胃之荣气，乃能行津液于上焦，灌溉皮毛，充实腠理，若饮食不节，胃气不及，大肠、小肠无所禀受，故津液涸竭焉。"

（3）五脏六腑受气于胃

《素问·玉机真脏论》："脾为孤脏，中央土以灌四傍。"《脾胃论》卷下《脾胃虚则九窍不通论》："夫脾者阴土也，至阴之气主静而不动；胃者阳土也，主动而不息。阳气在于地下，乃能生化万物。故五运在上，六气在下。其脾长一尺掩太仓，太仓者胃之上口也。脾受胃禀，乃能熏蒸腐熟水谷者也。胃者十二经之源，水谷之海也，平则万化安，病则万化危。五脏之气上通九窍，五脏禀受气于六腑，六腑受气于胃。六腑者，在天为风、寒、暑、湿、燥、火，此无形之气也。胃气和平，荣气上升，始生温热。温热者，春夏也，行阳二十五度。六阳升散之极，下而生阴，阴降则下行为秋冬，行阴道为寒凉也。胃既受病不能滋养，故六腑之气已绝，致肠道不行，阴火上行，五脏之气各受一腑之化，乃能滋养皮肤、血脉、筋骨。"

（4）脾为胃转输精气

《素问·阴阳应象大论》："故清阳为天，浊阴为地。"《脾胃论》卷下《天地阴阳生杀之理在升降浮沉之间论》："呼吸升降，效象天地，准绳阴阳，盖胃为水谷之海，饮食入胃，而精气先输脾归肺，上行春夏之令，以滋养周身，乃清气为天者也。升已而下输膀胱，行秋冬之令，为传化糟粕转味而出，乃浊阴为地者也。"

《灵枢经·大惑论》："五脏六腑之精气，皆上注于目而为之精。"《兰室秘藏》卷上《诸脉者皆属于目论》："夫五脏六腑之精气，皆禀受于脾，上贯于目。脾者，诸阴之首也；目者，血脉之宗也。"

在《内经》诸篇章中，关于脾胃的生理功能主要有如下阐述："脾胃者，仓廪之官，五味出焉。大肠者，传道之官，变化出焉。小肠者，受盛之官，化物出焉。"（《素问·灵兰秘典论》）"脾、胃、大肠、小肠、三焦、膀胱者，仓廪之本，营之居也，名曰器，能化糟粕，转味而入出者也，其华在唇四白，其充在肌，其味甘，其色黄，此至阴之类，通于土气。"（《素问·六节藏象论》）"夫胃、大肠、小肠、三焦、膀胱，此五者天气之所生也，其气象天，故泻而不藏。此受五脏浊气，名曰传化之府，此不能久留，输泻者也。魄门亦为五脏使，水谷不得久藏。所谓五脏者，藏精气而不泻也，故满而不能实。六腑者，传化物而不藏，故实而不能满也。"（《素问·五脏别论》）"食气入胃，散精于肝，淫气于筋。食气入胃，浊气归心，淫精于脉……饮入于胃，游溢精气，上输于脾。脾气散精，上归于肺，通调水道，下输膀胱。水精四布，五经并行。"（《素问·经脉别论》）。后世逐渐演绎为脾升胃降、脾升清阳胃降浊阴的观点，成为中医学最基本的观点，至今盛行。

但是在《内经》中没有脾升胃降的明确表述。李杲对脾胃生理的认识基本上是遵循经义的，在其脾胃学说中，脾与胃都是升发清阳之气即水谷精微的。这一点在其对脾胃病的病机阐发中也有着鲜明的体现。

2. 脾胃病病机方面

（1）胃气不足，谷气下流

《素问·阴阳应象大论》："水谷之寒热，感则害于六腑。"《内外伤辨惑论》卷上《论阴证阳证》："是七损之病，乃内伤饮食也。《黄帝针经》解云：适饮食不节，劳役所伤，湿从下受之。谓脾胃之气不足，而反下行，极则冲脉之火逆而上，是无形质之元气受病也，系在上焦，心肺是也。"

《灵枢经·脉度》："五脏不和则七窍不通。"《脾胃论》卷下《脾胃虚则九窍不通论》："胃气既病则下流，经云湿从下受之，脾为至阴，本乎地也。有形之土，下填九窍之源，使不能上通于天，故曰五脏不和则九窍不通。"

《素问·五常政大论》："阴精所奉其人寿，阳精所降其人夭。"《脾胃论》卷上《脾胃虚实传变论》："阴精所奉谓脾胃既和，谷气上升，春夏令行，故其人寿。阳精所降，谓脾胃不和，谷气下流，收藏令行，故其人夭。"

《素问·太阴阳明论》："食饮不节，起居不时者，阴受之。……阴受之则入五脏。……入五脏则膜满闭塞，下为飧泄，久为肠澼。"《东垣先生试效方》卷第七《泻痢肠澼论》："夫脾胃者，同湿土之化，主腐熟水谷，胃气和平，饮食入胃，精气则输于脾，上归于肺，行于百脉而成荣卫也。若饮食一伤，起居不时，损其胃气，而上升精华之气下降，是为飧泻，多则太阴负少阴而为肠澼。"

（2）脾胃虚则阴火上乘

《灵枢经·邪气脏腑病形》："面热者足阳明病。"《脾胃论》卷上《脾胃胜衰论》："夫饮食不节则胃病，胃病则气短，精神少而生大热，有时而显火上行，独燎其面。《黄帝针经》云：面热者足阳明病。胃既病，则脾无所禀受。脾为死阴，不主时也。故亦从而病焉。"

《素问·通评虚实论》："头痛耳鸣，九窍不利，肠胃之所生也。"《脾胃论》卷下《脾胃虚则九窍不通论》："胃者行清气而上，即地之阳气也。积阳成天，曰清阳出上窍，曰清阳实四肢，曰清阳发腠理者也。脾胃既为阴火所乘，谷气闭塞而下流，即清气不升，九窍为之不利，胃之一腑病，则十二经元气皆不足也。"

《素问·阴阳应象大论》："清气在下，则生飧泄；浊气在上，则生䐜胀。此阴阳反作，病之逆从也。"《医学发明（节本）·膈咽不通并四时换气用药法》："清气在下，则生飧泄。泄黄如糜，米谷不化者是也。浊气在上，则生䐜胀。腹中䐜满不得大便，或大便难，或先结后溏皆是也。浊气在上，当降而不降者，乃肾、肝吸入之阴气不得下而反在上也。胃气上逆，或为呕、或为吐、或为哕者，是阴火之邪上冲，而吸入之气不得入，故食不下也。此皆气冲之火，逆胃之脉，反上而作者也。清气在下，则生飧泄者，胃气未病之日，当上行心肺而营经也。因饮食失节，劳役形体，心火乘于土位，胃气弱而下陷于阴中，故米谷入而不得升，反降而为飧泻也。"

（3）脾胃同病

《素问·玉机真脏论》："帝曰：夫子言脾为孤脏，中央土以灌四傍，其太过与不及，其病皆何如？……其不及，则令人九窍不通。"《脾胃论》卷下《大肠小肠皆属于胃胃虚则俱病论》："谓脾为死阴。受胃之阳气，能上升水谷之气于肺，上充皮毛，散入四脏。令脾无所禀，不能行气于脏腑，故有此证。此则脾虚九窍不通之谓也。虽言脾虚，亦胃之不足所致耳。……胃虚则五脏、六腑、十二经、十五络、四肢皆不得营运之气，而百病生焉，岂一端能尽之乎。"

《素问·痹论》："饮食自倍，肠胃乃伤。"《脾胃论》卷下《饮食伤脾论》："夫脾者行胃津液，磨胃中之谷，主五味也。胃既伤则饮食不化，口不知味，四肢困倦，心腹痞满，兀兀欲吐而恶食，或为飧泄，或为肠澼，此胃伤脾亦伤明矣。大抵伤饮、伤食，其治不同，伤饮者无形之气也，宜发汗、利小便以导其湿；伤食者有形之物也，轻则消化，或损其谷，此为最妙也，重则方可吐下。"

（4）脾胃虚弱，气聚而滞

《素问·五脏生成》："腹满䐜胀，支鬲胠胁，下厥上冒，过在足太阴、阳明。"《兰室秘藏》卷上《中满腹胀论》："皆由脾胃之气虚弱，不能运化精微而制水谷，聚而不散，而成胀满。经云腹满膜胀，支膈胠胁，下厥上冒，过在足太阴、阳明。乃寒湿郁遏也。《脉经》所谓胃中寒则胀满者是也。"

（5）脾胃不升，心火郁陷

《素问·六元正纪大论》："火郁发之。"《兰室秘藏》卷下《杂病门》："火郁汤治五心烦热，是火郁于地中。四肢者，脾土也，心火下陷于脾土之中，郁而不得伸。故经云火郁则发之。"（火郁汤：升麻、葛根、柴胡、白芍药、防风、甘草、葱白）

（6）脾胃久虚，气血俱衰

《素问·阴阳别论》："二阳之病发心脾，有不得隐曲，女子不月；其传为风消，其传为息贲者，死不治。"《兰室秘藏》卷中《经闭不行有三论》："妇人脾胃久虚，或形羸，气血俱衰，而致经水断绝不行，或病中消胃热，善食渐瘦，津液不生。夫经者，血脉津液所化，津液既绝，为热所烁，肌肉消瘦，时见消渴，血海枯竭，病名曰血枯经绝。宜泻胃之燥热，补益气血，经自行矣。"

（7）脾胃有亏，易生湿热

《素问·阴阳别论》："阴虚阳搏谓之崩。"《兰室秘藏》卷中《经漏不止有三论》："妇人脾胃虚损，致命门脉沉细而数疾，或沉弦而洪大有力，寸关脉亦然。皆由脾胃有亏，下陷于肾，与相火相合，湿热下迫，经漏不止，其色紫黑，如夏月腐肉之臭。"

（8）中气不足，外邪易侵

《素问·举痛论》："帝曰：愿闻人之五脏卒痛，何气使然？岐伯对曰：经脉流行不止，环周不休。寒气入经而稽迟，泣而不行。客于脉外则血少，客于脉中则气不通，故卒然而痛。……得炅则痛立止，因重中于寒，则痛久矣。"《东垣先生试效方》卷第二《心胃及腹中诸痛论》："夫心胃痛及腹中诸痛，皆因劳役过甚，饮食失节，中气不足，寒邪乘虚而入客之，故卒然而作大痛。经言得炅则止。炅者热也，以热治寒，治之正也。"

（9）脾胃不升，营气、宗气不行

《素问·生气通天论》："营气不从，逆于肉理，乃生痈肿。"《东垣先生试效方》卷第三《明疮疡之本末》："且营气者，胃气也。饮食入于胃，先输于脾，而朝于肺，肺朝百脉；次及皮毛，先行阳道，下归五脏六腑，而气口成寸矣。今富贵之人，不知其节，以饮食肥酸之类，杂以厚味，日久太过，其气味俱厚之物，乃阳中之阳，不能走空窍，先行阳道及阴道，逆于肉理，则湿气大胜；则子能令母实，火乃大旺，热湿即盛，必来克肾；若杂以不顺，又损其真水，肾即受邪，积久水乏，水乏则从湿热之化而上行，其疮多出背、出脑，此为大丁之最重者也。若毒气行于肺，或脾胃之部分，毒之次也。若出于他经，又其次也。湿热之毒所止处，无不溃烂。"

《素问·金匮真言论》："西方白色，入通于肺，开窍于鼻，藏精于肺。"《东垣先生试效方》卷第五《鼻不闻香臭论》："夫十二经脉，三百六十五络，其气血皆上走于目而为精，其别气走于耳而为听，其宗气上出于鼻而为臭。《难经》云：肺气通于鼻而知香臭矣。夫阳气、宗气者，皆胃中生发之气也。其名虽异，其理则一。若因饥饱劳役损伤，脾胃生发之气即弱，其营运之气不能上升，邪害空窍，故不利而不闻香臭也。宜养胃气，使营运阳气、宗气上升，鼻则通矣。"

（10）脾胃既伤，元气不充，百病由生

《素问·生气通天论》："阴之所生，本在五味；阴之五宫，伤在五味。"《脾胃论》卷上《脾胃虚实传变论》云："《平人气象论》云：人以水谷为本，故人绝水谷则死，脉无胃气亦死。……历观诸篇而参考之，则元气之充足，皆由脾胃之气无所伤，而后能滋养元气。若胃气之本弱，饮食自倍，则脾胃之气既伤，而元气亦不能充，而诸病之所由生也。"

无须枚举，宋金元医家在《内经》的启发下，创立了不少新的学说。这些新学说的产生，对中医学的学术发展有如下启示：

——发展是继承下的发展，没有继承就没有发展，只有很好地继承前贤的成就，才能有所创新。继承是为了发展的继承，不发展就没有学术进步。继承与发展是辩证统一的。

——尊崇经典不是亦步亦趋，要有创新理论、发展学术的勇气，敢为天下先。

——继承前贤的成就和临床经验的积累，是中医学理论创新的必由之途，二者缺一不可。

——金元医家创新较多的多属于易水学派、河间学派，说明学派的产生是以理论创新为前提的。

——易水学派、河间学派的医家均重视《内经》，多有新说，说明学派的传承过程不仅是学术观点的传承过程，也是学风和知识结构的传承过程。

——提出新论的医家，总是把新观点广泛运用、贯穿于多种病证理、法、方、药的各个方面，形成鲜明的学术特色。

二、补充了《内经》所涉病证的病因、病理、症状、治法、方药

《内经》结合汉以前的医学经验，构建了中医理论体系的框架，系统总结了医学理论，并且列举了大量的病证。例如对水胀、鼓胀、肤胀、肠覃、石瘕等病证做了相当细致的描述。但总的来说，《内经》偏重于理论建设，对病证论述相对较少，特别是对于治疗方药的记载更是寥若晨星，仅列十三方，且组方简单。宋金元医家对此结合自己的临床经验，做了大量的补充。

（一）补充病因、病理、症状、治法

此以《圣济总录》为例。

《圣济总录》又名《政和圣济总录》《大德重校圣济总录》，宋赵佶敕撰，成书于北宋政和年间（1111－1117）。全书所载病证，包括内、妇、外、儿、五官、针灸、正骨等13科，内容十分丰富，对《内经》中的肝中风、心中风、脾中风、肺中风、肾中风、肉苛、风不仁、漏风、风消、劳风、风成寒中、风成热中、风成寒热、风厥、首风、脑风、胃风、肠痹、骨痹、周痹、煎厥、薄厥、胆瘅、瘿病、脾瘅、食亦、胃寒肠热、胃热肠寒、肺消、鬲消、肺痈、肠垢、虙瘕、解亦、喑俳、厥逆头痛、胞痹、三焦病、三焦约、三焦咳、心掣、厥逆、膜胀、鼓胀、息积、黄疸、衄衊、伏梁、濡泄、飧泄、洞泄寒中、涌水、大腹水肿、白淫、心疝、厥疝、蛊疝、阴疝、结阴大便血、鼻渊、口糜、胃脘痈、结阳、痱疮、痔、血枯等病证均论述其病因病理，亦有补充其症状和治法、方药的。

如《素问·生气通天论》云："汗出见湿，乃生痤痱。"《圣济总录》卷第一百三十八《痱疮》论曰："经谓汗出见湿，乃生痤痱。盖热盛汗出，阳气发泄而腠理疏，反以寒水洗浴，则热气内郁于皮腠之间，轻则为痱，重则为痤也。世俗通谓之痱子疮，其状皮肉如毫针所刺，遍体细疮如麸片，愈而复发者是也。"指出了"热盛汗出……反以寒水洗浴"的病因和"热气郁于皮腠之间"的病理，并补充了"其状皮肉如毫针所刺，遍体细疮如麸片，愈而复发"的症状。

《素问·玉机真脏论》云："脾传之肾，病名曰疝瘕，少腹冤热而痛，出白，一名曰蛊。"《圣济总录》卷第九十四《蛊疝》论曰："《内经》谓脾风传之肾，病名曰疝瘕，少腹冤热而痛，出白，一名曰蛊。夫脾受风邪，传于

肾经，邪热内烁，故其证少腹冤热而痛；真精不守，故其证溲出白液；病名曰蛊，以邪热内烁，真精不守，久而弗治，适以丧志也。水之精为志，志丧则精从之。《左传》谓惑以丧志为蛊者如此。"对于疝瘕的病因及病理作出充分的阐述。

再如《素问·风论》云："以春甲乙伤于风者为肝风……肝风之状，多汗恶风，善悲，色微苍，嗌干善怒，时憎女子，诊在目下，其色青。"《圣济总录》卷第五《肝中风》论曰："《内经》谓以春甲乙中风为肝风。肝风之状，多汗恶风，善悲，嗌干善怒，时憎女子者；有头目眴两胁痛，行常伛偻，嗜甘如阻妇状者；有但踞坐，不得低头，绕两目连额色微青，唇青面黄者。治法宜灸肝俞，后以药治之。"补充了肝风的临床症状和治法。

而《素问·水热穴论》云："上下溢于皮肤，故为胕肿……水病下为胕肿大腹。"《圣济总录》卷第七十九《大腹水肿》论曰："《内经》言水病下为胕肿大腹。又曰：上下溢于皮肤，故为胕肿。其证腹大四肢小，阴下湿，手足逆冷，腰痛，上气，咳嗽，烦疼是也。盖三焦闭塞，水道不通，留溢皮肤，荣卫否涩；内连腹膜，则至阴内动，胀急如鼓。得病之本，多因大病之后，或积虚劳损；或新热食毕，入水自渍；及浴冷水，故令水气不散，理宜然也。"补充了"大病之后，或积虚劳损；或新热食毕，入水自渍；及浴冷水"的病因，"三焦闭塞，水道不通"，"水气不散"的病机以及"腹大四肢小，阴下湿，手足逆冷，腰痛，上气，咳嗽，烦疼"的临床表现。

对于《内经》中所论及的病证，亦有列举病例使其更加生动形象，贴近临床者。

如《素问·阴阳别论》："其传为息贲者，死不治。"杨士瀛《仁斋直指方论》卷之二十三《肠痈论》："《内经》有曰息贲病，有人得之二三年，遍身微肿，其后大肠与脐俱出脓血，遂至不救，此亦肠痈类也。"

严用和在《严氏济生方》卷五《水肿论治》中云："又有年少，血热生疮，变为肿满，烦渴，小便少，此为热肿，《素问》所谓结阳者肿四肢是也。"短短数言，对"结阳者，肿四支"（《素问·阴阳别论》）的病因、病理、症状作出了明确的阐述。

（二）补充大量方药

宋代医家对《内经》中的痿、濡泄、飧泄、结阴、肾厥头痛、肝厥头晕、劳风、心咳、肝咳、血枯、伏梁、骨痿、胃脘痈 13 个病证补充了 22 个治疗方药。具体如下：

陈言《三因极一病证方论》卷之十四《疮漏脉例》："经云陷脉为漏，留连肉腠。脉得寒即下陷，凝滞肌肉，故曰留连肉腠。肉冷亦能为脓血，故为冷漏，须用温药。陷脉散治漏疮。桂附丸治气漏冷漏诸疮。（陷脉散：干姜、琥珀、大黄、附子、丹参、石硫黄、白石英、钟乳粉、乌贼鱼骨）（桂附丸：桂心、附子、厚朴、甘草、白术、木香、乳香）"（陈自明在《外科精要》卷下《论痈疽成漏脉例》中沿用陈言之方）

唐慎微《证类本草》卷第十《半夏》中以一味半夏，佐以生姜、大枣治疗由湿胜而致的濡泄："《衍义》曰：半夏，今人惟知去痰，不言益脾，盖能分水故也。脾恶湿，湿则濡而困，困则不能制水。经曰湿胜则泻。一男子夜数如厕，或教以生姜一两碎之，半夏汤洗，与大枣各三十枚，水一升，瓷瓶中，慢火烧为熟水，时时呷，数日便已。"

许叔微《普济本事方》卷第四《脏腑泄滑及诸痢》："鞠芎丸亦治飧泻。《素问》云：春伤于风，夏必飧泻。飧泻者，食谷不化。盖春木旺时，肝生风邪，淫于脾经，至夏饮冷当风，故多飧泻。此药尤宜。（鞠芎丸：川芎、神曲、白术、附子）"

陈自明《妇人大全良方》卷八《妇人滞下方论》："神术散治春伤于风，夏生飧泄。（神术散：苍术、藁本、川芎、羌活、粉草、细辛、生姜）"

陈自明《妇人大全良方》卷八《妇人大便下血方论》："经云结阴者，便血一升，再结者二升，三结三升，宜用地榆汤。（地榆汤：地榆、甘草、缩砂仁）"

王贶《全生指迷方》卷三《眩晕》："头眩之状，谓目眩旋转，不能俯仰，头重不能举，目不能开，闭则不能视物，或身如在车船上，是谓徇蒙招尤，目瞑耳聋，下实上虚，过在足少阳厥阴，由肝虚血弱，则风邪乃生，盖风气通于肝。又曰：诸风掉眩，皆属于肝。左手关脉虚弦，谓之风眩。香芎散、桃红散主之。（香芎散：芎䓖、独活、旋覆花、藁本、细辛、蔓荆子、石膏、甘草、荆芥穗）（桃红散：白附子、黄丹）"

许叔微《普济本事方》卷第二《头痛头晕方》："《素问》云：头痛巅疾，下虚上实，过在足少阴巨阳，甚则入肾；徇蒙招摇，目瞑耳聋，下实上虚，过在足少阳厥阴，甚则入肝。下虚者，肾虚也，故肾厥则头痛。上虚者，肝虚也，故肝厥则头晕。徇蒙者，如以物蒙其首。招摇不定，目眩耳聋，皆晕之状也。故肝厥头晕，肾厥巅痛不同如此。治肝厥头晕，清头目，钩藤散。治肾气不足，气逆上行，头痛不可忍，谓之肾厥。其脉举之则弦，按之石坚，宜玉真丸。（钩藤散：钩藤、陈皮、半夏、麦门冬、茯苓、茯神、人参、甘菊花、防风、甘草、石膏）（玉真丸：硫黄、石膏、半夏、硝石）"

王贶《全生指迷方》卷三《眩晕》："若但欲上视，目瞑不能开，开而眩，唾出若涕，恶风振寒，由肾气不足，动作劳损，风搏于肺，肾气不足，膀胱不荣于外，故使强上瞑视，因其劳而受风在肺，故唾出若涕而恶风，谓之劳风，芍药黄芪汤主之。（芍药黄芪汤：芍药、黄芪、川芎、乌头）"

王贶《全生指迷方》卷四《咳嗽》："孙氏《仁存活法秘方》云：心咳之状，上引心痛，喉介介然如梗，甚则咽喉肿痛，脉浮恶风，宜桂心汤。若肝咳，恶风脉浮弦，射干汤主之。（桂心汤：人参、桂、白茯苓、麻黄、贝母、远志、甘草）""孙氏《仁存活法秘方》云：肝咳之状，咳则两胁痛，甚则不可转侧，转则两胁下满。（射干汤：射干、麻黄、五味子、半夏、款冬花、甘草）"

王贶《全生指迷方》卷二《血证》："若吐血时，先闻腥臊臭，出清液，胸胁支满，妨于食，目眩，时时前后血，此由素经大夺血，或醉入房中，气竭伤肝，女子则月事衰少不来，病名血枯，栀子檗皮汤主之。（栀子檗皮汤：黄檗、栀子、甘草）"

陈自明《妇人大全良方》卷一《血枯方论》："苁蓉丸治妇人胸胁支满，闻腥臊气，唾血，目眩，不能饮食，泄血不已，日久血枯。干地黄汤治妇人先有所脱血，或醉入房劳伤，故月事衰少不来。磁石丸治妇人阴气衰弱，血枯不荣，月事不来。（苁蓉丸：苁蓉、熟地黄、白茯苓、菟丝子、附子、当归、白石英、五味子、禹余粮、乌贼鱼骨、人参）（干地黄汤：干地黄、泽兰叶、白茯苓、人参、五味子、附子、禹余粮、当归、生姜）（磁石丸：磁石、白茯苓、附子、干地黄、人参、当归）"

王贶《全生指迷方》卷三《诸积》对伏梁进行辨证论治："若脉大而散，时一结，谓之伏梁，伏梁丸主之。若身体及髀股胻皆肿，环脐而痛不可动，动之为水，亦名伏梁，椒仁丸主之。（伏梁丸：青皮、巴豆）（椒仁丸：五灵脂、吴茱萸、延胡索、芫花、续随子、郁李仁、牵牛、砒、石膏、椒仁、甘遂、附子、木香、胆矾）"

王贶《全生指迷方》卷三《诸痛》："若腰脊不举，由远行劳倦，逢大热而渴，阳气内伐，热舍于肾，水不胜火，则骨枯而髓减。盖阳明并于肾，则肾脂枯，而宗筋主束骨而利机关也，是谓骨痿，菟丝子丸、补肾散主之。（菟丝子丸：菟丝子、干地黄、杜仲、牛膝、萆薢）（补肾散：杜仲、桂、牡丹皮、猪肾）"

许叔微《普济本事方》卷第三《风痰停饮痰癖咳嗽》："治积聚停饮，痰水生虫，久则成反胃，及变为胃痛，其说在《灵枢》及《巢氏病源》，芫花丸。（芫花、干漆、狼牙根、桔梗、藜芦、槟榔、巴豆）"

另外，陈言在《三因极一病证方论》卷之五《五运时气民病证治》《六气时行民病证治》中对五运太过、不及和六时气引起的病证补充了 16 个方药，不再一一列举。

金元医家在这一方面做出的贡献，首推刘完素。在《黄帝素问宣明论方》卷一和卷二中，刘完素对《素问》中的煎厥、薄厥、飧泄、腹胀、风消、心痛、风厥、结阳、厥疝、解㑊、胃疸、蛊病、瘛病、劳风、痹气、骨痹、肉苛、肺消、涌水、膈消、口糜、虙瘕、食亦、鼻渊、衄衊、鼓胀、血枯、伏梁、喑痱、厥逆、风成寒热、风成寒中、风成热中、脑风、首风、漏风、胃风、行痹、痛痹、著痹、周痹、胞痹、肠痹、热痹、白淫、胃脘痈、阳厥、息积、疹筋、厥逆头痛、胆瘅、濡泻、鹜溏、三焦约、胃寒肠热、胃热肠寒、控睾、阴疝、诸痹、心疝等病证均补充了症状，提出了治疗方药，而且在治疗方药前简要论说对病症的认识。

如《素问·阴阳应象大论》云："浊气在上，则生腹胀。此阴阳反作，病之逆从也。"《黄帝素问宣明论方》卷一《诸证门》："此阴阳反，则气结不散，腹胀满，常如饱。吴茱萸汤主之。治腹胀，阴盛生寒，腹满撑胀，且常常如饱，不欲饮食，进之无味。（吴茱萸汤：吴茱萸、厚朴、肉桂、干姜、白术、陈皮、蜀椒、生姜）"指出了"阴盛生寒""气结不散"的病机，补充了"常常如饱，不欲饮食，进之无味"的症状，选配了温中健脾的吴茱萸汤。

刘完素之后，张从正、李杲、王好古、罗天益等河间、易水学派的医家竞相效法，蔚成大观。元代齐德之、曾世荣等于外科、儿科等也增砖添瓦，贡献不菲。前已述及，张从正综合《内经》诸篇，结合自己的临床经验，补充了情志变化所导致的病证。对于其他病证，张从正也时有补充。如《素问·腹中论》云："病有少腹盛，上下左右皆有根，此为何病？可治不？岐伯曰：病名曰伏梁。帝曰：伏梁何因而得之？岐伯曰：裹大脓血，居肠胃之外，不可治，治之每切按之致死。帝曰：何以然？岐伯曰：此下则因阴，必下脓血，上则迫胃脘，生鬲，侠胃脘内痈，此久病也，难治。居脐上为逆，居脐下为从，勿动呕夺，论在《刺法》中。帝曰：人有身体髀股胻皆肿，环脐而痛，是为何病？岐伯曰：病名伏梁，此风根也。其气溢于大肠而著于肓，肓之原在脐下，故环脐而痛也。不可动之，动之为水溺涩之病。"张从正在《儒门事亲》卷三《五积六聚治同郁断》中对两种伏梁证做了辨析，并指出了"可下"的治法："况伏梁证有二，名同而实异，不可不详焉。其一伏梁，上下左右皆有根，在肠胃之外，有大脓血，此伏梁义同肚痈。其一伏梁，身体髀股胻皆肿，环脐而痛，是为风根，不可动，动则为水溺涩之病。此二者，《内经》虽言不可动，止谓不可大下，非谓全不可下，恐病去而有害。"而元代医家戴起宗在《脉诀刊误》卷上《五脏歌》中又提示了与《难经》伏梁之别："心之积，名伏梁。出《难经》。若《内经·腹中论》所载，伏梁乃风根也，非心积也。"

（三）经验不同，各呈心得，丰富多彩

由于医家的临证经验不同，对同一病证的证候归纳、治法、方药也不相同，体现了证型的多样性和医家经验的丰富性。

如对于《素问·痿论》指出的"治痿者独取阳明"，刘完素《素问病机气宜保命集》卷中《中风论》云："王注曰：'三阴不足，则发偏枯；三阳有余，则为痿易。易，谓变易常用，而痿弱无力也。'其治则泻，令气弱阳衰土平而愈，或三化汤、调胃承气汤，选而用之，若脾虚则不用也。"重在通胃泄热。

李杲《内外伤辨惑论》卷中《暑伤胃气论》指出："此湿热成痿，令人骨乏无力，故治痿独取阳明。时当长夏，湿热大胜，蒸蒸而炽。人感之多四肢困倦，精神短少，懒于动作，胸满气促，肢节沉疼；或气高而喘，身热而烦，心下膨痞，小便黄而少，大便溏而频，或痢出黄糜，或如泔色；或渴或不渴，不思饮食，自汗体重；或汗少者，血先病而气不病也。其脉中得洪缓，若湿气相搏，必加之以迟，迟病虽互换少差，其天暑湿令则一也。宜以清燥之剂治之。"不仅补充了"湿热成痿"的脉症，并强调以清燥之剂治之。

罗天益则在《卫生宝鉴》卷十九《小儿季夏身热痿黄治验》中用自己的经验补出了"清燥之剂"："盖心火实则身体蒸热、胸膈烦满，脾湿胜则皮肤如渍橘之黄。有余之气，必乘己所胜而侮不胜，是肾肝受邪，而筋骨痿弱，不能行立。《内经》言脾热者色黄而肉蠕动，又言湿热成痿，信哉斯言也。此所谓子能令母实，实则泻其子也。若脾土退其本位，肾水得复，心火自平

矣。又《内经》曰治痿独取于阳明，正此谓也。予用加减泻黄散主之。加减泻黄散：此药退脾土，复肾水，降心火。……论曰：《内经》云土位之主，其泻以苦。又云：脾苦湿，急食苦以燥之，故用黄连、茵陈之苦寒，除湿热为君。肾欲坚，急食苦以坚之，故以黄柏之苦辛寒强筋骨为臣。湿热成烦，以苦泻之，故以黄芩、栀子之苦寒止烦除满为佐。湿淫于内，以淡泻之，故以茯苓、泽泻之甘淡利小便，导湿热为使也。"（黄连、茵陈、黄柏、黄芩、茯苓、栀子、泽泻）

又如对于《素问·生气通天论》"因而饱食，筋脉横解，肠澼为痔"之"痔"，刘完素在《黄帝素问宣明论方》卷十三《痔瘘门》中补充了"肛门肿满，结如梅李核，甚至而变成瘘"的症状，提供了香壳丸（木香、黄连、枳壳、厚朴、黄柏、刺猬皮、当归、荆芥穗）祛风活血、清热理气；乌荆丸（川乌头、荆芥穗）散寒祛风；黄芪葛花丸（黄芪、葛花、黄赤小豆花、大黄、赤芍药、黄芩、当归、刺猬皮、槟榔、白蒺藜、皂角子仁、生地黄、桑白皮）补气养血、凉血止血；槐藤子丸（黄芪、枳实、槐花、荆芥穗、凤眼草、槐藤子、皂子）补气升提、凉血止血；乳香没药散（黄连、白矾、谷精草、石榴、麝香）清肝凉血、活血止痛、收敛固涩；木香厚朴汤（木香、桂心、桃仁、陈皮、厚朴、肉豆蔻、赤石脂、皂角子、大附子）温阳固涩、理气通便。

《东垣先生试效方》卷第七《痔漏论》指出："大便必秘，其疾甚者，当以苦寒泻火，以辛温和血润燥，疏风止痛，是其治也。"

罗天益《卫生宝鉴》卷十七《肠风痔漏论》云："若破者谓之痔漏，大便秘涩，必作大痛。……是湿、热、风、燥，四气相合。故大肠头成块者，湿也；作大痛者，风也；大便燥结者，主病兼受火邪热乘也。当去此四者，其西方肺，主诸气，其体收下，亦助病为邪。须当以破气药兼之，治法全矣。不可作丸，以锉汤与之，效如神速。"列出秦艽苍术汤等 11 首与刘完素不同的方剂，也体现出多种治法。

《丹溪摘玄》卷五《痔漏门》指出："肛门生妒，或左或右、或内或外，状如鼠奶，或形如樱桃，或脓、或血、或痛、或疼、或软、或硬、或痒、或肿，久而不治则成漏矣。大治切不可以砒霜毒药，亦不可轻易割耶！多致奄忽，当以稳重汤剂徐徐取效。"

齐德之《外科精义》卷下《三神丸》则对"行业比冰霜，缘此饱食久坐"的"僧道痔疾"提供了三神丸（枳壳、皂角、五倍子）来收敛固涩。

（四）补充针灸处方，凤毛麟角，弥足珍贵

宋金元医家援引并阐释、发挥《内经》经文的一个显著特点，就是《素问》多于《灵枢经》。《素问》81 篇，未涉及的篇目 12 篇。12 篇中，除《玉版论要》极其简短，《著至教论》《征四失论》简短且为医学行为教导外，《阴阳离合论》《刺热》《刺齐论》《针解》《气穴论》《气府论》《刺法论》《本病论》《阴阳类论》均为经络学、腧穴学、刺法灸法学的内容。《灵枢经》81篇，未涉及者竟达 44 篇。

为什么出现这个现象，有两个重要的原因：一是《黄帝针经》或《灵枢经》，都远不及《素问》普及。林亿等于北宋嘉祐二年（1057）完整地校正了《素问》，使其广泛流行传播。当时因没有见到《灵枢经》的全本，未能校正。时隔 38 年后的元祐八年（1093），高丽献来《黄帝针经》，才经过简要的比勘后少量颁行。而史崧献出家藏《灵枢经》（即元祐版《黄帝针经》），已是宋金对峙的南宋绍兴二十五年（1155）了。史崧"增修音释"后颁行的《灵枢经》至少金朝的医家是不易得到的。金元时期多数医家如成无己、刘完素、李杲、王好古、罗天益所引书名为《黄帝针经》或《针经》就是明证。明代针灸巨著《针灸大成》，卷首《针道源流》所列的"总辑以上诸书"中也没有《黄帝针经》《针经》《灵枢经》。二是宋金元时期的针灸著作，大多采用歌赋形式。不是歌赋形式的篇章，也很简短。形式所限，因而针灸家们很少引用并发挥《内经》经文。而针灸科又具有相对独立的技术性，以药物治疗为主（大方脉、小方脉等）的医家们较少研究腧穴、针法、灸法，也是很自然的事情。

宋金元时期针灸临床有长足的进展，出现了王惟一、王执中、窦默、阎明广等著名针灸学家，对临床病证针灸方的总结也成绩斐然，针药两擅的医家也不乏其人。但是从针灸书籍中搜集到对《内经》所涉病证补充的针灸处方仅见 1 例。

王执中《针灸资生经·膺俞部中行七穴》："然则膻中者，乃十二脏之一，臣使之官，为气之海，分布阴阳，非其他穴比者。或患气噎、膈气、肺气上喘、不得下食、胸中如塞等疾，宜灸此。"补充了膻中作为穴位的治疗作用。

宋代其他医家引述《内经》所涉病证补充针灸治疗方法的仅见 2 例：

《圣济总录》卷第五《肝中风》论曰："《内经》谓以春甲乙中风为肝风。肝风之状，多汗恶风，善悲，嗌干善怒，时憎女子者；有头目瞤两胁痛，行常伛偻，嗜甘如阻妇状者；有但踞坐，不得低头，绕两目连额色微

青，唇青面黄者。治法宜灸肝俞，后以药治之。"

郭雍《仲景伤寒补亡论》卷九《汗后四十四条》："问曰：有烦满不为汗解者何也？雍曰：《素问》三十三篇曰：有热病身热汗出，烦满不为汗解。岐伯曰：汗出而身热者风也，汗出而烦满不解者厥也，病名曰风厥。巨阳主气，故先受邪，少阴与其为表里也，得热则上从之，从之则厥也。治之者，表里刺之，饮之汤剂。雍曰：仲景言伤寒感异气，变为坏病，如风温温毒之类，则此风厥亦其类也。宜刺太溪、昆仑。服茯苓桂枝甘草大枣汤。"

金元医家引述《内经》所涉病证补充针灸治疗方法的，就材料所及，也仅有刘完素、李杲2位。

《素问·长刺节论》云："病大风，骨节重，须眉堕，名曰大风。刺肌肉为故，汗出百日（王注曰"泄卫气之怫热"），刺骨髓，汗出百日（王注曰"泄荣气之怫热"）。凡二百日，须眉生而止针。"刘完素《素问病机气宜保命集》卷中《疠风论》提出："怫热屏退，阴气内复，故多汗出，须眉生也。先桦皮散，从少至多，服五七日后，灸承浆穴七壮，灸疮轻再灸，疮愈再灸。后服二圣散泄热、祛血之风邪，戒房室三年，针灸、药止。述类象形，此治肺风之法也。"（桦皮散：桦皮、荆芥穗、甘草、杏仁、枳壳）（二圣散：大黄、皂角刺）

经文寥寥数语，未详"大风"病的病机，而刘完素是同意王冰的"怫热"之见的。刘完素在《素问玄机原病式》中反复强调的"怫热郁结"的著名观点，也或由此引发。雪泥鸿爪，学术上的沿承脉络，尚可寻迹。刘完素据卫气、荣气有怫热，提出用"治肺风之法"，屏退怫热，内复阴气。用桦皮散去风宣肺，二圣散泄热、祛血中风邪。但是，未用刺肌肉、刺骨髓之针法（穴位、刺法经文语焉未详），而是反复灸承浆与药物配合。承浆，任脉与足阳明胃经交汇穴，盛行于宋元时期的宋代王惟一《铜人腧穴针灸图经》云承浆"灸即血脉宣通，其风应时立愈"。刘完素选用此穴，"著之玉帛，传之后人"，不仅有前人经验做基础，想必也是有着运用体会的。

李杲对《素问·阴阳应象大论》中的"阳病治阴，阴病治阳"，《灵枢经·根结》中的"形气不足，病气不足"、《灵枢经·五乱》中的"五乱"，均提出了针灸穴位与方法，限于篇幅，此录后者，以观李杲针法之精审。

《灵枢经·五乱》："黄帝曰：何谓逆而乱，岐伯曰：清气在阴，浊气在阳，营气顺脉，卫气逆行，清浊相干，乱于胸中，是谓大悗。故气乱于心，则烦心密嘿，俯首静伏；乱于肺，则俯仰喘喝，接（《针灸甲乙经》作按）手以呼；乱于肠胃，则为霍乱；乱于臂胫，则为四厥；乱于头，则为厥逆，头重眩仆。黄帝曰：五乱者，刺之有道乎？岐伯曰：有道以来，有道以去，审知其道，是谓身宝。黄帝曰：善。愿闻其道。岐伯曰：气在于心者，取之手少阴、心主之输。气在于肺者，取之手太阴荥、足少阴输。气在于肠胃者，取之足太阴、阳明；不下者，取之三里。气在于头者，取之天柱、大杼；不知，取足太阳荥输。气在于臂足，取之先去血脉，后取其阳明、少阳之荥输。"

《脾胃论》卷中《胃气下溜五脏气皆乱其为病互相出见论》："气在于心者，取之手少阴、心主之俞。神门、大陵。滋以化源，补以甘温，泻以甘寒，以酸收之，以小苦通之，以微苦辛甘轻剂，同精导气，使复其本。气在于肺者，取之手太阴荥、足少阴俞。鱼际并太渊输。太阴以苦甘寒，乃乱于胸中之气，以分化之味去之。若成痿者，以导湿热。若善多涕，从权治以辛热，仍引胃气前出阳道，不令湿土克肾，其穴在太溪。气在于肠胃者，取之足太阴、阳明；不下者，取之三里。章门、中脘、三里。因足太阴虚者，于募穴中导引之于血中。有一说，腑输，去腑病也。胃虚而致太阴阴无所禀者，于足阳明胃之募穴中引导之。如气逆上而霍乱者，取三里，气下乃止，不下复始。气在于头者，取之天柱、大杼；不知，取足太阳荥俞。通谷深、束骨深。先取天柱、大杼，不补不泻，以导气而已。取足太阳膀胱经中，不补不泻，深取通谷、束骨。丁心火，己脾土，穴中以引导去之。如用药，于太阳引经药中，少加苦寒甘寒以导去之，清凉为之辅佐及使。气在于臂足，取之先去血脉，后取其阳明、少阳之荥俞。二间、三间深取之，内庭、陷谷深取之。视其足、臂之血络尽取之，后治其痿厥，皆不补不泻，从阴深取，而引上之。上之者，出也、去也。皆阴火有余，阳气不足，伏匿于地中者。血，荣也，当从阴引阳，先于地中升举阳气，次泻阴火，乃导气同精之法。"

宋金元医家对《内经》所涉病证诸多方面的补充，有助于后人解读经文、体会经文。而且打开后人的眼界，提示了临床病证的复杂性和治疗经验的多样性，丰富了医学这个伟大的宝库。

同时也可以看出，《内经》时代，临床积累相对薄弱。也许正是这一点，导致了晋唐之间偏重于经验方的探寻，出现了大量的经验方书，而理论研究较为淡薄。汉末张仲景的《伤寒杂病论》虽然撰用《素问》《九卷》《八十一难》《阴阳大论》《胎胪药录》等，并对《内经》的外感热论有非凡的发挥、发展，但整部著作较少理论阐述，更多的是"是证是药"的辨析。《内经》方药的缺少、张仲景著作风格及所载方药的准确疗效，或许就是引导晋唐医学风气的始因。

三、深入细致阐述了医学理论

成书于汉代以前的《黄帝内经》对于宋金元时期来说，在语言文字上已经有了古今之别了。加之《内经》文章简奥，加之医学理论深邃富繁，给后人学习、掌握乃至于研究带来了很大的不便。因而，宋金元医家在学习研究《内经》的过程中，做了大量的医理阐释工作。

（一）全面、深入、详尽

宋金元医家对《内经》的医理阐释范围广泛，从生理、病因、病机到诊法、治法、针灸法等诸多方面，凡《内经》所及的内容，或多或少都有涉及，而且阐释大多是深入而详尽的。

如在脉学方面，宋代王贶在《全生指迷方》卷一《脉论》中对《素问·阴阳应象大论》"善诊者，察色按脉，先别阴阳"中的"阴阳"二字作出细致的解释："所谓阴阳者，至者为阳，谓随呼而出也；去者为阴，谓随吸而入也。动者为阳，鼓击躁急也；静者为阴，来去沉沉默默也。数者为阳，谓一呼一吸六至也；迟者为阴，谓往来不满三至也。"由此可见，王贶所论的"阴阳"指脉象的阴阳。

王怀隐在《太平圣惠方》卷第一《辨七诊脉法》中对《素问·三部九候论》"察九候独小者病，独大者病，独疾者病，独迟者病，独热者病，独寒者病，独陷下者病"解释为："独大者，皮肤壮热，喘息上冲，其脉通度三关，多出少入，与太过相似，两手并极，此乃不治之疾。独小者，四肢微寒，中膈气闭，复冲两胁，其脉沉沉度于三关，名曰独小，小者气也，不治之疾。独寒者，恶寒也，四肢俱冷，伏阳在内，其脉指下沉沉如烂练绵，按之不知所在，此不治之疾。独热者，四肢俱热，脏腑亦热，其脉洪数，故曰独热，可治之疾。独迟者，其脉三部俱迟，气在皮肤，致有不安，可治之疾。独疾者，寸关急数，尺脉微虚，热在于胃，致使口干心躁，鼻塞头疼，可治之疾。独陷者，其脉软，隐在肌肉，阴阳并然，四肢不举，疼痛在骨，名曰独陷，可治之疾。"对大、小、疾、迟、热、寒、陷下分别从脉象、证候表现、预后三方面作出全面、详尽的阐发。

又如郭雍在《仲景伤寒补亡论》卷十三《阴阳交十一条》中对《素

问·评热病论》"汗出而脉尚躁盛者死。今脉不与汗相应，此不胜其病也，其死明矣。狂言者是失志，失志者死。今见三死，不见一生，虽愈必死也"中的"三死"作出明确的解释："汗出辄复热，一死；脉尚盛，二死；狂言失志，三死也。"

元代医家戴起宗在《脉诀刊误》卷上《九道》中对《素问·脉要精微论》中短短的"长则气治"四字做了这样的解释："从尺至关，连寸口，直过如横杆之状，此三部之长脉。过于本位，谓或尺或关或寸，过于一指之外，此各部之长脉。欲知其病，则必于浮沉迟数大小之间求之。若不大不小，不浮不沉，不迟不数，则气自治而无病。经曰长则气治是也。大概平人病人，脉长为吉。深且长，寿脉也；尺脉长，根深蒂固也；心脉长，神气有余，《内经》心脉搏坚而长，病舌卷不能言，至肾脉搏坚而长，病折腰。此六脉者非以长为病，以搏坚相合而病也。春肝脉，软弱轻虚而滑，端直以长；肝脉，如循长竿末梢曰平，如循长竿曰病，有余而过，故也。"从部位寸关尺，到脉形"如横杆之状"，从三部之长脉到各部之长脉，从平脉到寿脉再到病脉，条分缕析，明辨细说，通俗易懂。

再如针灸家窦汉卿在《针经指南·真言补泻手法·春夏刺浅秋冬刺深》中对《素问·刺要论》"病有浮沉，刺有浅深，各至其理，无过其道"及《素问·四气调神大论》"春夏养阳，秋冬养阴"这样纲领性的大原则大道理的讲解："春夏为阳，其气在外，人气亦浮，凡刺者，故浅取之。秋冬为阴，其气在内，人气在脏，凡刺者，故当深取之。又言：春夏各致一阴，秋冬各致一阳。秋冬各致一阳者，谓春夏为阳，谓阴所养，故刺之各致一阳。秋冬为阴，谓阳所养，故刺之各致一阴。春夏温必致一阴者，谓下针深刺至肾肝之部，得其气，针便出之，是以引持之阴也。秋冬寒以致一阳者，谓下针浅则刺至心肺之部，得气推而纳之良久出针，是推纳之阳也。故《素问》曰：春夏养阳，秋冬养阴也。"这样，就把"浮沉""浅深""其理"具体化了，把"养阳""养阴"的道理结合到针灸操作手法上，既好理解，又便于掌握。

又如《素问·玉机真脏论》对五实五虚证的叙述，十分简洁："黄帝曰：余闻虚实以决死生，愿闻其情？岐伯曰：五实死，五虚死。帝曰：愿闻五实五虚。岐伯曰：脉盛，皮热，腹胀，前后不通，闷瞀，此谓五实。脉细，皮寒，气少，泄利前后，饮食不入，此谓五虚。帝曰：其时有生者何也？岐伯曰：浆粥入胃，泄注止，则虚者活；身汗得后利，则实者活。此其候也。"对这样的疑难危证，张从正在《儒门事亲》卷二《五实五虚攻补悬绝法》中做了通俗的、深入细致的病理、预后和治疗原则的分析，助人理解，给人启发："夫五实者，谓五脏皆实也；五虚者，谓五脏皆虚也。腑病为阳，易治而鲜死；脏病为阴，难治而多死。经明言，脉盛、皮热、腹胀、前后不通、闷瞀者，五实也。脉盛为心，皮热为肺，腹胀为脾，前后不通为肾，闷瞀为肝，五脏皆实之证也。五虚者反是，脉细、皮寒、气少、泄利前后、饮食不入者，五虚也。脉细为心，皮寒为肺，气少为肝，泄利前后为肾，饮食不入为脾，此五脏皆虚之证也。夫五实为五脏俱太过，五虚为五脏俱不及。《内经》言此二证皆死，非谓必死也。谓不救则死，救之不得其道，亦死也。其下复言浆粥入胃则虚者活，身汗后利则实者活。此两证自是前二证之治法也。后人不知是治法，只作辨验生死之断句，直谓病人有此则生，无此则死。虚者听其浆粥自入胃，实者听其自汗、自利，便委之死地，岂不谬哉！夫浆粥入胃而不注泄，则胃气和，胃气和则五虚皆实也，是以生也。汗以泄其表，利以泄其里，并泄则上下通，上下通则五实皆启矣，是以生也。此二证异常，却不宜用班氏所谓有病不服药之言，盖其病大且笃也。"

（二）旁征博引，前后贯通

大凡有成就的医家，往往是好学博览之士。宋金元医家有着丰富的知识。他们在阐释一个问题时，常常引用前代医家的著作以及医学以外的知识，使说理更富于正确性，更富于说服力。

例如唐慎微《证类本草》卷第十七《羊肉》："《图经》曰：谨按《本经》云羊肉甘，而《素问》云羊肉苦，两说不同。盖《本经》以滋味言，而《素问》以物性解。羊性既热，热则归火，故配于苦。麦与杏、薤性亦热，并同配于苦也。"唐慎微把《内经》与其他医学经典著作中的不同之处给予解释，其博学多识可见一斑。

朱肱在分析《素问·调经论》"阳虚则外寒，阴虚则内热，阳盛则外热，阴盛则内寒"时对比了《难经》《伤寒论》《外台秘要》："阴阳虚盛，非谓分脉尺寸也。表，阳也；里，阴也。《外台》云：表病里和，汗之则愈；表和里病，下之则愈。亦只是论表里阴阳以汗下之。《难经》云阴阳虚实者，说脉也。《素问》云阴阳虚盛者，说表里也。仲景论伤寒汗下，故引《素问》表里之义，与《外台》所论合矣。"

如刘昉的《幼幼新书》卷十九《风热》："《素问·通评虚实论》帝曰：乳子病热，脉悬小者何如？岐伯曰：手足温则生，寒则死。中风热，喘鸣肩息者，脉何如？岐伯曰：喘鸣肩息者，脉实大也，缓则生，急则死。《圣惠》：儿心肺壅满，内有积热，因解脱，风邪伤皮毛，入脏腑，令恶风壮热，胸膈烦闷，目涩多渴，名风热。汉东王先生：儿发热，烦叫不时，面青为风热。钱乙：急欲乳不能食，客风热入脐腹，流心脾，即舌厚唇燥，口不能乘乳，当凉心脾。"对于"乳子"的注解，王冰未曾提及，刘昉列举数家之言，均为小儿之病。由此可知在《幼幼新书》中，"乳子"是指小儿。后世医家多解释"乳子"为产后哺乳的妇人。两种解释各有依据，尚可斟酌。

如朱震亨在解说《素问·脏气法时论》"五菜为充"和《素问·至真要大论》"气增而久，夭之由也"时云："凡人饥则必食，彼粳米甘而淡者，土之德也，物之属阴而最补者也。惟可与菜同进，经以菜为充者，恐于饥时顿食，或虑过多，因致胃损。故以菜助其充足，取其疏通而易化，此天地生物之仁也。《论语》曰：肉虽多不使胜食气。《传》曰：宾主终日百拜，而酒三行，以避酒祸。此圣人施教之意也。盖谷与肥鲜同进，厚味得谷为助，其积之也久，宁不助阴火而致毒乎？故服食家在却谷者则可，不却谷而服食未有不被其毒者。《内经》谓久而增气，物化之常；气增而久，夭之由也。彼安于厚味者，未之思尔。"（《格致余论·茹淡论》）

特别是多数医家熟读《内经》，精通《内经》，对诸篇经文能够前后参照，综合分析，融会贯通。陈言、刘完素、张元素、张从正、李杲、朱震亨等大家的著作，对同一论题频频引用相关的经文予以佐证，甚至有些章节、段落，如刘完素《素问病机气宜保命集》的各篇文章等，简直是用《内经》的原文串缀而成。著作者对《内经》之精熟，令人惊叹。此举赵佶、陈言、王履3例，以反映宋金元医家研究《内经》时这种"瞻前顾后"、融通首尾的治学精神。

如赵佶《圣济总录》卷第四《熨引》："因药之性，资火之神，由皮肤而行血脉，使郁者散，屈者伸，则熨引为力多矣，引取舒伸之义，以熨能然。《血气形志论》曰：病生于筋，治以熨引。《玉机真脏论》曰：痹不仁肿痛，可汤熨及火灸刺之。盖病生于筋，则拘急挛缩；痹而不仁，则经血凝泣。二者皆由外有所感，熨能温之，血性得温则宣流，能引凝泣也。"

陈言《三因极一病证方论》卷之一《总论脉式》："经云切脉动静而视精明，察五色，观五脏有余不足，六腑强弱，形之盛衰，可以参决死生之分。释曰：切脉动静者，以脉之潮会，必归于寸口。……但经所述，谓脉者血之府也，长则气治，短则气病，数则烦心，大则病进。文藻虽雅，义理难寻。动静之辞，有博有约。博则二十四字（七表八里九道），不滥丝毫；约则浮沉迟数，总括纲纪。……

经中所谓视精明者，盖五脏精明聚于目，精全则目明，神定则视深。审视不了，则精明败矣。直视上视，眩瞑眊瞑，皆可兼脉而论病状也。

所谓察五色者，乃气之华也。赤欲如帛裹朱，不欲如赭；白欲如白璧之泽，不欲如垩；青欲如苍玉之泽，不欲如蓝；黄欲如罗裹雄黄，不欲如黄土；黑欲如漆重泽，不欲如炭。五色精败，寿不久矣。

所谓观五脏有余不足者，候之五声。五声者，脏之音，中之守也。中盛则气胜，中衰则气弱。故声如从室中言者，是气之涩也。言微终日乃复言者，是气之夺。谵妄不避善恶，神明之乱也。郑声言意不相续，阴阳失守也。故曰得守者生，失守者死。

所谓六腑强弱，以候形之盛衰。头者精明之府。头倾视深，精神夺矣。背者胸中之府，背曲肩随，府将坏矣。腰者肾之府，转摇不能，肾将惫矣。膝者筋之府，屈伸不能，筋将惫矣。骨者髓之府也，行则振掉，骨将惫矣。仓廪不藏者，肠胃不固也。水泉不止者，膀胱不藏也。得强者生，失强者死。此等证状，医者要门，在脉难明，惟证易辨。是故圣智备论垂教，学者宜兼明之，不可忽也。"

王履在《医经溯洄集·外伤内伤所受经言异同论》中对六淫与饮食害脏害腑的问题做了深刻的思辨："客或难予曰：《素问·阴阳应象大论》云：天之邪气，感则害人五脏；水谷之寒热，感则害人六腑。《太阴阳明论》云：犯贼风虚邪者，阳受之；食饮不节，起居不时者，阴受之。阳受之则入六腑，阴受之则入五脏。两说正相反。愿闻其解。

余复之曰：此所谓似反，而不反者也。夫感天之邪气，犯贼风虚邪，外伤有余之病也。感水谷寒热，食饮不节，内伤不足之病也。二者之伤，脏腑皆当受之，但随其所从所发之处而为病耳。不可以此两说之异而致疑，盖并行不相悖也。读者当合而观之，其旨斯尽。若曰不然，请以诸处所论证之。

《金匮真言论》曰：风触五脏邪气发病。《八正神明论》曰：夫八正之虚邪，以身之虚，而逢天之虚，两虚相感，其气至骨，入则五脏伤。《灵枢经》曰：五脏之中风。又曰：东风伤人，内舍于肝；南风伤人，内舍于心；西南风伤人，内舍于脾；西风伤人，内舍于肺；北风伤人，内舍于肾。观乎此，则天之邪气，固伤五脏矣。《灵枢》又曰：邪之中人也，无有常。中于阴则溜于腑。又曰：虚邪之中人也，始从皮肤以入，其传，自络脉而经而输而伏冲之脉，以至于肠胃。又曰：东北风伤人，内舍于大肠；西北风伤人，内舍于小肠；东南风伤人，内舍于胃。观乎此，则天之邪气，岂不伤六腑乎？

《素问》曰：饮食自倍，肠胃乃伤。观乎此，则水谷寒热，固伤六腑矣。《灵枢》又曰：形寒寒饮则伤肺。《难经》曰：饮食劳倦则伤脾。观乎此，则水谷寒热，岂不伤五脏乎？至于地之湿气，亦未必专害皮肉筋脉，而不能害脏腑。邪气水谷，亦未必专害脏腑，而不能害皮肉筋脉也。但以邪气无形，脏主藏精气，故以类相从，而多伤脏。水谷有形，腑主传化物，故因其所有，而多伤腑。湿气浸润，其性缓慢，其入人也以渐，其始也自足，故从下而上，从浅而深，而多伤于皮肉筋脉耳。孰谓湿气全无及于脏腑之理哉？

至若起居不时一语，盖劳役所伤之病，不系上文异同之义，故不之及也。"

（三）新义频出，启人心智

汉语言文字的多义性使得在理解上有时出现"仁者见仁，智者见智"的情况，这是学习和研究经典医著经常遇到的，也是经典研究的难点之一。研究者们为求得一个字、一句话、一段文的确解，常常"吟安一个字，捻断数茎须"（杜甫语）。宋金元医家对经文医理的阐述也是见仁见智，新义频出的。

张锐《鸡峰普济方》第一卷《泄痢》："诸方论泄痢，止言是脾胃病，不过谓风冷湿毒之所侵入，及饮食伤滞遇肠虚则泄痢，而不知肝肾气虚亦能为泄痢。古书所载甚明，不可不辨。经曰：泄痢前后不止，肾虚也。又曰：诸厥固泄，皆属于下。下谓下焦肝肾之气也。门户束要，肝之气也；守司于下，肾之气也。肝气厥而上行，故下焦不能禁固而泄痢。肾为胃关，门户不要，故仓廪不藏也。苟病泄痢，其源或出于此，而专以脾胃药治之则谬千里矣。"张锐在此剖析病源，强调治泄亦应注重肝肾，发前人所未发。

对于《素问·大奇论》所载"肾脉大急沉，肝脉大急沉，皆为疝。心脉搏滑急为心疝。肺脉沉搏为肺疝。三阳急为瘕，三阴急为疝"，陈言在《三因极一病证方论》卷之七《疝叙论》中论曰："经论虽云七疝，诸疝等更不见名状，但出寒疝、癥疝而已。唯《大奇论》列五脏脉为五疝证。所谓肾脉大急沉为肾疝，肝脉大急沉为肝疝，心脉搏滑急为心疝，肺脉沉搏为肺疝，三阴急为脾疝。三阴，即太阴脾脉也。大抵血因寒泣则为瘕气，因寒聚则为疝。但五脏脉理不同，不可不辨。且肾脉本沉，心脉本滑，受寒则急，于理乃是。肝脉本弦，肺脉本涩，并谓之沉，未为了义。又脾不出本脉，但云急为疝，亦文义之缺也。凡云急者，紧也。紧为寒，亦可类推。且贼风入腹亦为疝，冒暑，履湿皆能为疝。当随四气改易急字。风则浮弦，暑则洪数，湿则缓细，于理甚明。要知疝虽兼脏气，皆外所因也。"可见陈言虽尊崇《内经》，但不拘泥于经文，结合自己的临床经验提出自己的观点，对经文进行了补充和完善。

宋代医学的重大成就之一，是伤寒学派对伤寒病的研究与发展。这一点，也体现在对《内经》理论的继承和发挥上。

郭雍《仲景伤寒补亡论》卷十三《阴阳交十一条》阐发了对"阴阳交"的认识："予考阴阳交之证，大抵伤寒脉不为汗解者，皆阴阳交也。何以不为汗解？曰：独阴独阳之病，一汗则解。阴兼阳阳兼阴之病，一汗不能解。盖汗解其阴，阳脉不得退；汗解其阳，阴脉不得退；此所以不为汗衰也。然则阴兼阳阳兼阴者，何病也？余悉索之。则两感之证似之。一日太阳与少阴俱病，二日阳明与太阴俱病，皆阴兼阳阳兼阴也。阴阳相兼而病，故其病名曰交。是以太阳汗解，而少阴未得解；阳明汗解，而太阴未得解者，岂非因其相交而不为汗衰乎？观二证之言，初若不相同，合二证阴阳之理，则无异也。故《素问》言两感，本非病名，至阴阳交，则曰病名阴阳交，盖两感言其始感；阴阳交者，著其名也。故阴阳交之证，有曰复得汗，脉静者生，是邪气再出而复生也。仲景亦曰：发表攻里，本自不同，岂非再乎？故遇斯病者，当参二证而治之。"

韩祗和在《伤寒微旨论》卷上《伤寒源篇》阐明了伤寒传变只传于足之三阳三阴经的理论："《热论》云：一日巨阳受之，头项痛腰脊强；二日阳明受之，阳明主内，故身热目疼而鼻干，不得卧；三日少阳受之，少阳主胆，故胸胁痛而耳聋；四日太阴受之，故腹满而咽干；五日少阴受之，故口燥舌干而渴；六日厥阴受之，故烦满囊缩。今经中论其伤寒病所传受，而不传于手之三阳三阴，古今未见其说焉。且人之生也，禀天地阴阳气，身半以上，同天之阳，身半以下，同地之阴，或四时有不常之气，阳邪为病则伤于手经也，阴邪为病则伤于足经也，故冬毒之气则中于足经矣。《易》云水流湿，火就燥是也。《太阴阳明论》：阳受风气，阴受湿气。注云：同气相求尔。又曰：伤于风者，上先受之；伤于湿者，下先受之。注云：阳气炎上故受风，阴气润下故受湿。盖同气相合尔。《至真要大论》云：身半以上，其气三，天之分也，天气主之；身半以下，其气三，地之分也，地气主之。注云：当阴之分，冷病归之；当阳之分，热病归之。《脉要精微论》云：故中恶风，阳气受之也。以此为证，即寒毒之气只受于足之三阳三阴明矣。"

《素问·热论》："帝曰：其病两感于寒者，其脉应与其病形何如？岐伯曰：两感于寒者，病一日则巨阳与少阴俱病，则头痛口干而烦满；二日则阳明与太阴俱病，则腹满身热，不欲食谵言；三日则少阳与厥阴俱病，则耳聋囊缩而厥，水浆不入，不知人，六日死。帝曰：五脏已伤，六腑不通，荣卫不行，如是之后，三日乃死何也？岐伯曰：阳明者，十二经脉之长也，其血气盛，故不知人，三日其气乃尽，故死矣。"对于这段经文的理解，庞安常与郭雍均各有心得。

庞安常《伤寒总病论》卷一《两感证》："《素问》载两感于寒其脉应与其病形者，一日则巨阳与少阴俱病，头痛而烦满；二日则阳明与太阴俱病，腹满身热不欲食，谵语；三日则少阳与厥阴俱病，则耳聋囊缩而厥，水浆不入口，不知人，六日死。其言六日死者，是脏腑荣卫或有所通行，故四日少阴与太阳俱病，五日太阴与阳明俱病，六日厥阴与少阳俱病，是重传得六日死矣。其有三日死者，《素问》谓阳明为五脏十二脉之长，其邪气盛，故不知人，三日其气乃绝，故死矣。夫邪气盛则实，表里邪实，并领血气入胃，不通于荣卫气血，故气血随邪而尽，则三日死矣。其脉候《素问》已脱，今详之，凡沉者皆属阴也。一日脉当沉而大，沉者少阴也，大者太阳也。二日脉当沉而长，三日脉当沉而弦，乃以合表里之脉也。沉长沉弦皆隐于沉大，凡阴不当合病，唯三阳可以合病。今三阴与三阳合病，故其脉似沉紧而大，似沉实而长，亦类革至之死脉也。"不仅阐明了经曰"六日死""三日乃死"理论，还结合临床经验补充了"两感于寒"的"脉应"。

郭雍《仲景伤寒补亡论》卷四《六经统论二十二问》："《素问》又言三日乃死，何也？即前所谓六日死也。何以言之？两感之病，阴阳表里两经俱传，至三日，则六经阴阳已传尽，水浆不入口，不知人，是时五脏已尽伤，六腑已不通，荣卫已不仁，如是之后，三日乃死。帝疑之，故再举问，岐伯谓是时阳明之气独未尽，故又三日而后死，是以其言曰：阳明者，十二经脉之长也，其血气盛，故不知人，三日其气乃尽，故死矣。夫不知人者，则两感阴阳俱传，三日之证也。阳明为诸经之长，其血气盛，所以滋养诸经。其血气已散入诸经者，各随其经绝矣。其在阳明未散入诸经者，又须三日而后乃尽。以是知六日者，三日传阴阳诸经，又三日阳明之气方尽。是为六日。而世之读经者，以六日为阴阳再传经而死，若阴阳尚能再传，则不死矣。其曰三日死者，又别为阳明气血随邪而尽之说，与六日不相通，其误甚矣。"

其后又在《仲景伤寒补亡论》卷十三《两感证五条》中论曰："《素问》言不知人，六日死。又言三日其气乃尽，何也？雍曰：两感之病，表里俱传，三日而六经竟，虽竟而气未绝，故经竟之后，又三日，其气乃绝。其言三日者，谓三日而阳明之气方尽故也。言六日者，通传经之日也。传经三日，气尽故言六日，何以明之？三日经竟之时，五脏已伤，六腑不通，荣卫不行，如是之后，又三日，气尽乃死。帝以疑而问之，而岐伯告以阳明气血盛不知人，三日而后死也。经既曰如是之后，则是传六经竟之后也。又曰不知人，三日，则是阳明未绝之时也，经竟甚明，而或者谓其传六经而后死，夫能再传，则不死矣。本以邪气传至少阳欲传太阴之间，而太阴已先与阳明同受邪气，不能更受后来再传之邪。虽太阴复欲以邪传之三阳，而三阳邪气亦皆满。亦不更尔容受。两邪相拒，六经皆满，俱不能留注传泄，是以六腑不通，营卫不行，水浆不入，不知人；以待阳明之气尽而后死矣。阳明，胃经也。胃为血气之海，朝夕灌注营卫六腑十二经者，皆胃之气血也。诸经虽绝，独阳明气血未尽，故又三日而后死也。六日死，三日死，只是两感一证。或者谓再传为六日死，邪气直入阳明，为三日死。遂分两证，此说甚误，未通经意，又不当改经血气盛为邪气盛，仍有血气随邪而尽之说，皆失也。"

由此可见，二人对于经文中"六日死""三日乃死""三日其气乃尽"的辩论甚是详尽而清晰的。

《灵枢经·经脉》讲到各经脉病证的针灸法均强调"盛则泻之，虚则补之，热则疾之，寒则留之，陷下则灸之，不盛不虚，以经取之"。其"陷下"注家多无解，一般理解为病变处经脉的外观表现。刘完素《素问病机气宜保命集》卷下《疮疡论》云："如外微觉木硬而不痛者，当急灸之，是邪气深陷也。浅者，不可灸，慎之。"显然是理解为病机上的"邪气深陷"。张从正《儒门事亲》卷二《证口眼㖞斜是经非窍辩》则认为是真气内陷，并举案例证明："一长吏病此，命予疗之。目之斜，灸以承泣；口之㖞，灸以地仓。俱效。苟不效者，当灸人迎。夫气虚风入而为偏，上不得出，下不得泄，真气为风邪所陷，故宜灸。《内经》曰'陷下则灸之'。正谓此也，所以立愈。"

《素问·脉要精微论》云："微妙在脉，不可不察，察之有纪，从阴阳始，始之有经，从五行生。"王冰注云："推阴阳升降，精微妙用，皆在经脉之气候，是以不可不察，故始以阴阳为察候之纲纪。言始所以知有经脉之察候司应者，何哉？盖从五行衰王而为准度也。征求太过不及之形诊，皆以应四时者为生气所宜也。"将"脉"作"经脉"发论，与脉诊有所距离，较为迂阔，理解起来仍有渺茫之感。成无己《注解伤寒论》卷一《辨脉法》从脉诊的具体内容入手提出了新见解，较为切实："兹首论曰脉之阴阳者，以脉从阴阳始故也。阳脉有五，阴脉有五，以脉从五行生故也。阳道常饶，大、浮、数、动、滑五者，比之平脉也有余，故谓之阳；阴道常乏，沉、涩、弱、弦、微五者，比之平脉也不及，故谓之阴。伤寒之为病，邪在表，则见阳脉；邪在里，则见阴脉。"

（四）引经据典，推衍己意

多数医家对经文的注释无论是前贤原意还是独出心裁，往往是借得丹青描我衣，用以论证自己的学术观点。

《素问·五脏生成》云："故人卧血归于肝，肝受血而能视，足受血而能步，掌受血而能握，指受血而能摄。"刘完素《黄帝素问宣明论方》卷十四《眼目门》云："其证是厥阴经经络所主，肝脏受虚，而即补肾，实而即泻心。"意在提示心火独亢，肾水不足，肝木失养，而肝血不足，无以上濡于目。治在"泻南方补北方"，滋肾水，清心火。这是他火热病机的主要论点之一。但在《素问玄机原病式·六气为病·热类》中又云："夫血随气运，气血宣行，其中神自清利，而应机能为用矣。又曰血气者，人之神，不可不谨养也。故诸所运用，时习之则气血通利，而能为用；闭壅之则气血行微，而其道不得通利，故劣弱也。若病热极甚则郁结，而气血不能宣通，神无所用，而不遂其机。随其郁结之微甚，有不用之大小焉。是故目郁则不能视色，耳郁则不能听声，鼻郁则不能闻香臭，舌郁则不能知味。至如筋痿骨痹，诸所出不能为用，皆热甚郁结之所致也。"大力推广其怫热郁结论。

李杲《兰室秘藏》卷上《诸脉者皆属于目论》则云："夫五脏六腑之精气，皆禀受于脾，上贯于目。脾者，诸阴之首也；目者，血脉之宗也。故脾虚则五脏之精气皆失所司，不能归明于目矣。"以脾胃虚弱，精气乏源，无以充养而张扬脾胃学说。

倪维德《原机启微》卷之上《亡血过多之病》则重点着眼于眼病的亡血

病机与表现，介绍具体的治疗方药："《六节藏象论》曰：肝受血而能视。《宣明五气篇》曰：久视伤血。《气厥论》曰：胆移热于脑则辛頞鼻渊，传为衄衊瞑目。《缪刺论》曰：冬刺经脉，血气皆脱，令人目不明。由此推之，目之为血养者明矣。手少阴心主血，血荣于目。足厥阴肝，开窍于目，肝亦多血。故血亡目病，男子衄血、便血，妇人产后崩漏亡之过多者，皆能病焉。其为病睛珠痛，珠痛不能视，羞明瘾涩，眼睫无力，眉骨太阳，因为酸疼，当作芎归补血汤主之。"

再来看朱震亨对《素问·生气通天论》"阴之所生，本在五味；阴之五宫，伤在五味"的分析："味有出于天赋者，有成于人为者。天之所赋者，若谷、菽、菜、果，自然冲和之味，有食人补阴之功，此《内经》所谓味也。人之所为者，皆烹饪调和偏厚之味，有致疾伐命之毒，此吾子所疑之味也。今盐醯之却，非真茹淡者。大麦与粟之咸，粳米、山药之甘，葱薤之辛之类，皆味也。子以为淡乎？安于冲和之味者，心之收、火之降也。以偏厚之味为安者，欲之纵、火之胜也。何疑之有？《内经》又曰：阴之所生，本在五味，非天赋之味乎？阴之五宫，伤在五味，非人为之味乎？"（《格致余论·茹淡论》）他把"味"有意分为"天赋"与"人为"，进而引向天赋之味养阴、人为之味化火伤阴的结论，可以说是为滋阴论寻找论据，为自己的学术观点张目。

诸位医家为了全面深入地诠释经文，殚精竭虑，做出了种种的思考，新义频出，拓宽了后人的思路，毋庸置疑，这对于研读《内经》是大有裨益的。

有些注释也许与经文原意并不吻合，特别是那些为宣扬自己的学术思想而带有倾向性的发挥。这不仅是中医学术发展中的一个现象和特点，也是中国文化发展中的一个现象和特点。

自汉代以降，崇古遵经的风气愈来愈盛，人们慑于"离经叛道"的罪责而不敢大张旗鼓地自倡新说，自立门户。只是在解经释典，"我注六经"的外衣下，悄悄地借题发挥，暗度陈仓。中国文化以"旧瓶新酒""六经注我"的方式得以发展。

中医学也大体如此，历代对于《黄帝内经》《伤寒论》等经典著作的解释不可胜睹，形成了一源多流、殊途而不同归的局面。医学家之中，治文字学的人较少，加之时代转换，医学理论变迁，许多的注释，与经典原文的本义，"相去邈矣"（张从正语）！但中医学理论却因此丰富发展起来。要之，每种注解都表述了一种客观的生理、病理现象或诊治方法，是经验积累中的文字串缀，各个医家的"己见"汇成了整个医学的完整、富繁。当然，在注家自己看来，经义是本当如此的。

四、丰富发展了《内经》方药学理论

《内经》关于方剂学、药物学的理论载述无多，主要集中在几个篇章之中。宋金元医家深研细究，参悟、发挥，将《内经》的方剂学、药物学理论萌芽，浇灌、培植成参天大树，创新、完善了方剂学、药物学理论，在方剂学、中药学发展史上树起了划时代的里程碑。

（一）十剂概念的转化

成无己，宋金时聊摄人。约生于北宋嘉祐、治平年间（1056—1067），后聊摄地归于金，遂为金人。至海陵王正隆乙亥、丙子岁（1155—1156），成氏尚存，享年90余岁。成家世代为儒医，他性识明敏，记问赅博，著有《伤寒明理论》三卷、《药方论》一卷（后并入《伤寒明理论》中）、《注解伤寒论》十卷。

因《伤寒论》撰用《素问》《九卷》《八十一难》等，因而成无己溯本穷源，引证《内经》《难经》之论，以经释论，成为注解《伤寒论》的首创者。成氏之举，犹如王冰注《素问》，后人借以启悟，其功不少。成无己在大量引用《内经》时，不时有所阐发，多有见解，表现出《内经》研究的深厚素养。

成无己《伤寒明理论·伤寒明理药方论序》云："制方之体，宣、通、补、泻、轻、重、涩、滑、燥、湿十剂是也。制方之用，大、小、缓、急、奇、偶、复是也。"

这里所说的十剂，首见于北宋唐慎微编纂的《经史证类备急本草》（简称《证类本草》），而《证类本草》则是转引自北宋掌禹锡的《嘉祐补注本草》。《嘉祐补注本草》却又是转引的唐代陈藏器《本草拾遗》之文。李时珍编写《本草纲目》时，引《证类本草》时未加细辨，而在序例第一卷"十剂"标题下云："徐之才曰：药有宣、通、补、泄、轻、重、滑、涩、燥、湿十种，是药之大体。"将"十剂"之说归在徐之才名下，后人因其说而沿用，影响很大。然而宋代寇宗奭《本草衍义》序例云："陶隐居云：药有宣、通、补、泻、轻、重、涩、滑、燥、湿。"如此言不误，则"十剂"的出处有待进一步考证。

宣、通、补、泻、轻、重、滑、涩、燥、湿，原为药物功能分类的10

种类型，宋徽宗敕撰的《圣济总录》"致用协宜章"中于各字后添一"剂"字，成无己的《伤寒明理论》则明确称之为"十剂"了。之后，医家相继沿用，十剂之说广为流行。

作为药物功能分类的 10 种类型，在成无己之前，内容很简略，全部内容是："宣可去壅，生姜、橘皮之属是也；通可去滞，通草、防己之属是也；补可去弱，人参、羊肉之属是也；泻可去闭，葶苈、大黄之属是也；轻可去实，麻黄、葛根之属是也；重可去怯，磁石、铁粉之属是也；滑可去著，冬葵子、榆白皮之属是也；涩可去脱，牡蛎、龙骨之属是也；燥可去湿，桑白皮、赤小豆之属是也；湿可去枯，白石英、紫石英之属是也。"

这些内容，并不直接来自《内经》，但是从理论渊源上来说，是可以看到《素问·至真要大论》"寒者热之，热者寒之，微者逆之，甚者从之，坚者削之，客者除之，劳者温之，结者散之，留者攻之，燥者濡之，急者缓之，散者收之，损者温之，逸者行之，惊者平之，上之下之，摩之浴之，薄之劫之，开之发之，适事为故"等治则的影响的。

张从正紧承成无己之说，从自己的临床经验出发，援引《内经》经文，详细论述了"十剂"的概念、常用方剂与药物、主治病证等，赋予十剂更广泛的内容，是迄今为止，最早最系统的"十剂"诠解。

如："所谓宣剂者，俚人皆以宣为泻剂，抑不知十剂之中，已有泻剂。又有言宣为通者，抑不知十剂之中，已有通剂。举世皆曰春宜宣，以为下夺之药。抑不知仲景曰大法春宜吐。以春则人病在头故也。况十剂之中，独不见涌剂，岂非宣剂即所谓涌剂者乎！《内经》曰高者因而越之、木郁则达之。宣者，升而上也，以君召臣曰宣，义或同此。伤寒邪气在上，宜瓜蒂散；头痛，葱根豆豉汤；伤寒懊憹，宜栀子豆豉汤；精神昏愦，宜栀子厚朴汤。自瓜蒂以下，皆涌剂也，乃仲景不传之妙。今人皆作平剂用之，未有发其秘者。予因发之，然则为涌明矣。故风痫中风，胸中诸实痰饮，寒结胸中，热蔚化上，上而不下，久则嗽喘、满胀、水肿之病生焉。非宣剂莫能愈也。"（《儒门事亲》卷一《七方十剂绳墨订》）

张从正从十剂内容及"宣"字字义得出"宣者，升而上也"是正确的。宣即宣散、开发之意，宣剂有向上向外透达的功能。涌剂上越散邪，开胸膈气机，无疑属于宣剂，且为其主要者。张从正以自己独特的经验，发人之未发，将涌剂归于宣剂，见识非凡。后世因运用吐剂较少，渐渐将具有发表功能、宣肺功能的药物归在宣剂之列，与十剂之中的轻剂联在一起了。这是可以理解的，也符合"升而上"的原则。

又如："所谓轻剂者，风寒之邪，始客皮肤，头痛身热，宜轻剂消风散、升麻、葛根之属也。故《内经》曰因其轻而扬之。发扬，所谓解表也。疥癣痤痱宜解表，汗以泄之，毒以熏之，皆轻剂也。故桂枝、麻黄、防风之流亦然。设伤寒冒风，头痛身热，三日内用双解散及嚏药解表出汗，皆轻剂之云尔。"（《儒门事亲》卷一《七方十剂绳墨订》）

显然，张从正所言的轻剂指解表剂，即通过发汗解肌、驱邪外出的药物。外邪或六经有余之邪，客于肌表皮毛之间，腠理闭拒，使营卫气血不行而谓之实。通过发汗的方法，外散其邪，可泄表实，故云"轻可去实"。张从正所举的麻黄、葛根、桂枝、防风、升麻等药，具有发汗、解肌、散风、升清、宣透之功，为常用解表药物。此外，如张从正以蝉衣透疹等，均为轻剂妙用。至于双解散，有大黄、芒硝、石膏、山栀等清里热之品，为表里双解之剂，但张从正用时加葱豉汤同煎，用之取汗，所以也归在这一类。后世温病学家用桑叶、菊花、竹叶、薄荷、淡豆豉、连翘等轻清宣透之品治疗外感温热初起，大大丰富了轻剂的内容，使解表法更加完善了。

张从正的诠解既列举药物，又列举方剂的混杂情况，正反映了"十剂"这个概念从药物学向方剂学转化的过程。张从正对十剂的解说在金元时期盛行，明代李时珍的《本草纲目》也收录转引，置于重要位置。十剂之说，由成无己首倡，经过张从正结合《内经》治则治法，发扬光大，使原来的药物分类方法成为方剂分类方法，使宋以前主要按照科别、脏腑、病证分类方剂转化为按照功用分类，对后世的方剂分类法有着引领方向的重要意义。现代方剂学的方剂分类正是按照方剂的功用进行的。

（二）七方概念的确定与内涵扩充

《素问·至真要大论》云："君一臣二，奇之制也；君二臣四，偶之制也；君二臣三，奇之制也；君二臣六，偶之制也。故曰：近者奇之，远者偶之；汗者不以奇，下者不以偶；补上治上制以缓，补下治下制以急；急则气味厚，缓则气味薄，适其至所，此之谓也。病所远而中道气味之（疑乏）者，食而过之，无越其制度也。是故平气之道，近而奇偶，制小其服也；远而奇偶，制大其服也；大则数少，小则数多，多则九之，少则二之。奇之不去则偶之，是谓重方；偶之不去，则反佐以取之，所谓寒热温凉，反从其病也。……君一臣二，制之小也；君一臣三佐五，制之中也；君一臣三佐九，制之大也。"

经文主要谈奇偶之制，即药味是奇数者为奇方，力量较缓，多用于人体上部疾病，但下法用之，可免攻而致过；药味是偶数者为偶方，药力峻急，多用于人体下部疾病，但汗法也当用之，以免无力开发。根据病情，上下部位都可以用奇方或偶方，但在上者方宜小，力宜缓；在下者方宜大，力宜急。如此，则大、小、奇、偶、缓、急、重不是相互独立的制方原则，而是从不同角度的称谓，是互有交叉、包含的。

经文虽然没有明确使用大方、小方、缓方、急方、奇方、偶方的名称，但已蕴含其义。成无己首次称为"七方"，还将经文明言的"重方"称为"复方"，把七方的概念固定下来。

对于"近而奇偶，制小其服也；远而奇偶，制大其服也；大则数少，小则数多，多则九之，少则二之"，王冰注云："汤丸多少，凡如此也。近远，谓腑脏之位也。心肺为近，肾肝为远，脾胃居中。三阳胞䐃胆亦有远近，身三分之上为近，下为远也。或识见高远，权以合宜，方奇而分两偶，方偶而分两奇，如是者近而偶制，多数服之，远而奇制，少数服之，则肺服九、心服七、脾服五、肝服三、肾服一，为常制矣。"按照脏腑的身体位置分远近明确了药味、药量的多寡。成无己承其说并做了补充："所谓远近者，身之远近也。在外者、身半以上，同天之阳，其气为近；在内者、身半以下，同地之阴，其气为远。心肺位膈上，其脏为近；肾肝位膈下，其脏为远。近而奇偶，制小其服；远而奇偶，制大其服。肾肝位远数多，则其气缓，不能速达于下，必剂大而数少，取其气迅急，可以走下也。心肺位近数少，则其气急，不能发散于上，必剂少而数多，取其气易散，可以补上也。"（《伤寒明理论·伤寒明理药方论序》）对"剂大而数少""剂少而数多"的原理做了说明，将远近由身体上下扩大到身体内外，完善了理论。

七方之说，不是用来分类方剂的，而是讨论组方的味数、药量结构和作用大小、强弱的，是指导医家组方用药的原则。张从正总结历代医家及自己的经验，以厘定《内经》经文的方式，对"七方"作了补充和完善，使其内容大为丰富，为后世遣方用药提供了思路和原则。他的解说，条分缕析，释疑辨误，并且通俗形象，对领会经旨，大有裨益。此举一端：

"缓方之说有五。有甘以缓之之缓方，糖、蜜、枣、葵、甘草之属是也，盖病在胸膈，取甘能恋也。有丸以缓之之缓方，盖丸之比汤散，其气力宣行迟故也。有品件群众之缓方，盖药味多，则各不得骋其性也，如万病丸，七八十味递相拘制也。有无毒治病之缓方，盖性无毒则功自缓矣。有气味薄药之缓方，盖药气味薄，则长于补上治上，比至其下，药力已衰。故补上治上，治之以缓。缓则气味薄也。故王太仆云：治上补上，方若迅急，则上不任而迫走于下。制缓方而气味厚，则势与急同。"（《儒门事亲》卷一《七方十剂绳墨订》）

按：张从正常用方中，"甘以缓之"之缓方如石膏汤，用石膏、人参、甘草三味，取甘草、人参之甘缓恋膈益肺，合石膏之寒凉，用治病在胸膈的热嗽；"丸以缓之"之缓方如牛黄通膈丸，以牵牛、大黄、木通三味通下药，丸如黍粒大，量小儿大小，服三十至百丸不等，峻药缓图，治小儿诸积当下者（因小儿娇嫩，不宜峻攻急下，故"丸以缓之"）；"品件群众"之缓方如妙功十一丸，将理气、磨积、攻下、清热、温里、镇惊、劫痰、杀虫等功用的 24 味药糅合在一起，治疗久年痫病，使之渐渐起效，多因并治（此方后为明代王肯堂《证治准绳·类方》卷五收入，名之"妙功丸"，现代方典多以为肯堂书始出，误）；"气味薄药"之缓方如川芎汤，用川芎、藁本、苍术三味，取其味薄轻宣，治伤寒轻证；"无毒治病"之缓方，如张从正常用的菠菜炒猪血治大便燥结的食疗方，取食物的性味平淡，无偏无失，治阴虚或孕妇便秘，缓润无弊。

（三）方剂气味配伍原则的制订

《伤寒明理论·伤寒明理药方论序》云："是以以制方之体，成七方之用者，必本于气味生成而制方成焉。其寒、热、温、凉四气者，生乎天；酸、苦、辛、咸、甘、淡六味者，成乎地。生成而阴阳造化之机存焉。是以一物之内，气味兼有；一药当中，理性具矣。"显然，成无己在七方十剂的大框架下又对组成方剂的药物气味做了深入思考，悟到"必本于气味生成而制方成焉"。

因而，其《注解伤寒论》《伤寒明理论》对《伤寒论》中的方剂，以药物的气味为主线，从方义、配伍、功用、主治等方面做了一系列分析。此举不仅发组方分析之先声，而且创造性地将《内经》关于药物气味的理论运用到具体的方剂组合之中，打开了方剂理论的新局面。

以桂枝汤为例："桂枝汤，辛甘之剂也，所以发散风邪。《内经》曰：风淫所胜，平以辛，佐以苦甘，以甘缓之，以酸收之。是以桂枝为主，芍药甘草为佐也。《内经》曰：风淫于内，以甘缓之，以辛散之。是以生姜大枣为使也。"（《注解伤寒论》卷二《辨太阳病脉证并治法上》）其论点来自于《素问·至真要大论》，该篇对"诸气在泉""厥阴之复""土位之主""少阳之客"

等等各种运气状况提出了治疗用药的气味配伍，是遣方选药的指导原则。成无己首倡之后，张元素充而扩之，终成医学之"显学"。

张元素，字洁古，金代易州（今河北易县）人，约稍晚于刘完素。其自幼攻读儒学，因犯庙讳未第。潜心医学20年，精研《内经》，于理论、临证卓有发明，开创了易水学派。著有《医学启源》等。明代李时珍赞扬其"大扬医理，《灵》《素》之下，一人而已"。

张元素受成无己的启发，以《素问·至真要大论》"诸气在泉"的配伍原则为基础，进一步探讨了药物性味在方剂中的地位和作用，把治疗六气为病的配伍规律作为范式固定下来。

"夫木火土金水，此制方相生相克之法也，老于医者能之。

风制法：肝、木、酸，春生之道也，失常则病矣。风淫于内，治以辛凉，佐以苦辛，以甘缓之，以辛散之。

暑制法：心、火、苦，夏长之道也，失常则病矣。热淫于内，治以咸寒，佐以甘苦，以酸收之，以苦发之。

湿制法：脾、土、甘，中央化成之道也，失常则病矣。湿淫于内，治以苦热，佐以咸淡，以苦燥之，以淡泄之。

燥制法：肺、金、辛，秋收之道也，失常则病矣。燥淫于内，治以苦温，佐以甘辛，以辛润之，以苦下之。

寒制法：肾、水、咸，冬藏之道也，失常则病矣。寒淫于内，治以甘热，佐以苦辛，以辛散之，以苦坚之。"

他指出了这种性味配伍原则是按照五行的生克规律制订的。他又根据《素问·脏气法时论》的五脏苦欲说，将五脏法时用药的方剂配伍原则也固定下来，并做了具体药物的举例。

"肝苦急，急食甘以缓之，甘草。心苦缓，急食酸以收之，五味子。脾苦湿，急食苦以燥之，白术。肺苦气上逆，急食苦以泄之，黄芩。肾苦燥，急食辛以润之，黄柏、知母，注云开腠理、致津液、通气血也。肝欲散，急食辛以散之，川芎；以辛补之，细辛；以酸泄之，白芍药。心欲软，急食咸以软之，芒硝；以咸补之，泽泻；以甘泄之，黄芪、甘草、人参。脾欲缓，急食甘以缓之，甘草；以甘补之，人参；以苦泄之，黄连。肺欲收，急食酸以收之，白芍药；以酸补之，五味子；以辛泄之，桑白皮。肾欲坚，急食苦以坚之，知母；以苦补之，黄柏；以咸泄之，泽泻。"（《医学启源》卷之下《用药备旨》）

对于《素问·至真要大论》明确的"主病之谓君，佐君之谓臣，应臣之谓使"，张元素结合药物气味做了思考："凡此者，是明其气味之用也。若用其味，必明其气之可否；用其气，必明其味之所宜。识其病之标本脏腑、寒热虚实、微甚缓急，而用其药之气味，随其证而制其方也。是故方有君臣佐使、轻重缓急、君臣大小、反正逆从之制也。"（《医学启源》卷之下《用药备旨》）张元素的学生李杲则画龙点睛地做了简练的概括："主病之谓君，佐君之谓臣，应臣之谓使。凡药之所用，皆以气味为主，补泻在味，随时换气。"（《脾胃论》卷上《君臣佐使法》）

经成无己、张元素的引导，张从正、李杲、王好古、罗天益等金元医家广泛使用方剂的气味配伍，极一时之盛。

（四）药物气味分类、趋向、作用及脏腑归属与引经的发明

《素问·阴阳应象大论》云："阴味出下窍，阳气出上窍。味厚者为阴，薄为阴之阳。气厚者为阳，薄为阳之阴。味厚则泄，薄则通。气薄则发泄，厚则发热。……气味，辛甘发散为阳，酸苦涌泄为阴。"《素问·至真要大论》又云："辛甘发散为阳，酸苦涌泄为阴，咸味涌泄为阴，淡味渗泄为阳。六者或收或散，或缓或急，或燥或润，或软或坚，以所利而行之，调其气使其平也。"

刘完素解释了气味的"厚""薄"概念："薄为阴之阳，为味不纯粹者也。故味所厚，则泻之以下；味所薄，则通气也。附子、干姜味甘温大热，为纯阳之药，为气厚者也；丁香、木香味辛温平薄，为阳之阴，气不纯粹者也。故气所厚则发热，气所薄则发泄。"（《素问病机气宜保命集》卷上《本草论》）指出了"厚""薄"的纯粹与不纯粹之分，简短的几句话，却是药物气味理论的一个突破。

气是属阳的，味是属阴的，气薄味薄，又体现着阳中之阴、阴中之阳。张元素在经文的基础上，又将《内经》的阴阳学说理论引入到药物理论中，对药物气味的厚薄、趋向又做了进一步划分："升降者，天地之气交也，茯苓淡，为天之阳，阳也，阳当上行，何谓利水而泄下？经云气之薄者，阳中之阴，所以茯苓利水而泄下，亦不离乎阳之体，故入手太阳也。麻黄苦，为地之阴，阴也，阴当下行，何谓发汗而升上？经曰味之薄者，阴中之阳，所以麻黄发汗而升上，亦不离乎阴之体，故入手太阴也。附子，气之厚者，乃阳中之阳，故经云发热；大黄，味之厚者，乃阴中之阴，故经云泄下。竹淡，为阳中之阴，所以利小便也；茶苦，为阴中之阳，所以清头目也。清阳发腠理，清之清者也；清阳实四肢，清之浊者也。浊阴归六腑，浊之浊者

也；浊阴走五脏，浊之清者也。"（《医学启源》卷之下《用药备旨》）其所谓的"清之清""清之浊""浊之浊""浊之清"比之刘完素的"纯粹""不纯粹"有异曲同工之妙，而且更为清晰。

他在"发散""涌泄""淡渗"以及清浊的基础上，将四时、六气、药性、药味、药物的作用倾向联系起来，放入阴阳学说、五行学说的大理论框架中，对药物做了5类划分，完成了药学理论与医学理论的融合、统一，这是药学理论发展的一个飞跃。

"风升生：味之薄者，阴中之阳，微薄则通，酸、苦、咸、平是也。（防风、羌活、升麻、柴胡、葛根、威灵仙、细辛、独活、白芷、鼠粘子、桔梗、藁本、川芎、蔓荆子、秦艽、天麻、麻黄、荆芥、薄荷、前胡）

热浮长：气之厚者，阳中之阳，气厚则发热，辛、甘、温、热是也。（附子、干姜、生姜、乌头、良姜、肉桂、桂枝、草豆蔻、丁香、厚朴、益智仁、木香、白豆蔻、川椒、吴茱萸、茴香、延胡索、缩砂仁、红花、神曲）

湿化成中央：戊土其本气平，其兼气温、凉、寒、热，在人以胃应之；己土其本味淡，其兼味辛、甘、咸、苦，在人以脾应之。（黄芪、人参、甘草、当归、熟地黄、半夏、白术、苍术、橘皮、青皮、藿香、槟榔、广茂、京三棱、阿胶、诃子、桃仁、杏仁、大麦蘖、紫草、苏木）

燥降收：气之薄者，阳中之阴，气薄则发泄，辛、甘、淡、平、寒、凉是也。（茯苓、泽泻、猪苓、滑石、瞿麦、车前子、灯草、通草、五味子、白芍药、天门冬、麦门冬、犀角、乌梅、地骨皮、枳壳、琥珀、连翘、枳实。）

寒沉藏：味之厚者，阴中之阴，味厚则泄，酸、苦、咸、寒是也（大黄、黄柏、黄芩、黄连、石膏、草龙胆、生地黄、知母、汉防己、朴硝、瓜蒌根、牡蛎、玄参、苦参、川楝子、香豉、地榆、栀子）"（《医学启源》卷之下《用药备旨》）

上引经文有"六者或收或散，或缓或急，或燥或润，或软或坚"，《素问·脏气法时论》有"急食辛以散之""急食甘以缓之""急食酸以收之""急食苦以燥之""急食苦以泄之""急食辛以润之""急食咸以㑊之""急食苦以坚之"等，王注云"《灵枢经》曰淡利窍也"，已经将药味的作用、功能提示出来。张元素更是做了明确的归纳："苦以泻之，甘以缓之及发之，详其所宜用之，酸以收之，辛以散之，咸以软之，淡以渗之""辛能散结润燥，苦能燥湿软坚，咸能软坚，酸能收缓，甘能缓急，淡能利窍"（《医学启源》卷之下《用药备旨》）。这看上去仅仅是文字式样变化，却很有意义，它使经文的内容便于记诵，极有利于推广经旨，所以至今被采用。

仅有药味的趋向、功用是不完善的。张元素结合药味，对药气（性）的趋向、功用做了探讨："苦药平升，微寒平亦升，甘辛药平降，甘寒泻火，苦寒泻湿热，甘苦寒泻血热。"（《医学启源》卷之下《用药备旨》）这个归纳还处在初始阶段，不够成熟，即使"微寒"算作"凉"的话，也还没有"温""热"。

但在张元素总结药物的脏腑归属时，药性药味就完备了："用药升降浮沉补泻法：肝、胆：味辛补，酸泻；气温补，凉泻。心、小肠：味咸补，甘泻；气热补，寒泻。脾、胃：味甘补，苦泻；气温热补，寒凉泻。肺、大肠：味酸补，辛泻；气凉补，温泻。肾、膀胱：味苦补，咸泻；气寒补，热泄。"（《医学启源》卷之下《用药备旨》）这一段，是张元素脏腑辨证用药体系的重要部分。但它规定了药物性味的脏腑归属，可以看作是药学理论，也规定了脏腑用药的组方原则，因而也可以看作是方剂学理论。

张元素还更具体地总结了十二经的引用药："各经引用：太阳经：羌活；在下者黄柏。小肠、膀胱也。少阳经：柴胡；在下者青皮。胆、三焦也。阳明经：升麻、白芷；在下者石膏。胃、大肠也。太阴经：白芍药。脾、肺也。少阴经：知母。心、肾也。厥阴经：青皮；在下者柴胡。肝、包络也。已上十二经之的药也。"（《医学启源》卷之下《用药备旨》）这些药物被后人称为"引经报使"药。

张元素没有使用"归经"一词，没有明确地将脏腑和经络联结在一起。后人在其药物性味脏腑归属及引经药的基础上，根据每味药的功能，逐步总结出每味药的归经，成为药物的主要性质之一。归经，是既包含脏腑也包含经络的，是在张元素基础上又向前迈进了一步。

十剂的概念从药物分类转向方剂分类是一个自然的过程，其主要原因：一是宣、通、补、泻、轻、重、滑、涩、燥、湿是功用的标示，更适合于划分方剂的作用，因而张从正的发挥推动了这个转变；二是药物气味的学说论理药物的性质更为方便，气味学说的流行也淡化了十剂在药学理论中的影响。微有遗憾的是，尽管五味实际已经包含了淡味而成为六味，但还是把涩味忽略了。这也可以认为是由于十剂中的"涩"讲的是药物的功用而不是味造成的。值得欣慰的是，当代中药学理论的五味也将涩味包含进去了，说明理论的完善有着渐进的过程。

五、互商互补，求真求是，树争鸣学风

1126年，金兵攻陷汴梁，宋庭南迁临安，史称南宋。此后，战事连绵。至1141年，宋金讲和，南宋将东起淮水（淮河）、西到大散关（今宝鸡西南）以北的土地，划归金统治，并向金称臣纳贡。自此，宋金主要以淮河为界的对峙局面基本形成。

金太宗、熙宗时期，"议礼制度，治历明时，缵以武功，述以文事"，"兼采隋唐之制，参辽宋之法"（《金史》），改革、建立各种制度、法律，招抚流亡，移民实内，减免课税，使金初期走向繁荣。金世宗在位28年，"职官犯公罪，在官已承伏者，虽去官犹论"，"诏群臣直言"，"诏金银坑冶听民开采"，"命京府设学养士"，朝奏"记注官不避"，"官再犯脏罪，不以脏数多寡并除名"，"禁女真不得改称汉姓、学南人衣装"，"建大学"。政治开明、经济发展、文化兴盛、百姓安定，"家给人足，国称小尧舜"。金章宗承世宗之风，尤重发展文化。"初设应制及宏词"，"购求崇文总目内所阙书籍"，"置弘文院译写经书"，"禁庙讳同音字"，"更定赡学养士法"，至1206年，与南宋基本无战事。

在这样的社会环境下，言路畅开。因北宋后期，医药事业趋于僵化，保守落后，全无生机，以致在医学理论上，陈陈相因，"伤寒风冷"之说，笼罩医坛。所以，刘完素、张元素等大声疾呼，倡仪新说，形成了学术争鸣的浓厚氛围，且这个氛围一直持续在整个金元时期。

这种学术风气在《内经》研究中也有充分的体现，医家们对同一问题大胆提出自己的见解，为解读经文、理解经旨开阔了思路。

例如，对于《素问·五常政大论》中"阴精所奉其人寿，阳精所降其人夭"，刘完素弟子葛雍编辑、反映刘完素学术思想的《伤寒直格论方》卷中《伤寒总评》理解为："冬肾水阴王而寒，复以天地寒则腠理闭密，而阳气收藏固守于内，则适当其平，而以能内外之寒。夏心火阳王而热，复以天气热则肤腠开泄，而阳热散越于外，适当其平，而以能内外之热。万物皆然。此阴阳否泰大道。造化之理，盖莫大乎此也。然随秋冬否闭，此以其肺肾阴王而得其所，故康强省病，而病亦轻微也；春夏开泰，以其肝心阳王，故怯弱多病，而病热怫郁，则阳气散越，故病甚则多死亡。及夫地理方位高下，四时寒热温凉，安危寿夭病同。"

而李杲《脾胃论》卷下《阴阳寿夭论》则认为："夫阴精所奉者，上奉于阳，谓春夏生长之气也；阳精所降者，下降于阴，谓秋冬收藏之气也。且如地之伏阴，其精遇春而变动，升腾于上，即曰升发之气；升极而浮，即曰

蕃莠之气。此六气右迁于天，乃天之清阳也，阳主生，故寿。天之元阳，其精遇秋而退，降坠于下，乃为收敛殒杀之气；降极而沉，是为闭藏之气，此五运左迁入地，乃地之浊阴也，阴主杀，故夭。"

刘完素以阴旺可以固阳为"阴精所奉"，以"阳精所降"为"阳气散越"，得出春夏病重而危的结论；其核心是阳气是否固守。李杲认为"阴精所奉"是春夏阳气升发的的条件，而"阳精所降"则出现秋冬"收敛殒杀"之气，因而秋冬易短寿夭亡；其核心是阳气是否升发。见仁见智，各有所见。但联系经文上下文来看，是论地理方位高下而非四时寒热温凉，是谈阳气的内藏与外泄问题的，刘完素理解更接近经义。只是刘完素从地理方位扩展到了四时气候，有举一反三的融会。

又如对于《素问·至真要大论》"诸风掉眩，皆属于肝"这句明训，刘完素从风木旺而生火、风火相搏的病理大加阐述："风主动故也。所谓风气甚，而头目眩运者，由风木旺，必使金衰不能制木，而木复生火。风火皆属阳，多为兼化。阳主乎动，两动相搏，则为之旋转。故火本动也，焰得风则自然旋转。如春分至小满，为二之气，乃君火之位；自大寒至春分七十三日，为初之气，乃风木之气。故春分之后，风火相搏，则多起飘风，俗谓之旋风是也。四时皆有之。由五运六气千变万化，冲荡击搏，推之无穷，安得失时而便谓之无也！但有微甚而已。人或乘车跃马、登舟环舞而眩运者，其动不正，而左右行曲。故经曰曲直动摇，风之用也。眩运而呕吐者，风热甚故也。"（《素问玄机原病式·五运主病》）但他紧密联系临床实际，从运气出发而又不泥守运气，直言"四时皆有之"，揭示眩晕的火热病机。

朱震亨也紧密联系临床，却极力强调"痰"的因素，而且还从脉证对眩晕病机做了多方面的探讨。这虽然不再是经文的注释，但防止了固执于经文字句："此一端耳！夫眩晕者，痰在上火在下，因炎上而动其痰，故晕眩，非皆因风。盖痰证多耳。无痰不能作眩，亦必有痰，宜详脉证。大法：左手脉数有热，脉涩有死血；右手脉实是痰积。脉大必是久病，风则脉浮而有汗，寒则脉紧而掣痛，暑则脉虚而烦闷，湿则脉细而重著，加以吐逆气郁生涎而晕者，令眉棱角痛，眼不可开，寸脉多沉，疲劳过度，上盛下虚，金疮吐衄，便利去血过多，妇人崩伤皆能眩晕，各随所因施治。"（《丹溪摘玄》卷十七《眩晕门》）朱震亨的辩白，无论是对于全面理解经文，还是对于刘完素的学说，都是重要的补裨。

上文曾提到刘完素治"大风"针药并用，且指示从治法上是"治肺风之法也"。罗天益身为晚辈后学，对于前辈大家的论点没有亦步亦趋，而是在阐释《素问·脉要精微论》"脉风成为疠"时明确提出了自己的认识："此疾非止肺肾脏有之，以其病发于鼻，俗呼为肺风也。鼻准赤肿胀大，乃血随气化也。气既不施则血聚，血聚则肉烂而生虫，此属厥阴。"(《卫生宝鉴》卷九《疠风论》)

刘完素晚出的著作《素问病机气宜保命集》卷中《疠风论》也载有此观点："又云'脉风成为疠'，俗云'癞病'也。……然非止肺脏有之。俗云鼻属肺而病发于肺，端而言之，不然。如此者，既鼻准肿、赤、胀，但为疮之类，乃谓血随气化，既气不施化，则血聚矣。然血既聚，使肉腐烂而生虫也。谓厥阴主生五虫，厥阴为风木，故木主生五虫。盖三焦相火热甚而制金，金衰故木来克侮。经曰：侮，胜也。宜泻火热利气之剂，虫自不生也。故此疾血热明矣。当以药缓疏泄之。煎《局方》内升麻汤，下钱氏内泻青丸，余各随经言之。"

金元医家之间对彼此的学术观点相互评议、互有补充在金元医书中屡见不鲜，是众所周知的。而在《内经》研究方面，补裨他人未备，甚或议论他人得失，大声争鸣的，元代医家王履尤为突出，最具代表性。

王履，字安道，元末昆山人。笃志求学问，博览群书，教学乡里，为后学楷模。曾学医于朱震亨，著述达百卷。王履不仅精于医，而且长于文学，工于诗、画。这种资质与修养，是难得的医经研究之才。其撰有《内经》研究专著《内经或问》《灵枢脉笺》，惜已亡佚。

王履存世著作《医经溯洄集》对《内经》《难经》《伤寒论》《神农本草经》中的一些问题做了深入的探讨。就《内经》而言，对于亢害承制、四气所伤、五郁治则、二阳之病发心脾、煎厥证等均有阐发，见识超人。

如前所论，刘完素对于《素问·六微旨大论》的"亢则害承乃制"在赞同王冰的注释，肯定此乃自然气候、物候现象的基础上，将其引入到医学领域，创立了一个病机学说。其后，朱震亨《丹溪心法·亢则害承乃制》感悟到"气之来也，既以极而成灾，则气之乘也，必以复而得平。物极则反，理之自然也"，把目光从现象投向了本源——"理"的探索。然而，这种探索却停留在了对自然现象的神秘感上："原夫天地阴阳之机，寒极生热，热极生寒，鬼神不测，有以斡旋宰制于其间也。"真可谓欲言又止了。

王履深思而返，智胜一筹，将神秘莫测作为客观规律，揭示事物不断运动、变化而不静止的本质，并进一步总结出事物运动、变化的总法则是相互间的协调与平衡："尝观夫阴阳五行之在天地间也，高者抑之，下者举之，强者折之，弱者济之，盖莫或使然，而自不能不然也。不如是，则高者愈高，下者愈下，强者愈强，弱者愈弱，而乖乱之政，日以极矣。天地其能位乎，虽然，高也，下也，弱与强也，亦莫或使然，而自不能不然也。故易也者，造化之不可常也，惟其不可常，故神化莫能以测，莫测故不息也；可常则息矣。亢则害，承乃制者，其莫或使然，而自不能不然者钦。"（《医经溯洄集·亢则害承乃制论》）这就将亢害承制观点上升到了哲学的高度，使其具有了分析自然事物和人体现象的普遍意义。

他还从文词、字句上对经文做了细致的分析和阐述，将这一学说从对自然现象的感性认识中剥离出来，抽象为纯粹的理论："夫太仆河间已发挥者，兹不赘及，其未悉之旨，请推而陈之。夫自显明之右，止君火治之十五句，言六节所治之位也；自相火之下，止阴精承之十二句，言地理之应乎岁气也。亢则害、承乃制二句，言抑其过也；制生则化，止生化大病四句，言有制之常，与无制之变也。承犹随也，然不言随，而曰承者，以下言之，则有上奉之象，故曰承；虽谓之承，而有防之之义存焉。亢者过极也，害者害物也，制者克胜之也。然所承也，其不亢，则随之而已，故虽承而不见；既亢，则克胜以平之，承斯见矣。然而迎之不知其所来，迹之不知其所止，固若有不可必者，然可必者，常存乎杳冥恍惚之中，而莫之或欺也。……"（《医经溯洄集·亢则害承乃制论》）他将狭隘的"亢"，扩展到"亢"与"不亢"；将"承"分为"防之"与"克胜之"；将"可必"与"不可必"统一而论，将有制之常与无制之变融为一理，体现出高超的理论逻辑水平，真正挖掘出了王冰、刘完素的"未悉之旨"。王履将刘完素对病机学说的创新升华为普遍理论，不仅是对刘完素学说的补充，而且是对医学理论的一个重要贡献。

《素问·六元正纪大论》云"木郁达之"。王注曰："达，谓吐之，令其条达也。"

张元素遵循王注而无异议。

李杲也认为是肝木之郁，也认为"达"即吐之，但是导致木郁的原因，则迂曲周转，最后落脚在"食伤太阴有形之物"："且太阴者，肺金收降之气，当居下体，今反在于上，抑遏厥阴风木反居于下，是不得上升也，故曰木郁，故令其吐出窒塞有形土化之物，使太阴秋肺收于下体，复其本以衰之，始上升手足厥阴之木，元气以伸，其舒畅上升之志得其所矣。又况金能克木，以吐伐之，则金衰矣。金者，其道当降，是塞因塞用归其本矣。居于上则遏其木，故以吐伸之，乃泻金以助木也。遍考《内经》中所说木郁则达之之义，止是食伤太阴有形之物，窒塞于胸中，克制厥阴风木伏潜于下，不得舒伸于上，止此耳，别无异说，以六淫有余运气中论之。"（《内外伤辨惑论》卷下《重明木郁则达之之理》）

张从正乃通达聪慧之士，在不否定王冰的前提下，以疝为例，提示"木郁"有上下之分，不可一概而论："达，谓吐也，令条达。肝之郁，本当吐者。然观其病之上下，以顺为贵，仲景所谓上宜吐、下宜泻者，此也。"（《儒门事亲》卷二《疝本肝经宜通勿塞状》）

张从正"以顺为贵"的"达之"观念，对王履也或不无提示。他对经文做了深刻辨析，并对王冰、李杲的注解做了评议："木郁达之，达者，通畅之也。如肝性急怒，气逆，胠胁或胀，火时上炎，治以苦寒辛散而不愈者，则用升发之药，加以厥阴报使而从治之。又如久风入中为飧泄，及不因外风之入，而清气在下为飧泄，则以清扬之剂举而散之。凡此之类，皆达之之法也。王氏谓吐之，令其调达，为木郁达之。东垣谓食塞胸中，食为坤土，胸为金位，金主杀伐，与坤土俱在于上，而旺于天，金能克木，故肝木升发之气，伏于地下，非木郁而何？吐去上焦阴土之物，木得舒畅，则郁结去矣，此木郁达之也。窃意王氏，以吐训达，此不能使人无疑者。以为肺金盛而抑制肝木欤？则泻肺气，举肝气，可矣，不必吐也。以为脾胃浊气下流，而少阳清气不升欤？则益胃升阳，可矣，不必吐也。虽然，木郁固有吐之之理，今以吐字，总该达字，则是凡木郁，皆当用吐矣，其可乎哉？至于东垣所谓食塞肺分，为金与土旺于上，而克木，又不能使人无疑者，夫金之克木，五行之常道，固不待夫物伤而后能也。且为物所伤，岂有反旺之理。若曰吐去其物，以伸木气，乃是反为木郁而施治，非为食伤而施治矣。夫食塞胸中而用吐，正《内经》所谓'其高者因而越之'之义耳。恐不劳引木郁之说以汩之也。"（《医经溯洄集·五郁论》）

理愈辩愈明。科学理论的发展总是在实践的基础上不断有所否定、有所肯定的。没有否定就没有肯定，没有肯定就没有进步。中医学的发展，除了新经验、新理论的增补，原有理论、经验的重新认识、重新修正是重要的部分。这就要求医家有求真求是的精神，有扎实的学术功底，有丰富的临床经验，有怀疑旧说、成说的意识，有否定前贤、肯定己见的勇气。这些方面，金元医家为后世作出了典范。他们大胆争鸣的做法，不仅更新了学术内容，而且在治学风范的形成上，也产生了深远的影响。

六、绝少校勘，有所训诂

以校勘训诂为主旨研究《黄帝内经》者可以称为"校诂派"。此类学者的最大特点是以校勘训诂为核心，很少涉及医理的阐述发挥，但是它又紧紧为正确地解释《黄帝内经》服务。宋金元医家对《内经》的医理研究相当深入，成果丰硕，而在校勘、训诂方面，则相对涉及较少，但也给后人很大的启发，弥足珍贵。

（一）校勘若晨星，得失互见

校勘，各位学者定义不一，有繁简之异。简单地说，就是改正文、字错误。

宋代医家对《内经》经文的校勘，几乎没有涉及。仅有一例郭雍对"痓"与"痉"的辨析，虽曲折复繁，也失之千里。

郭雍《仲景伤寒补亡论》卷十七《痓痉二十六条》："雍曰：先兄子若明医道，常疑医经中痓痉二字，当只是一字传写之误。盖汉晋之书皆作，如仲景言：结胸病，项亦强，如柔痓状。《千金》载之曰：项亦强，如柔痉状。其二字传写之误明矣。然《素问》《灵枢》二经，亦有痓痉一病，不同。则自仲景以来，诸书皆有当为痓当为痉者，后世传录者，具不复辨别也。政和间，先人客京师，有家人病，招东平刘寅诊视。刘曰：此痉病也，治之愈。因问痓痉之别。刘曰：病以时发者谓之痉，不以时发者谓之痓。后归洛，有兄病伤寒，汗后，以时作痉者，先兄因刘医语，用庞氏葛根加麻黄汤治之而愈。刘医之言，不见于诸书，东平昔多名医，必有由来。后雍颇读医经，始悟刘医之言，虽当而不尽也。盖二字之误，固多有之，在汉晋之书中，有当为痓者，亦有当为痉者。在隋唐之书中，亦有当为痓，当为痉者。方知痓痉毕竟二字，盖痓者病名，如曰中风伤寒之类也；痉者症名，如结胸痓气之类也。如此言痓湿暍三病，则痓是病名，不可作痉也。仓公当归汤方云：主贼风口噤角弓反张痉者，则是痓病中一症之名，不可作痓也。盖痉是经脉与筋强直反张之病，故为病中一症，所以诸风有痉，伤寒亦有痉，痓病之中亦有痉不痉者。大抵痓为轻，痉为重，痓而又痉者尤为重。刘氏虽不分病名与症名有异，而痓病不以时发，故有累日不知人事者，痉病则随发随止。孙真人所谓须臾有十数发者，则又与病以时发不以时发之言相应也。故雍谓痓病名，痉症名者，究其源也；刘谓以时发不以时发者，别其流也。"这一段文字，似乎对于所有医学书籍中的"痓""痉"二字混淆不清的现象，作出明确的解释。但是，正如郭雍"先兄子若"所言"医经中痓痉二字，当只是一

字传写之误"。"痓"乃"痉"字之形误，汉晋之间，愈传愈甚，以至于一误
而不可收，以至于魏张揖编撰的《广雅》中收入"痓"字，训为"恶也"。
现在应该明确，所有的"痓"都是"痉"的错写，汉字中，应该没有
"痓"字。

金代医家成无己论证了这一错误，指出"痓"字为"痉"字之误。《注
解伤寒论》卷二《辨痓湿暍脉证》："痓当作痉，传写之误也。痓者恶也，非
强也。《内经》曰：肺移热于肾，传为柔痓。柔为筋柔而无力，痓为骨痓而
不随。痓者，强也，《千金》以强直为痓。经曰：颈项强急，口噤背反张者
痓。即是观之，痓为痉字明矣。"遗憾的是，成无己受《广雅》的影响，同
时承认了"痓者恶也"的"痓"字的存在。

倒是，宋代医家著述中引用的经文，可以作为《内经》校勘的参考
依据。

《素问·气厥论》云："大肠移热于胃，善食而瘦入，谓之食亦。胃移热
于胆，亦曰食亦。"

王冰注云："胃为水谷之海，其气外养肌肉，热消水谷，又铄肌肉，故
善食而瘦入也。"说明王冰注《素问》时的底本确实作"瘦入"。《针灸甲乙
经》"入"作"又"。林亿新校正云："王氏注云善食而瘦入也，殊为无义。
不若《甲乙经》作又，读连下文。"此后诸本多从新校正之说，改"入"作
"又"。但是，清代姚止庵《素问经注节解》云："王本作瘦入，义既难通，
《甲乙经》入作又，读连下文，上无所谓，何得言又？理亦不合。余谓入者
人字之讹，读作瘦人，较通。今厘正之。"

从语法角度看，作"瘦人"，也不通畅。《圣济总录》卷第四十五《食
亦》："《内经》曰大肠移热于胃，善食而瘦，谓之食亦。胃移热于胆，亦曰
食亦。夫胃为水谷之海，所以化气味而为荣气者也。胃气冲和则食饮有节，
气血盛而肤革充盈。若乃胃受邪热，消铄谷气，不能变精血，故善食而瘦
也。病名食亦，言虽能食，亦若饥也。胃移热于胆，亦曰食亦，以胆为阳
木，热气乘之，则铄土而消谷也。"

《圣济总录》中所引经文很多，引录甚为严谨。此处作"善食而瘦"而
无"入"字，于医理、文理俱胜。其或许另有据本，足资参校。

其他医家引用的经文也有多处与现行通行本《素问》《灵枢经》有较大
差异出入，孰是孰非，有待考辨。举例如下：

《素问·六节藏象论》："故人迎一盛病在少阳，二盛病在太阳，三盛病
在阳明，四盛已上为格阳。寸口一盛病在厥阴，二盛病在少阴，三盛病在太

阴，四盛已上为关阴。人迎与寸口俱盛四倍以上为关格。"

王贶《全生指迷方》卷一《辨人迎三部趺阳九候五脏六腑脉法》："诊脉之法，其要有三：一曰人迎，在结喉两傍，取之应指而动，此部法天也。二曰三部，谓寸关尺也。于腕上侧有骨稍高，曰高骨。先以中指按骨，谓之关。前指为寸部，后指为尺部。尺寸以分阴阳，阳降阴升，通度由关以出入，故谓之关，此部法人。三曰趺阳，在足面系鞋之所，按之应指而动者是也，此部法地。三者皆气之出入要会，所以能决吉凶生死。凡三处大小迟速相应齐等，则为无病之人。故曰：人迎、趺阳三部不参，动数发息，不满五十，未知生死，以三者为决生死之要也。故人迎一盛病在太阳，谓阳极也；四盛以上为隔阳，谓无阴以收也。寸口一盛病在少阴；二盛病在太阴；三盛病在厥阴，厥有尽也；四盛以上为关阴，谓无阳以系也。隔阳者，气上而不能下，则吐逆；关阴则闭塞，大小便不通，皆死不治。"

《素问·四时刺逆从论》："厥阴有余病阴痹，不足病生热痹……少阴有余皮痹隐轸，不足病肺痹……太阴有余病肉痹寒中，不足病脾痹……阳明有余病脉痹身时热，不足病心痹……太阳有余病骨痹身重，不足病肾痹……少阳有余病筋痹胁满，不足病肝痹。"

王贶《全生指迷方》卷一《诊诸病证脉法》：肺脉有余，病皮痹，闭不通而生瘾疹；不足，病肺痹寒湿。脾脉有余，病肉痹，寒中，阴隔塞也。肝脉有余，病筋痹，胁满不利；不足，病肝痹。肾脉有余，病骨痹，身重；不足，病肾痹。

《素问·平人气象论》："安卧脉盛，谓之脱血。"

《圣济总录》卷第六十《黄疸》："《内经》谓目黄者曰黄疸。又曰安卧脉盛，谓之黄疸。其外证身体面目及爪甲小便尽黄；其内证食已如饥。此由酒食过度，脾胃有热，复为风湿所搏，瘀结不散，热气郁蒸，故发是疾。"

元代医家朱震亨对《素问·生气通天论》中一段著名的经文做了校勘，并据理纠正了王冰注的错误，重新厘定了句读。

《素问·生气通天论》："阳气者，若天与日，失其所则折寿而不彰。故天运当以日光明。是故阳因而上，卫外者也。因于寒，欲如运枢，起居如惊，神气乃浮。因于暑，汗，烦则喘喝，静则多言。体若燔炭，汗出而散。因于湿，首如裹。湿热不攘，大筋緛短，小筋弛长。緛短为拘，弛长为痿。因于气，为肿。四维相代，阳气乃竭。"

《格致余论·〈生气通天论〉病因章句辨》云：

"《内经·生气通天论》，病因四章。第一章论因于寒，'欲如运枢'以下三句与上文意不相属，皆衍文也。'体若燔炭，汗出而散'两句当移在此。夫寒邪初客于肌表，邪郁而为热，有似燔炭，得汗则解，此仲景麻黄汤之类是也。

第二章论因于暑。暑者，君火为病。火主动则散，故自汗烦渴而多言也。

第三章论因于湿。湿者，土浊之气。首为诸阳之会，其位高而气清，其体虚，故聪明得而系焉。浊气熏蒸，清道不通，沉重而不爽利，似乎有物以蒙冒之。失而不治，湿郁为热，热留不去，'大筋软短'者，热伤血不能养筋，故为拘挛。'小筋弛长'者，湿伤筋不能束骨，故为痿弱。'因于湿''首如裹'，各三字为句。'湿热不攘'以下，各四字为句，文正而意明。

第四章论因于气为肿。下文不序病证，盖是脱简。'四维相代'两句，与上文意不相属，亦衍文也。

王太仆曰：暑热、湿、气三病，皆以为发于伤寒之毒，次第想仍，辗转生病，五段通为一章。余有疑焉。

暑病不治，伏而生热，热久生湿，湿久气病，盖有之矣。《内经》只有冬伤于寒，不即病，至夏有热病之言。未闻寒毒伏藏至夏发于暑病。至于湿病，亦蒙上文之热，谓反湿其首，望湿物裹之，望除其热。当以'因于湿首'为句，'如裹湿'又为句，则湿首之湿，皆人为也。与上下文列寒、暑之病因，文义舛乖，不容于不辨。

或曰：先贤言温湿、寒湿、风湿矣，未闻有所谓湿热病者，攻（朴按：疑致字刻误，致，考之异体）之《内经》，亦无有焉。君子无乃失之迂妄耶？

予曰：六气之中，湿热为病，十居八九。《内经》发明湿热，此为首出。《至真要大论》曰：湿上甚而热。其间或言湿，而热在中者；或曰热，而湿在中者，此圣人爱人论道之极致。使天下后世不知湿热之治法者，太仆启之也。君其归取《原病式》熟读而审思之，幸甚。

太仆章句：因于寒，欲如运枢，起居如惊，神气乃浮。因于暑，汗，烦则喘喝，静则多言，体若燔炭，汗出而散。'因于湿首'句，'如裹湿'句，'热不攘'句，大筋软短，小筋弛长，软短为拘，弛长为痿。因于气为肿云云。

新定章句：因于寒，体若燔炭，汗出而散。因于暑，汗，烦则喘喝，静则多言。'因于湿'句，'首如裹'句，'湿热不攘'句，大筋软短，小筋弛长，软短为拘，弛长为痿。因于气为肿云云。"

朱震亨的解说很明白，此不复述。明代吴崑的《吴注黄帝内经》也将"体若燔炭，汗出而散"两句移至"因于寒"之后。吴崑又将被朱震亨认为"与上文意不相属，皆衍文"的"欲如运枢，起居如惊，神气乃浮"三句移至"阳因而上，卫外者也"之后，可谓受朱氏启发，续有发明。金元医家的《内经》注释因多散在于非《内经》研究专著中，所以很少被引用。程士德主编的《素问注释汇粹》收录了朱震亨的校注，选择高明。同时也从侧面提示了重视医家《内经》散论的必要性。只是言"朱震亨、张琦均从吴注"，是一个小小的疏忽。元代在明代的前面，朱震亨当居首功。

说到校勘，有必要谈一谈金元医家引用的经文对《黄帝内经》"他校"的意义。金元医家引文中粗引、意引甚多。有的甚至是为抒己见而故意改动经文，如刘完素将"诸病掉眩，皆属于肝"改为"诸病掉眩，皆属于肝木"等。更有甚者，李杲称"温能除大热"是经"云"，受到了王履的批评。而且，多数医家不论引用《内经》《伤寒论》《难经》《中藏经》等等的哪部经典，一概写作"经云""经曰"，常须读者辨识。鉴于此，要慎用金元医家引文校勘经文。

但金元医家中，成无己、张从正、罗天益引用多数严谨，特别是关键字词，可资经文校勘参考。尤其是成无己，他引《伤寒论》时写作"经云"，引用《内经》《针经》《难经》等经典，则直写书名。如《灵枢经·营卫生会》中的"卫出于下焦"，多少年来，有"上焦""下焦"之争。笔者也曾撰文从上下文的文字逻辑和医理逻辑论证"卫出于上焦"。《伤寒明理论》卷四《伤寒明理药方论》建中汤方分析中云："《黄帝针经》曰荣出中焦卫出上焦是也。"这显然是一句意引，但说明他所持有的本子是"上焦"，这个本子只能是元祐版《黄帝针经》。此版本今已失传。史崧在此版本基础上增加音释后颁行的《灵枢经》作"下焦"。是否是史崧本刻误呢？

又如《灵枢经》同篇有"人生有两死而无两生"语，现代语言中的"人生"非古语，经文是不会出现现代词汇"人生"的。文中的"人生"读来颇感语调、语义滞涩，"生"显系涉下"生"字而衍，《针灸甲乙经》《备急千金要方》所引无"生"字。成无己《注解伤寒论》卷一《辨脉法》："阳主热而色赤，阴主寒而色青。其人死也，身色青，则阴未离乎体，故曰阴气后竭。身色赤，腋下温，心下热，则阳未离乎体，故曰阳气后竭。《针经》云人有两死而无两生，此之谓也。"则其所据《针经》也无"生"字，果史崧本又误矣？

（二）训诂释医理，不乏典范

文字的使用是与时俱进、约定俗成的，其偏僻、古奥与否是相对的。《内经》的文字在汉以前作品中，尚属通俗。但对宋金元时期来说可谓久远。文字简括之外，词义的变化以及是否还经常使用，恐怕也都是问题了。因而，为阐述医理而解释字词是不可避免的。训诂是以解释古代书面语言的词义为主的一门学问；它虽然也涉及语法、修辞、句读等语文现象，但是，其核心仍然在解释古书的词义上。

宋代医家对《内经》经文词义的训诂，几乎没有涉及。金元医家对《内经》的词义训诂远比校勘为多。虽然其中也有误训，但作为对《内经》注释的一个方面，也成绩可观。

字词训诂以刘完素的《素问玄机原病式》最为典型，他以大量"……，……也"的句式解词，为阐述医理铺平道路。如"惊骇。骇，惊愕也，君火义同。胕肿，热胜肉而阳气郁滞故也。疼酸，酸疼也。由火实制金，不能平木，则木旺而为兼化，故言酸疼也。"甚至有的词还做了音释，如《伤寒直格论方》卷上《九气》注释《素问·举痛论》九气病机时云："炅，音桂，热也；旧音耿，非。……缓，犹和也，故令人气散也。……越，散越也。……结者，滞而不通也。"

但是，刘完素有不少误训，如"禁，冷也，又义见君火化中，禁俗作噤"。禁字无"冷"的义项，噤字之义是闭口或牙关紧闭，可能是禁字某一义项的后起字，但不是禁字的俗写。在经文中，禁字应当视为噤字的省写。

成无己、张从正、王履的训诂是严谨的，体现出他们高于其他医家的文化素养。来看张从正对"咳""嗽"的训解："嗽与咳，一证也。后人或以嗽为阳，咳为阴，亦无考据。且《内经·咳论》一篇，纯说嗽（朴按：嗽疑咳之刻误）也，其中无咳（朴按：咳疑嗽之刻误）字。由是言之，咳即嗽也，嗽即咳也。《阴阳应象大论》云秋伤于湿，冬生咳嗽。又《五脏生成篇》云咳嗽上气。又《诊要经终》云春刺秋分，环为咳嗽。又《示从容篇》云咳嗽烦冤者，肾气之逆也。《素问》惟以四处连言咳嗽，其余篇中，止言咳，不言嗽，乃至咳、嗽一证也。或言嗽为别一证，如《伤寒》书中说咳逆，即咽中作梯磴之声者是也。此一说非,《内经》止以嗽为咳。《生气通天论》云秋伤于湿,上逆而咳,与《大象论》文义同,而无嗽字,乃知咳即是嗽,明矣!余所以苦论此者,孔子曰'必也正名乎!'"(《儒门事亲》卷三《嗽分六气毋拘于寒述》)张从正的"正名"是正确的。成无己《伤寒明理论》卷二《咳》也云:"伤寒咳者,何以明之? 咳者,謦咳之咳,俗谓之嗽是也。""咳嗽"的咳,本字为"欬",与"嗽"同义。后渐渐与"咳"字混写。咳字尚有"小孩笑"的义项。至于后世医家所谓的有声无痰谓之咳,有痰无声谓之嗽,有声有痰为咳嗽,是人为的划定,算是词义在医学领域的发展变化吧,已经和文字的原义相去甚远了。这样的例子在中医学中是不乏其例的。

《素问·生气通天论》云:"阳气者,烦劳则张,精绝,辟积于夏,使人煎厥。目盲不可以视,耳闭不可以听,溃溃乎若坏都,汩汩乎不可止。"王履对这段经文词句的训解文理、医理俱胜,堪称典型。《医经溯洄集·煎厥论》云:"王氏注曰:张,筋脉膹胀也;精绝,精气竭绝也。既伤肾气,又损膀胱,故当夏时,使人煎厥。斯乃房之患也。既盲目视,又闭耳听,则志意、心神、筋骨、肠胃,溃溃乎若坏,汩汩乎烦闷,而不可止。愚窃味,夫经,其旨昭然,若无待于解者,何注释之乖远如此乎? 请重使释之。

夫阳气者,人身和平之气也。烦劳者,凡过于动作皆是也。张,主(朴按:疑王字刻误。王,旺)也,谓亢极也。精,阴气也。辟积,犹积叠,谓怫郁也。衣褶谓之襞积者,亦取积叠之义也。积水之奔散,曰溃;都,犹堤防也。汩汩,水流而不止也。

夫充于身者,一气而已,本无异类也。即其所用所病而言之,于是乎始有异名耳。故平则为正,亢则为邪。阳气则因其和以养人而名之。及其过动而张,亦即阳气亢极而成火耳。阳盛则阴衰,故精绝。水不制火,故亢火郁积之甚,又当夏月火旺之时,故使人烦热之极,若煎迫然,而气逆上也。火炎气逆,故目盲耳闭,而无所用,此阳极欲绝,故其精败神去,不可复生,若堤防之崩坏,而所储之水奔散滂流,莫能以遏之矣。夫病至于此,是坏之极矣。王氏乃因不晓'都'字之义,遂略去此字,而谓之若坏,其可乎哉? 又以此病纯为房患,以张为筋脉膹胀,以汩汩为烦闷,皆非是。"

王履对于副词"必"字的解读,也是重要的词义训诂,不仅对于《内经》的学习,对其他中医经典的学习也很有意义。"或者见《素问》于病温痎疟等，间以'必'言之，遂视为一定不易之辞，而曰：此必然之道。嗟乎！果可必耶？果不可必耶？《素问》之或言必，或不言必者，盖不可胶为一定故也。往往有泥于必之一字，遂谓冬伤寒，必当得病于春。其冬伤寒而即病者，反置而不论。若此者，可不谓之弃本逐末乎？经中每有似乎一定不易之论，而却不可以为一定不易者，如曰热厥，因醉饱入房，而得热中消中者，皆富贵人也。新沐中风，则为首风。如此之类，岂一一皆然哉？读者当活法，勿拘执也。"（《医经溯洄集·四气所伤论》）

宋金元医家对《内经》的校勘训诂，虽然不甚丰富，也达不到清代考据学者们追本溯源的深邃、精确，还有可商兑之处。但他们的校诂为后人理解经义扫除了障碍，提供了方便，且精彩之处夺人眼目，为后人做了示范。同时也提示后人，研究古典医籍，既要精通医理，也要有深厚的语言文字学知识，二者就像飞鸟的两个翅膀，缺少哪一个都不能自由翱翔。

七、补裨王注之缺略，正误纠非

王冰，自号启玄子，唐中期人。其生卒年月、籍贯无考，《元和纪用经》言其曾从孟诜学习，传其秘要。宋代林亿《校定素问序》言其宝应中任太仆令。王冰是第一个重新编次并注释《素问》的人，更重要的是，他的注本被完整地保存下来，为中医学保留了最为经典的理论巨著。王冰于宝应元年（762）写的《素问序》云"历十二年，方臻理要，询谋得失，深遂夙心"，可见功夫之深。其编次校注，成就卓著，贡献巨大，可以说，王冰的名字与《素问》同在。

但白璧微瑕，王注也有不足。明代张介宾《类经》云："自唐以来，虽赖有启玄子之注，其发明玄秘尽多，而遗漏亦复不少。盖有遇难而默者，有于义未始合者，有互见深藏而不便检阅者。"当然，注释者是不可能将每一个词、每一句话都详尽解释的。但王冰注也确实存有不逮之处。

宋金元医家的《内经》散论补充了大量的王冰未注之处。例如前文所举《素问·热论》"六日死""三日乃死""三日其气乃尽"，是不易理解的。王冰均未着笔墨，而庞安常、郭雍则做出了周详的解说。

再如前文所举《素问·六微旨大论》的"亢则害承乃制"，也是不易理解的。王冰仅言"亢，过极也，物恶其极"，于整句话也未着笔墨。而刘完素、朱震亨、王履均做了周详的解说。这样的例子很多，此不一一列举。

王冰注释简略之处，宋金元医家也做了补充阐发。如对于《素问·阴阳别论》："结阴者，便血一升，再结二升，三结三升。"王冰只是简单注解为："阴主血故。"《圣济总录》卷第九十七《结阴大便血》："《内经》谓结阴者，便血一升，再结二升，三结三升。夫邪在五脏，则阴脉不和，阴脉不和则血留之。结阴之病，以阴气内结，不得外行，血无所禀，渗入肠间，故便血也。"是则阴结，谓阴脉血瘀结则明矣。

再如前文所举《素问·玉机真脏论》中"五实""五虚"，王注云："五实，谓五脏之实；五虚，谓五脏之虚。"张从正则具体划分了各脏的虚实症状，结合临床病例，阐述治法，堪称丰富。

宋金元医家还纠正了王注不少错误。如《圣济总录》对《素问·生气通天论》中一段经文重新厘定了句读，并据理纠正了王冰注的错误。王冰次注的《内经》："阳气者，烦劳则张，精绝，辟积于夏，使人煎厥。目盲不可以视，耳闭不可以听，溃溃乎若坏都，汨汨乎不可止。"王注："此又诫起居暴卒，烦扰阳和也。然烦扰阳和，劳疲筋骨，动伤神气，耗竭天真，则筋脉膹胀，精气竭绝，既伤肾气，又损膀胱，故当于夏时，使人煎厥。以煎迫而气逆，因以煎厥为名。……既且伤肾，又竭膀胱，肾经内属于耳中，膀胱脉生于目眦，故目盲所视，耳闭厥听，大矣哉，斯乃房之患也。既盲目视，又闭耳聪，则志意心神，筋骨肠胃，溃溃乎若坏都，汨汨乎烦闷而不可止也。"《圣济总录》卷第四十一《煎厥》："《内经》谓阳气者烦劳则张，精绝，辟积于夏，使人煎厥，目盲不可以视，耳闭不可以听，溃溃乎若坏都，汨汨乎不可止。夫阳气者，卫外而为固也，起居有常，喜怒调节，则志气治而阳不扰。若动作烦劳，气乃张大，阳气张大则真气耗而精绝，积至于夏，阳气益盛，则卫外者躁而不静，此其证所以煎迫而厥逆，视听昏塞，溃溃汨汨，莫知所以然也。《内经》又曰少气善怒者，阳气不治，则阳气不得出，肝气当治而未得，故善怒，名曰煎厥。亦以谓阳气抑郁于内，不得其平，故气煎迫而厥逆也。"此段注解纠正了王冰注解"此病为房之患"，"张"为筋脉膹胀的错误。

在《圣济总录》卷第五《脾中风》中解释"脾风之状……身体怠堕，四支不欲动"是因为："脾坤诸脏灌四旁者也，所主四肢，故脾中风则身体怠惰，四肢不欲动。"而王冰注却引用"心脉出于手，循臂。故身体怠堕，四支不欲动而不嗜食"，则不免牵强附会。

《素问·玉机真脏论》云："脾传之肾，病名曰疝瘕，少腹冤热而痛，出白，一名曰蛊。"王冰注为："冤热内结，消铄脂肉，如虫之食，日内损削，故一名曰蛊。"王冰对"蛊"的症状加以描述，并用"如虫之食"加以比拟，以解释词义。《圣济总录》卷第九十四《蛊疝》论曰："病名曰蛊，以邪热内烁，真精不守，久而弗治，适以丧志也。水之精为志，志丧则精从之。《左传》谓惑以丧志为蛊者如此。"《圣济总录》则对"蛊"进行病机性阐述，并引用经典古籍中的文字以证明其旨意。二者所采用的注释方法不同，注解亦有差异。

《素问·阴阳应象大论》云："形不足者，温之以气；精不足者，补之以味。"王冰注云："气，谓卫气；味，谓五脏之味也。《灵枢经》曰：卫气者，所以温分肉而充皮肤，肥腠理而司开阖。故卫气温则形分足矣。《上古天真论》曰：肾者主水，受五脏六腑之精而藏之，故五脏盛，乃能泻。由此则精不足者，补五脏之味也。"刘完素《素问病机气宜保命集》卷上《本草论》云："有生之大形，精为本。故地产养形，形不足者，温之以气；天产养精，精不足者，补之以味。形精交养，充实不亏。虽有苛疾，弗能为害。故温之以气者，是温之以肺；补之以味者，是补之以肾。"张从正《儒门事亲》卷一《指风痹痿厥近世差互说》云："味者，五味也。五味调和，则可补精益气也。五味，五谷、五菜、五果、五肉，五味贵和，不可偏胜。"显然，王冰对什么是气、什么是味，理解有误。刘、张的注释昭然若揭。对于这一条文，王好古、朱震亨、王履也纷纷发表了见解，使对于气、味的认识渐趋一致。

应该指出，宋金元医家也有沿袭王冰之误的地方，这也反映出医学理论发展是渐次进行的，不可能毕其功于一役，需要历代医家的不断补充、更正。如《素问·至真要大论》"诸胀腹大，皆属于热"之"胀"，乃胀满、肿胀之义，无脏腑特指。王冰却解为"热郁于内，肺胀所生"，专指肺胀了。刘完素《素问病机气宜保命集》卷上《病机论》完全沿袭了王冰的训解："肺主于气，贵乎通畅。若热甚则郁于内，故肺胀而腹大。"

又如王冰泥于东汉张仲景"腰以下肿，当利小便；腰以上肿，当发汗乃愈"的水肿治法，将《素问·汤液醪醴论》中"开鬼门，洁净府"释为"开鬼门，是启玄府遣气也……洁净府，谓泻膀胱水去也"，误解了"鬼门"与"净府"。其实这是通便泄水以救肺的治疗方法，但是刘完素、李杲均未明察，在著作中重复了王冰的观点。

　　王冰对《素问》的次注，影响甚大，后世医家十分推崇，是学习《素问》的必经之路。金元医家补王冰之缺，详王冰之略，纠王冰之非，在帮助《素问》学习、促进经旨的正确理解与传播方面，重要性是显而易见的。如果把王冰注比作学习《素问》升堂入室的台阶的话，那么金元医家的精细推敲则将这个台阶雕琢得更加平展、方正了。

董尚朴

2021 年 2 月 16 日